名医馆·

傅萍诊治先兆流产特色经验

傅萍 主编

中国中医药出版社
·北京·

图书在版编目（CIP）数据

傅萍诊治先兆流产特色经验 / 傅萍主编 . —北京：中国中医药出版社，2017.12（2018. 8 重印）
ISBN 978 – 7 – 5132 – 4169 – 4

Ⅰ . ①傅…　Ⅱ . ①傅…　Ⅲ . ①先兆流产—中西医结合—诊疗
Ⅳ . ① R714.21

中国版本图书馆 CIP 数据核字（2017）第 093183 号

中国中医药出版社出版
北京市朝阳区北三环东路 28 号易亨大厦 16 层
邮政编码　100013
传真　010-64405750
河北纪元数字印刷有限公司印刷
各地新华书店经销

开本 880×1230　1/32　印张 13.25　彩插 0.25　字数 335 千字
2017 年 12 月第 1 版　2018 年 8 月第 2 次印刷
书号　ISBN 978 – 7 – 5132 – 4169 – 4

定价　59.00 元
网址　www.cptcm.com

社 长 热 线　010-64405720
购 书 热 线　010-89535836
维 权 打 假　010-64405753

微信服务号　zgzyycbs
微商城网址　https://kdt.im/LIdUGr
官 方 微 博　http://e.weibo.com/cptcm
天猫旗舰店网址　https://zgzyycbs.tmall.com

如有印装质量问题请与本社出版部联系（010-64405510）

《傅萍诊治先兆流产特色经验》编委会

主　编　傅　萍

副主编　周菲菲

编　委　（按姓氏笔画排序）

马　娴　王　晶　王思慧　邢　佳

吕宣宣　刘　丹　孙亚京　吴晓婷

李香萍　李静益　沈　毅　陈央娣

姜　萍　徐峻苗　盛晓园　楼毅云

内容提要

傅萍教授作为何氏女科何子淮先生的嫡传弟子，不遗余力地传承和发扬江南何氏女科。本书是从傅萍教授积累的数千例保胎案例中，精选出具有代表性的临床实例集结成册，分享中西医结合诊治妊娠相关疾病的经验。

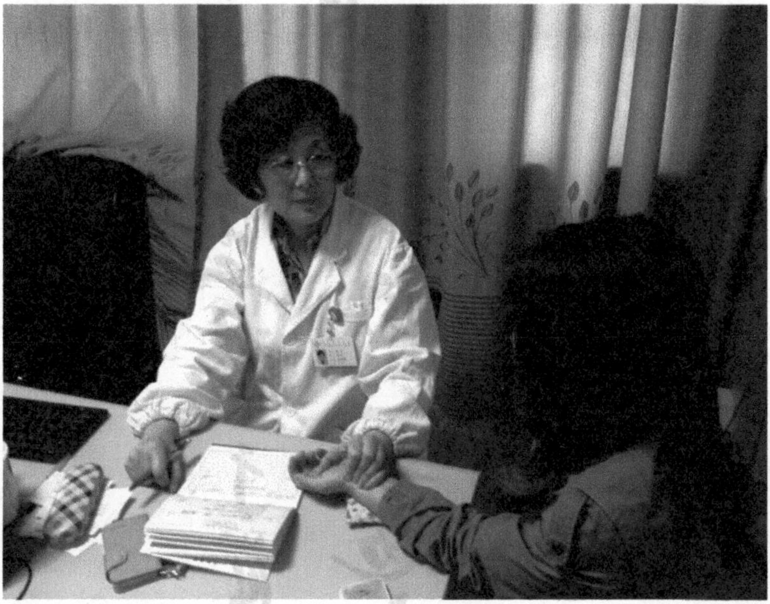

傅萍正在为患者诊疗

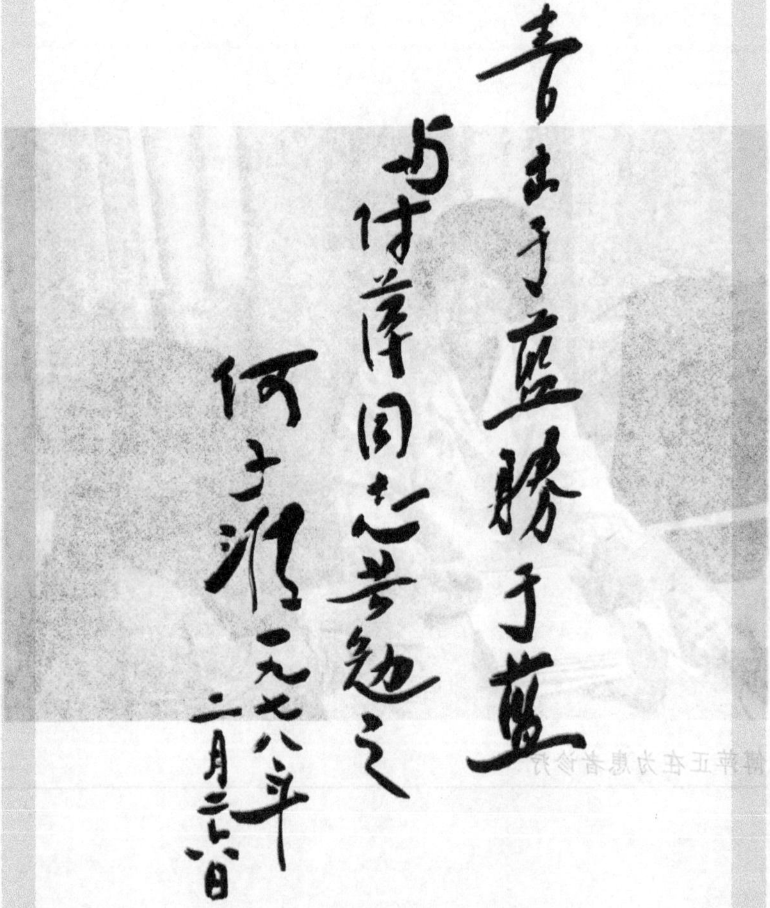
青出于蓝胜于蓝
与付萍同志共勉之
何子淮 一九七八年

何子淮先生为傅萍入读

浙江中医学院 77 年级本科题词

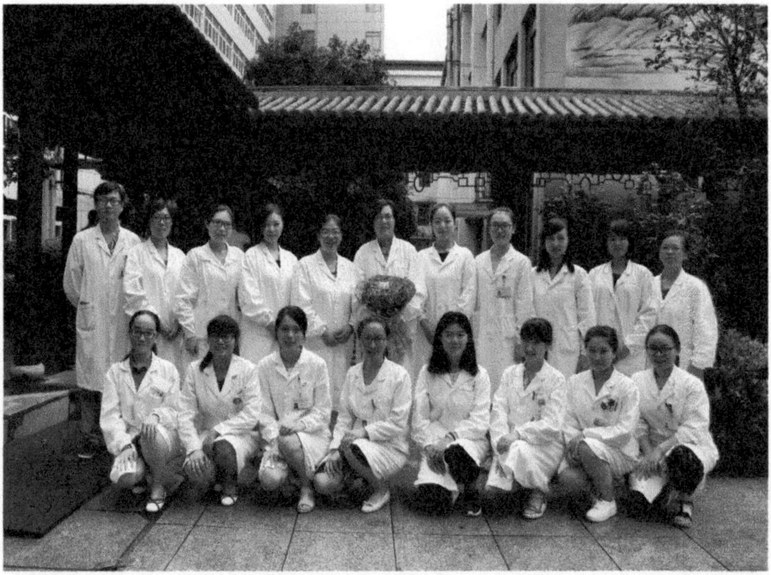

傅萍名中医工作室团队成员及在读研究生合影

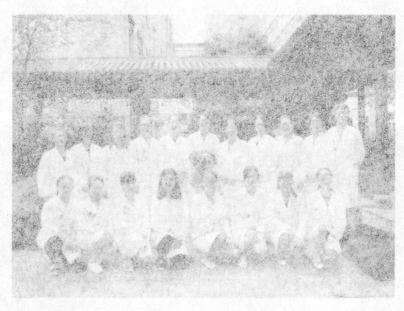

肖序

傅萍教授是我敬重的前辈——何氏女科何子淮先生的嫡传弟子，1972年18岁高中毕业即随何子淮先生临证学习，高考恢复后考取了浙江中医学院中医系，成为该学院77届学生，1982年毕业后回到何子淮老先生身边，作为助手继续随师，深得何老先生真传。

江南著名何氏女科迄今已逾百年，何子淮先生系何氏女科第三代传人、何氏女科集大成者。我与何子淮先生结缘于20世纪七八十年代，当时是在卫生部主办的"首届全国中医妇科师资班"上，何子淮先生应邀授课。何老先生学识渊博，讲课时旁征博引，深入浅出，亦庄亦谐，令我一见如故。因此，之后每到杭州，必登门拜访，从而结识了何老的学生傅萍教授。傅萍教授天资聪慧，勤恳质朴，潜心学习，勤于临证，精于医理，从事中医妇科临床、教学、科研工作40余年，始终将恩师悬壶济世的宗旨牢记于心。

作为何氏女科传人，傅萍教授一直致力于何氏女科的传承发展。2000—2012年期间，傅萍教授任杭州市中医院中医妇科主任、学科带头人，与科室同仁一起以发展"名科"为宗旨，坚持高起点，集思广益，融贯中西，传承发展何氏女科的学术思想。目前杭州市中医院中医妇科为国家中医药管理局重点学科、国家卫生计生委临床重点专科，年门诊量从5万上升至20万，成绩斐然。2010年在中华中医药学会妇科专业委员会的指导下，傅萍教授承接国家中医药管理局医政司关于“制定中医妇科常见病诊疗指南”的任务，领衔制定了《胎漏、胎动不安诊疗指南》《滑胎诊疗指南》。这两部分指南于2012年7月由中华中医药学会颁布实施，得到业内同行的肯定。

在何氏女科传承发扬的征程中，我每念及何子淮老先生对中医妇科事业的孜孜追求，总是予以鼎力支持。我亲眼看见了在傅萍教授的无私奉献下，在何氏女科传人名老中医何少山之女、何子淮老先生嫡侄女何嘉琳教授的传帮带下，杭州市中医院中医妇科在传承何氏女科的基础上有发展、有创新，是我学习的榜样。我几乎每年都给杭州市中医院中医妇科举办的“国家级继续教育项目”班授课，见证了何氏女科传承基地的成长，也学习了何氏女科的宝贵经验。

中医学博大精深，在五千年中华民族繁衍昌盛中发挥了巨大的作用，中医妇科更是其中的一支奇葩。“预培其本”安胎法则的实施，促进了成千上万家庭的幸福美满。傅萍教授在几十年临床实践中，不断进取，衷中参西，精心揣摩，积累了丰富的临证经验，尤其是近10年来由助手完整记录了每个患者的诊疗经过，详细记载了主诉、症状、舌象、脉诊、辨证、治则、用药及辅助检查等内容。本书是从傅萍教授积累的数千例保胎案例中，精选出代表性的临床实例集结成册，分为早期先兆流产、晚期先兆流产、体外受精－胚胎移植术（IVF-ET）后先兆流产（胎漏、胎动不安）、复发性流产（滑胎）史保胎四个部分，与同仁分享中西医结合诊治妊娠相关疾病的经验。

历代医家都非常重视医案，如章太炎氏曰“中医之成绩，医案最著”；梁任公曰“治学重在真凭实据，大医案皆根据病理，而治疗之成绩，亦中医价值之真凭实据也”。本书为中医学者，特别是中医妇科学者提供了教科书以外实用的临证经验，相信能为同道及后学提供借鉴、参考，我乐为之序。

祝何氏女科代代相传、发扬光大，中医妇科事业灿烂辉煌！

肖承悰

2017年3月

前言

临证40余年，妇科疾病谱发生着很大的改变。20世纪七八十年代所见患者以月经病、带下病居多，痛经、月经不规则、月经过多或过少占十之八九；90年代以来，安胎患者日渐增多，及至21世纪，此类患者应接不暇，其中孕而堕、堕再孕，屡孕屡堕者亦不鲜见。目睹患者保胎时的身心煎熬，病患家属的劳碌奔波，巨大的医疗资源付出，有时甚至面临家庭解体的境况，深知自己责任重大。

中医药学博大精深，是中华民族数千年来御病、养生、繁衍当中发展而来的瑰宝，早在《诸病源候论·妇人妊娠病诸候》中，就有“其母有疾以动胎，治母则胎安；若其胎有不牢固致动以病母者，治胎则母瘥”的记载。遵循中医学益母安胎、预培其本治则，结合现代医学生殖理论，诊查病因病机，临床精细辨证，衷中参西，活胎无数，为众多家庭带去福音。此书特从包括早期先兆流产、晚期先兆流产、胚胎移植术后保胎、复发性流产再次妊娠保胎数千案例中选出具有代表性的实案87例，奉献给读者，希望对同道、后学及广大待生育家庭提供参考、借鉴和帮助。

今年是我学医的第45个年头，是我最尊敬的老师——江南何氏女科三代传人、当代著名妇科大家何子淮老先生将我领进了中医学的神圣殿堂。何老对中医事业的忠诚执着，对岐黄医技的精益求精，对患者病家的无微不至，对后人学者的循循善诱，时时在激励、鞭策着我，使我能潜心思考，略有所得。谨以此书献给我的恩师——何子淮先生。

本书编撰过程中，得到杭州市中医院中医妇科诸多同事的帮助和支持，尤其得到曾经的老师兼师姐陈少春教授的精心指导，得到病患及家属热心提供孕前、孕中及分娩后的原始资料，得到学生们的认真整理、校对及修订，在此表示诚挚的感谢。

傅萍

2017 年 3 月

目 录

傅萍小传

傅萍，女，1954年5月出生于浙江杭州。1972年起师从著名江南女科三代传人何子淮先生。1982年毕业于浙江中医学院。现任杭州市中医院（浙江中医药大学附属广兴医院）中医妇科主任中医师，二级教授，浙江省名中医，全国第五批老中医药专家学术经验继承工作指导老师，擅长诊治月经不调、子宫肌瘤、复发性流产、不孕症等妇科疑难疾病；兼任中华中医药学会妇科专业委员会副主任委员，中国民族医药学会妇科专业委员会副会长，浙江中医药学会妇科专业委员会副主任委员，浙江中西医结合学会生殖专业委员会常务委员。主持国家中医药管理局、省自然基金委员会、省中医药管理局等多项科研课题，曾获浙江省政府科学进步二等奖，杭州市政府科技创新进步奖三等奖，省中医药科技进步一、二、三等奖，发表论文60余篇，获杭州市卫生科技突出贡献奖、杭州市政府特殊津贴。

一、习医路程，良师相助打基础

1972年11月，傅萍从杭州市第十一中学高中毕业，其时正逢杭州市卫生局招20名应届高中毕业生师从老中医传承医术，傅萍作为其中一员被分配到杭州市中医院当中医学徒。当时的杭州市中医院坐落于庆春路上，只有小小的二层楼房约数百平方米，近30张床位，医护人员总数不到一百人。傅萍的报到，让其成为杭州市中医院的第98名成员。初见何子淮先生，50余岁，戴一副深度近视眼镜，身材修长，面容清癯，语速极快，充满睿智。何老幼承庭训，复毕业于上海新中国医学院，勤学不倦，博采众长，理论功底深厚，看病十分了得，傅萍有幸被何子淮先生点名跟师学习。1972年11月至1974年3月卫生局组织学徒们集中学习中医理论，后来成为首批全国老中医药专家学术经验指导老师的盛循卿先生、何子淮先生、俞尚德先生，以及第二批全国老中医药专家学术经验指导老师的杨少山先生等先后前来授课。老先生们引经据典，娓娓道来，而何老先生讲课尤为妙趣横生，临证逸事随手拈来，深得学生们喜爱。傅萍是当时学习最用功的学生之一，每堂课一结束就和邻座互考所学，探究所得。

1974年春节过后，傅萍开始了跟何子淮老先生抄方的日子。靠窗的诊室，一毛钱一个号，何先生为每一位妇女解除病痛，为一个个家庭迎来新的生命。而平人伤肺咳嗽、小儿腹泻不止，何老都能用几剂中药就药到病除。20世纪70年代中后期，有来自新疆、内蒙、河北、福建等省内外中西医生来随何老进修学习。为了跟上何老的诊病速度，医生们分为两组，常常是一组医生忙着记录处方用药，另一组又开始了诊病号脉。何老抓住重点快速切换的思考方式至今影响着傅萍的诊疗节奏。

1975年7月，为了响应毛泽东主席“把医疗卫生工作的重点放到农村去”的指示，傅萍跟随何先生去富阳上官公社送医下乡。一次，一老乡家中妇人腹痛难忍、呕吐频频，何先生查后诊为“胆道蛔虫症”。当时手头缺针少药，何先生遂令其喝下一大碗食醋，谓取“乌梅丸”使蛔“得酸则伏”之意。妇人喝毕，腹痛即止，而后再挥笔予以处方，取“乌梅丸”义，药后排出蛔虫一盆，家人无不称奇。感叹于何先生的药到病除，精湛医术，傅萍暗自下定决心，一定要跟何老先生好好学习博大精深的中医学。

1977年夏季，恢复高考的消息传来，傅萍白天工作，晚上复习，常常用功到凌晨二三点钟。何先生非常支持，带着傅萍找亲朋好友，去浙江图书馆借阅相关资料，为弟子金榜题名，勠力同心。

1978年春季，傅萍如愿以偿地被浙江中医学院录取，何先生特赠珍藏笔记本，上书“青出于蓝胜于蓝”，何老的谆谆教诲铭刻在傅萍心中。

在中医学院就读的日子里，傅萍受到诸多著名中医教育家、临床学家的亲自指点，何任院长对《内经》《金匮要略》的深入解读，徐荣斋教授对阴阳五行的孜孜探讨，吴颂康老先生对中医内科学的病证分析，宋光济老先生对中医妇科学的临证指引，为傅萍打开了深入研学中医精髓的大门，夯实了她的中医理论基础。1981 年初，傅萍回到何先生身边开始毕业实习。实习期间，她目睹早孕妇女因为剧烈呕吐，消瘦形怯，痛不欲生；一些患者腹痛漏红，反复殒堕；妊娠肠痈，手术不得等案例，经何老细致辨证，遣方用药，每每药到病除。傅萍深感保胎安胎是中医强项，传世瑰宝。在何老“治崩三法”“治带四法”的启示下，傅萍精选了安胎治法作为自己的毕业课题，从凉肝、运脾、益肾、润肺、清邪着手，撰写了毕业论文“安胎五法”，自此与安胎结下了不解之缘。

1982 年毕业，学校需留一批同学留校执教，傅萍毫不犹豫地选择回到杭州市中医院，回到何老身边。1983 年，何子淮先生成为首批浙江省名中医，傅萍、陈少春医生被遴选为何老的中医助手，继续跟师临证 3 年，协助整理文献，结合临床，撰写文稿。先后在《上海中医药杂志》《中国中西医结合脾胃杂志》等发表了“妊娠黄疸治验”“妊娠脏躁”“决明瓜蒌汤治疗重症妊娠恶阻肝功能异常 28 例”等。至此，随何先生抄方临证先后 8 年，每每孜孜不倦，深得何师要旨，1986 年被浙江省卫生厅评为“名中医优秀助手”，受到表彰。

二、遵循医经，衷中参西达奇效

傅萍在 40 余年的临证实践中，撷经典万家之粹，承何老师传之髓，集中西结合之精，熔为一炉，自成一家之言。傅萍对《内经》至为推崇，认为其专论妇科部分为中医妇科理论之源，故每于临证辨治援引

《内经》相关内容，以为理论依据。《素问·上古天真论》曰："二七而天癸至，任脉通，太冲脉盛，月事以时下。"故傅萍认为肾气－天癸－冲任对月事至、调、衰、竭有统领作用，临床调经种子从肾入手，肾精强，肾气旺，则经水自调，毓麟有望。循《内经》五脏"藏而不泻"，六腑"泻而不藏"之旨，傅萍以为奇恒之腑的胞宫乃有泻有藏，提出从藏泻调经，调整周期。曾治一18岁大一学生，因15岁外出旅游涉水而闭经3年余，察其形体瘦削，身高172cm，体重不足45kg，细问知其专攻数学，入寐三更，傅萍认为属心脾暗耗，后天无源，肾精不足，冲任失司，治从养心脾、填肾精着手，予自拟益肾毓麟汤合柏子仁丸调治，加之豆浆、赤小豆类饮食调养，调理3个月后冲经得复，经水自转。

傅萍临证重法不避方，每于临证潜心辨证，遣方用药，精简效专。傅萍认为妇女以血为本，经孕产乳以血为要，临证推崇以血肉有情之品峻补精血。曾治一卵巢癌化疗6次患者，血卵泡生成素达70 IU/L，月经闭止，多年不孕。傅萍予滋养肝肾之月经先期方，加紫河车，林蛙之卵巢哈士蟆，配合西药人工周期，使经水得复，旋即妊娠，喜得一子。另治一患者晚期妊娠畸胎引产后复行刮宫术，而后宫腔粘连数次宫腔镜分离术，内膜菲薄，月经量少渐至闭止，数载难孕，傅萍认为胞宫受创，土地贫瘠，非血肉有情之品不得复，亦以滋肝肾填精血，使月经得复，毓麟有望。傅萍认为：血肉有情之品能补精添髓，非一般草木能比，肝肾精血亏甚者，必须用此类药物填补空隙，方克有济。"肾者，精神之舍，性命之根。"肾为先天之本，肾藏精，主生殖，故与妇女经、带、胎、产都有直接的关系。肾为水火之脏，藏真阴而寓元阳，肾中精气只宜固秘，最忌耗泻。妇科虚证，多责之于肾，治肾多用补法，使用血肉有情之品更有其独到之处。

在妇科病的防病御病中，傅萍善用膏方调治，曾以当归饮子为主治疗围绝经期痒疹患者，来年春天痒疹消退，潮热等症状好转；以阳和汤为主治疗剖宫产憩室患者，使创口修复，月经如常。

现代生殖生理实验方法学的兴起，打开了辅助生殖技术的大门，为众多不孕患者带来福音。针对随之而出现的卵子的数量和质量问题，反复移植失败及妊娠丢失问题，傅萍遵循中医学肾－天癸－冲任理论，胞宫藏泻理论，结合临床实践提出“三步十法”：按孕前调理、当月促孕和孕后安胎三步走。孕前调理细分为益肾填精、温补相充、蕴真机的候法，理血化瘀、通补相合、复胞宫藏泻法，化痰祛湿、调补相益、促交感和合法，滋水调肝、疏养相济、育氤氲化生法四法；当月促孕细分为促卵期滋肾法为重，移植前疏补法为要，移植后益肾法为固三法；孕后安胎细分为补肾健脾、固护二天法，凉血滋阴、清补互用法，化瘀止血、疏补互进法三法。帮助一些年过五七，肝肾渐衰，空卵瘪卵，反复移植失败，屡孕屡堕之不孕不育妇女喜得后代。

对于屡孕屡堕的滑胎患者，傅萍强调预培其本，提出孕前－试孕月－孕后诊治流程，孕前首先查找流产原因，而后针对性辨证施治，试孕月则结合B超卵泡监测以及雌三醇、黄体生成素、孕激素结果指导同房，孕后从健脾补肾、滋阴凉血、活血养胎诸法着手，活胎无数，圆了众多家庭的儿孙梦。

三、临证心悟，科研总结再提高

在繁忙的临证之余，傅萍还热衷于临床科学研究，她从临床难题中获取科研思维，以科研结果推动临床，形成良性互动。傅萍认为课题立项首先要从调研查新入手，可以纵观本课题领域前人所得，研究过程亦是学习探索过程，得出结论则是总结提高阶段，无论对研究生还是导师都是很好的历练。傅萍自20世纪八九十年代专研肾与天癸冲任、胞宫藏泻理论，主治闭经崩漏，著有“从藏泻治疗闭经的体会”；21世纪初，以攻顽疾子宫肌瘤癥瘕为任，传承何氏经验，提出“消癥八法”，即凉肝消癥、解郁消癥、化痰消癥、益气消癥、养血消癥、活血消癥、理气消癥、温理消癥。主持完成省中管局课题“血竭化瘤颗粒治疗子宫肌瘤的临床和实验研究”，临床研究结果提示血竭化瘤颗粒能显著缩小肌瘤，明显改善月经过多、纠正贫血症状，实验研究结果提示血竭化瘤颗粒能明显降低小鼠子宫重量，降低小鼠血清雌二醇（E_2）和孕酮（P）的含量，显著降低小鼠子宫内膜雌激素受体（ER）、孕激素受体（PR）含量，成果获省中医科技进步二等奖等。近10余年来傅萍更是专注于“胎漏胎动不安”“滑胎”的基础与临床研究，并先后承担国家中管局、省自然基金、杭州市科委、浙江省中管局等各项相关课题八项，课题“雌激素受体基因多态性及表达与复发性自然流产肾虚证相关性的研究”探究肾虚证滑胎患者的禀赋体质，发现复发性流产肾虚证患者子宫内膜ER-mRNA表达增高，转录过程发生改变、子宫内膜ERα 蛋白质表达降低，提示复发性自然流产肾虚证患者具有禀赋差异。课题“先兆流产（胎漏、胎动不安）的辨证论治及诊疗规律研究”，探索先兆流产的中医证候分布特点及辨证用药规律，建立雌二醇预测妊娠结局数学模型，预测正确率96.0%，敏感度98.5%。2014年主持完成的省中管局课题“中药预培其本对再次妊娠结局的影响”，证实以中医药益肾健脾为主对封闭抗体低下指标有显著提升作用，复发性流产患者的再次妊娠成功率达79.59 %。相关课题先后获浙江省政府科学进步二等奖、杭州市政府科技创新进步奖三等奖及浙江省中医药科技进步一、二、三等奖等6项。数十年来，在国家级、省级杂志发表论文60余篇，任《重订何子淮女科》主编、《全国中医妇科流派研究》副主编。

四、培养后学，情系中医惠苍生

在中医学发展的历程中，师徒传递承载着文明火种的延续，师傅开创，徒弟继承，绵延至今。傅萍不仅临床医疗经验丰富，科学研究硕果累累，而且教育教学成绩突出，在中医妇科学领域孜孜不倦地耕耘40余载，桃李遍地，她对弟子毫无保留，将毕生经验倾囊相授。姜萍及李香萍副主任医师为傅萍学术经验继承人，通过跟师随诊、整理中医诊籍、座谈笔记、研读书籍等途径，总结傅萍名中医学术思想及临证经验，每一篇跟师笔记傅萍都会认真审阅，引经据典，笔录评语。傅萍培养的已毕业的24名硕士研究生中，有在大型三甲妇产科专科医院、三甲综合性医院搞临床研究的，亦有在基层医院当医生的，她们都在自己的岗位上兢兢业业，精于专长，每遇临床困惑，或有临证所得，都会在傅萍创建的“傅老师的儿女们”微信群中求师、讨论、分享，傅萍甚感欣慰。

“融贯中西医，造福天下人”，这既是当年傅萍为杭州市中医院写下的宏伟愿景（注：2000年，杭州市中医院征集建院宗旨，傅萍所投出的“融贯中西医，造福天下人”中选，成为杭州市中医院的宗旨），亦是傅萍对自己的毕生追求。

中医辨证论治举要

一、中医学对先兆流产的认识

（一）病名源流

先兆流产属于中医“胎漏”“胎动不安”范畴。《金匮要略》中即有“妇人漏下者，有半产后因续下血不绝者，有妊娠下血者，假令妊娠腹中痛，为胞阻”的记载。“胎漏”之名首现于晋·王叔和的《脉经》，“胎动不安”首现于隋·巢元方《诸病源候论》。《脉经》中记载“胞漏”：“妇人怀妊……复腹痛者，必堕胎……脉紧者，必胞漏。”《诸病源候论》中以“漏胞”“胞阻”论述：“漏胞者，谓妊娠数月而经水时下……亦名胞阻。”《圣济总录·妊娠门》中讲：“妊娠将理失宜，经血时下，谓之漏胎。”故“胎漏”又称“漏胎”。“胎漏”与“胎动不安”实则不可一论，胎漏仅有出血之症状，而胎动不安则有腰酸腹痛伴或不伴阴道出血，其区别在《胎产心法·胎动安胎论》就有论述：“胎动、胎漏皆能下血。胎动腹痛，胎漏腹不痛，大抵以此为别。”胎漏、胎动不安亦可发生堕胎，《妇人大全良方》曰：“轻者转动不安，重者必致伤堕。”

（二）病因病机

1. 病因

古代中医学家对“胎漏”“胎动不安”的发病原因有较深刻的认识，《诸病源候论·妊娠胎动候》记载：“胎动不安者，多因劳役气力，或触冒冷热，或饮食不适，或居处失宜。轻者止转动不安，重者便致伤堕。若其母有疾以动胎，治母则胎安；若其胎有不牢固，致动以病母者，治胎则母瘥。”可见胎动不安的病因病机有胎元及母体两方面的因素，即

“其母有疾以动胎”和“胎有不固以病母”。巢氏在《诸病源候论·妇人妊娠病诸候上》中对其病因作了较详细的论述：其一，“劳役气力，或触冒冷热，或饮食不适，或居处失宜”，即饮食劳倦、环境因素；其二，“行动倒仆，或从高堕下”，即跌仆损伤；其三，“或染温疫、伤寒”“腹内宿有冷疹，或新触风寒”，即淫邪因素；其四，“忧思惊怒，内伤腑脏”，即情志因素；其五，“其经虚，则风冷乘之”，即先天不足，体质因素。

《格致余论·胎自堕论》云：“阳施阴化，胎孕乃成，血气虚损，不足荣养，其胎自堕，或劳怒伤情，内火便动，亦能堕胎，推原其本，皆因于热。”指出“虚损”“内火”也可致病。《妇科补解·胎前杂症门》曰：“妊娠胎动不安，大抵冲任二脉血虚，胎门子户受胎不实也。然亦有饮酒过度，房事太多而胎动者；有登高上厕，风入阴户，冲伤子室而胎动者；有因击触而胎动者；有暴怒伤肝胎动者；有用力过度伤筋胎动者。”补充了因饮酒过度、房事太多、登高上厕、击触、暴怒、用力过度等致病原因。《妇人大全良方·妊娠门》论有“妊娠误服毒药伤动胎气方第十”专篇，《济阴纲目·胎前门》云：“妊娠胎动不安者，由冲任经虚，受胎不实也。亦有饮酒房室过度，损动不安者，有误击触而胎动者；有喜怒气宇不舒，伤于心肝，触动血脉者；有信医宜服暖补，反为药所害者。”补充了“药石伤胎”，即误服药石毒物伤胎之因。《景岳全书·妇人规·胎漏》曰：“若父气薄弱，胎有不能全受而血之漏者，乃以精血俱亏，而生子必萎小，此阳之衰也，而亦人所不知也。”提出了父精亏虚以致胎元不固的病因。《傅青主女科·妊娠跌损》云：“妊妇有失足跌损，致伤胎元，腹中疼痛，势如将堕者，人只知是外伤之为病也，谁知有内伤之故乎！凡人内无他症，胎元坚固。即或跌仆闪挫，依然无恙。惟内之气血素亏，故略有闪挫，胎便不安。”从内因与外因的关系，辨证地论述了胎动不安的病因，即气血亏虚为胎动之内因，为本；跌仆闪挫归为胎动之外因，为标。

2. 病机

在病机方面，古代医家的阐述大致可归纳为以下五个方面：

（1）肾虚：《女科经纶·引女科集略》提出："女之肾脏系于胎，是母之真气，子所赖也。"故古人有"肾以载胎"之说。母体先天肾气不足，或房事不节，损伤肾气，或大病久病穷必及肾；或孕后房事不节伤肾耗精；肾虚则冲任不固，不能制约经血，以致胎漏下血。

（2）脾肾两虚：《邯郸遗稿·妊娠》曰："胎茎之系于脾，犹钟之系于梁也。若栋柱不固，栋梁必挠。所以安胎先固两肾，使肾中和暖，始脾有生气。"父母先天脾肾虚弱或屡孕屡堕损伤脾肾。肾主先天，脾主后天，脾肾虚弱，不能养胎，遂致滑胎。

（3）气血不足：《景岳全书·妇人规（上）》论："凡胎孕不固，无非气血损伤之病。盖气虚则提摄不固，血虚则灌溉不周，所以多致小产。"母体素体虚弱，或饮食劳倦伤脾；或久病伤气；或孕后脾胃虚弱，恶阻较重，化源不足；冲任不足，胎失所养，而致胎动不安。

（4）血热：《景岳全书·妇人规》云："凡胎热者，血易动，血动者，胎不安。"母体素体阳盛血热，或七情郁结化热，或外感邪热，或阴虚生内热，热扰冲任，迫血妄行，遂为胎漏。《经效产宝·妊娠伤寒热病防损胎方论》所云"非时之气伤折妊娠，热毒之气侵损胞胎，遂有堕胎漏血"；《医宗已任编·胎前》所称"胎前下血，名曰漏胎……其恼怒伤肝，肝木贼土，血不能藏而成漏"，均指此类病因而言。

（5）血瘀：《诸病源候论·妇人妊娠病诸候上》云："此谓行动倒仆，或从高堕下，伤损胞络，致血下动胎，而血伤气逆者，胎随气上抢心。"

母体胞宫素有癥瘕，或孕后不慎跌扑闪挫，瘀滞于内，损伤冲任，使气血失和，胎元失养。

（三）辨证论治

历代医家在对本病病因病机认识的基础上，根据自己的临床心得，提出了不同的治法，创制不同的方药。东汉张仲景用桂枝茯苓丸治孕妇因瘤痼所致的胎漏、胎动不安，开创用活血化瘀安胎之先河。《金匮要略》中“有妊下血者，假令妊娠腹中痛为胞阻，胶艾汤主之”“妇人妊娠，宜常服当归散主之”“妊娠养胎，白术散主之”。此中的胶艾汤、当归散、白术散，一直为后世益血运脾安胎、养胎所惯用。至金元时期，又强调清热养血安胎，朱丹溪提出白术、黄芩为安胎圣药。唐代《经效产宝》云：“因母病以动胎，但疗母疾，其胎自安，又缘胎有不坚，故致动以病母，但疗胎则母瘥”，提出了母先病或胎先病的不同治法。明代张景岳主张“随证、随经，因病治之”，强调辨证论治在胎动不安中的重要性；灵活运用清热凉血益阴、温补脾肾、益气养血、化痰理气等治法，创见性地提出观察动胎病程要抓住“腹痛、血多、腰酸、下坠”四大症的发展变化，完善了“治病与安胎并举”和“下胎”两大治疗原则，并指出若腹痛剧烈，且出血较多，腰酸下坠明显，则有难免流产的趋势，可用决津煎、五物煎帮助胎儿殒堕。他所创的胎元饮及泰山磐石散仍为中医保胎之基本方。清代张锡纯的寿胎丸，则强调肾在男女生育中的重要性，故寿胎丸以固肾、益精血为主旨，后世保胎方多在其基础上加减变化。清代《医学金鉴》认为“气血充实胎自安，冲任虚弱损胎原，暴怒房劳伤肝肾，疾病相干跌仆颠”，强调在安胎过程中应审宜调治，“形瘦不宜过热品，体盛补气恐动痰”；在用药上应仔细辨证，

“安胎芩术为要药……火盛倍芩痰倍术，血虚四物气四君。杜续胶艾胎不稳，气盛苏腹枳砂陈”。

现代医家总结前贤的经验，结合自己的临床体会，使得对先兆流产的辨证施治更加深入全面。罗元恺教授认为胎孕的形成主要在于先天之肾气，而胎儿的长养则在于母体后天脾胃所化生之气血，故先兆流产的发生主要在于肾脾两虚，气血不足，导致冲任损伤，胎元不固。罗元恺教授认为补肾安冲任是本病的重要治则，且应重视补气摄血，处方以寿胎丸和四君子汤为主。哈荔田教授认为“导致胎漏、胎动及滑胎的原因虽有种种，但总不外乎脾肾虚损，气血不足，冲任失固等几个方面，其中尤以肾不载胎，脾失摄养为发病关键……故安胎当以补脾肾、益气血、固冲任为要，尤须重视固肾……据临床体会，补肾安胎选用菟丝子、炒杜仲、川续断、桑寄生等药，阴中求阳，水中补火，守而能走，效果较好。补气健脾则选用党参、黄芪、山药、云苓、白术之类，温而不燥，补而不滞。养血安胎则选用萸肉、枸杞子、熟地、阿胶之类，滋肝补血，益肾填精，且有安胎止血作用”。何子淮名老中医结合自身临证经验，提出“安胎宜健脾运”“妊娠宜固护肾气”“妊娠宜清营凉血”“妊娠宜开郁顺气”的治疗原则，并总结归纳安胎八法，即平肝镇逆法、健脾安胎法、益肾安胎法、渗湿保胎法、凉肝护胎法、息风止痉法、润肺清火法、清邪安胎法。班秀文教授认为肾气不足而无力推动血行，致冲任血行迟滞而成瘀。血瘀为本病之标，肾虚为本病之本，提出“肾虚血瘀”为胎漏、胎动不安的基本病机之一。夏桂成教授认为子宫的藏泄、胞脉胞络的制约与心肾阴阳相交、水火上下相济密切相关。孕后阴血下聚养胎，心血相对不足，心火上炎，心肾不交，水火不济，则子宫失于固藏，心—肾—子宫轴系统功能失调而发为先兆流产，故强调在肾虚的前提下，心肾不交是先兆流产重要因素。何少山名老中医结合现代医学检测指标，辨病与辨证相结合，提出温肾健脾安胎，治疗黄体功能不足；清热化瘀安胎，治疗宫内积血暗区；清热养阴安胎，治疗抗心磷脂抗体阳性；滋肾利湿安胎，治疗母儿血型不合；益气固摄安胎，治疗先兆流产伴子宫肌瘤。褚玉霞教授认为先兆流产的发生除与脾肾亏虚相关外，阴虚热扰亦是发病的关键。因孕期阴血下聚养胎，机体处于阴虚阳亢的特殊生理状态，热扰胞宫，胎元不固，故提出“脾肾亏虚，阴虚热扰”的主要病机。

近年来，中医妇产科学者根据中医学与西医学对本病的阐释进行临床及实验研究，以期深入探讨先兆流产的主要证型分布、中医药的可能治疗机制，寻找更为有效的治疗途径，并取得了一定进展，丰富和发展了中医学对先兆流产的论治。

曾诚等对458例确诊为先兆流产的患者进行回顾性研究，结果显示，其证型分布由大到小依次为肾虚型 > 脾肾两虚型 > 血热型 > 肾虚血瘀型 > 气血虚弱型 > 外伤型，因此认为肾虚是先兆流产的基本环节。随着疾病发展，进而伤及脾（脾肾两虚），甚至久病入络为瘀（肾虚血瘀），终致虚实夹杂之证。傅萍等通过对598例先兆流产患者的统计分析，发现先兆流产（胎漏、胎动不安）辨证分型以血热型（39.3%）、肾虚型（25.3%）、脾肾两虚型（25.3%）、跌仆伤胎型（25%）、气血虚弱型（6%）五个证型为主，其中血热型在证型分布及妊娠继续率上均占优势，因此认为血热伤胎亦为胎漏、胎动不安的重要因素之一。通过连续监测先兆流产患者妊娠第5~13周血清 E_2 水平，傅萍还发现，自妊娠第7周胚胎发育关键时期起，妊娠继续者血清 E_2 水平持续增长，并且妊娠继续者血清 E_2 水平高于同妊娠龄妊娠失败者，较高的 E_2 水平以及血清 E_2 水平持续稳定的增长预示着先兆流产患者良好的妊娠结局，这与中医的“肾主藏精，主生殖”的理论不谋而合，揭示了胎漏、胎动不安肾虚的物质基础之一是E_2的存在及表达。中医药治疗先兆流产具有独特的优势，近几十年来，对中药疗效与作用机制的研究也日益深入。归绥琪等用补肾益气清热保胎处方（桑寄生12g，续断12g，杜仲12g，菟丝子12g，党参6g，炒白术6g，黄芩15g，紫苏梗6g）治疗先兆流产和反复自然流产。通过临床试验，对封闭抗体各项指标异常发生率、异常项次分布情况、保胎成功率以及用药前后封闭抗体各项指标的变化进行疗效探讨。结果表明，该方可通过母胎免疫调节，使封闭抗体明显增加，加强母体对胚胎免疫保护作用，抑制母体对胚胎的免疫损伤，使妊娠成功。该研究提示，中药还有提高母胎内分泌功能的作用。罗颂平用滋肾育胎丸（党参、续断、白术、巴戟天、何首乌、杜仲、菟丝子、熟地黄等）治疗先兆流产证属肾虚、脾虚或脾肾两虚者。动物实验表明，罗氏滋肾育胎丸能促进卵泡和黄体发育，改善非妊娠雌兔卵巢和子宫血液供应，使卵巢内出现较丰富的红体、黄体，子宫内膜腺体增多，分泌现象明显。

西医相关因素及对策

一、遗传因素

1. 父母染色体异常

自然流产夫妇本身染色体异常是引起自然流产的重要原因之一。国内外研究发现习惯性流产与夫妇染色体异常有关，有 2 次或以上流产史的夫妇，约 6% 存在一方染色体易位或倒位。细胞遗传学研究表明，染色体数目（多倍体、单倍体及三体型等）和结构异常（相互易位、罗伯逊易位、臂间倒位、臂内倒位、基因多态性及性染色体异常等），是造成自然流产的主要原因之一。在检出的异常核型中，相互易位所占比例较大，染色体相互易位指两种不同染色体交换片段，是一种常见的染色体结构重排，其人群发生率为 1/673 ～ 1/1000。相互易位存活的个体为平衡易位，其在临床表型上是正常的，相互易位夫妇的妊娠产物可以是正常的、平衡易位和不平衡易位，但他们的后代受异常染色体减数分裂的干扰发生不平衡易位的风险增加，如发生了染色体不平衡易位，则胚胎易发生流产。

2. 胚胎染色体异常

胚胎染色体异常是自然流产最常见的原因，据国内外文献报道，在自然流产中，46% ～ 54% 与胚胎染色体异常有关。根据 Warburton 等总结，流产发生越早，胚胎染色体异常的频率越高。染色体异常包括数目异常和结构异常，数目异常包括整倍体数目增加或减少和非整倍体异常；结构异常主要是染色体异位、嵌合体、倒置、缺失和重叠等。染色体数目异常中三体型是在活婴或流产胚胎中最常见的染色体异常，约占 50%，三体型是指某号染色体有三条，额外的一条染色体对生育往往产生极大影响。约30%的三体型流产含有胚胎，有的胚胎正常，有的则存在组织结构紊乱。人类最常见的易位是在D组的两个染色体上，当大染色体（A组-C组）有相互易位时，更易发生流产。

3. 胚胎基因异常

主要包括遗传印记异常、偏斜X-染色体失活、单基因突变等。另外，胎儿组织本身的单基因异常也是自然流产的病因之一，如肌性营养不良、骨骼营养不良、X-连锁隐形疾病、神经管缺失等基因遗传疾病都可以导致自然流产。

二、内分泌因素

1. 高催乳素血症

当血液中催乳素浓度高于30μg/mL时，称为高催乳素血症。病理因素主要包括：下丘脑疾病、垂体疾患、原发性甲状腺功能减退、肝肾功能异常、多囊卵巢综合征等。病理性高催乳素血症妇女如果伴有卵泡发育不良或者排卵障碍，通常合并黄体功能不全或伴有免疫反应紊乱，致使早期妊娠流产率增高。

妊娠合并高催乳素血症患者治疗的基本原则是将胎儿对药物的暴露限制在尽可能少的时间内。多巴胺促效剂（溴隐亭）治疗高催乳素血症疗效肯定，一般在确定妊娠后即停药，但是，妊娠早期停药有流产的风险。关于妊娠期是否继续用药目前仍有争议，主张孕早期继续使用多巴胺促效剂控制垂体肿瘤的生长，未发现明显的致畸作用。若视野正常，血催乳素维持在一定低水平，在妊娠中期后可酌情减量或停药，值得强调的是对妊娠妇女撤药期间应严密监控。

2. 多囊卵巢综合征

大量研究显示，多囊卵巢综合征患者早期自然流产率可达 30% ～ 50%，较普通孕妇增加 3 ～ 4 倍。多囊卵巢综合征患者流产率增高的原因及病理生理学机制现在仍未完全阐明。现有的研究显示，可能与高胰岛素血症、胰岛素抵抗、子宫内膜容受性差、黄体生成素水平增高、高雄激素血症以及易栓倾向有关。其他导致流产发生的机制可能包括肥胖、异常卵子的形成和治疗不孕症时所采取的各种治疗手段，以及上述因素可能同时存在或相互作用从而导致流产。

基于多囊卵巢综合征患者所存在的胰岛素抵抗和高胰岛素血症的病理生理基础，近年有一些研究表明，对于多囊卵巢综合征病人孕前或早孕期应用胰岛素增敏剂药物，如二甲双胍可以明显降低早期自然流产率，虽然动物实验显示二甲双胍无致畸作用，但由于二甲双胍可以通过胎盘屏障，故对胎儿的潜在远期影响尚不明确，目前该药尚未作为妊娠期的常规用药。部分患者可能存在纤溶酶原激活物抑制物水平升高及微血栓形成倾向，可进行 D- 二聚体检测，并给予低分子肝素治疗。同时，应关注多囊卵巢综合征患者妊娠后并发症（妊娠期高血压、妊娠期糖尿病）及新生儿并发症。

3. 甲状腺疾病

(1) 甲状腺功能亢进

妊娠期间甲状腺功能亢进发病率为 0.1% ～ 2.1%，其主要类型是妊娠 Graves 病和妊娠一过性甲状腺毒症。轻度甲亢对妊娠的影响不明显，中、重度甲亢症状未控制者其流产率、妊娠高血压疾病发生率、早产率、胎儿生长受限发生率、胎盘早剥以及围生儿死亡率等增高。

对于甲亢未控制的患者建议不要怀孕，如果患者正在接受抗甲状腺药物（ATD）治疗，血清三碘甲状腺原氨酸（TT_3）或游离甲状腺原氨酸（FT_3）、甲状腺素（TT_4）或游离甲状腺素（FT_4）达到正常范围，停用 ATD 或者应用最小剂量，才可以怀孕。如果患者在妊娠期间发现甲亢，在告知妊娠及胎儿可能存在的风险后，若患者选择继续妊娠，则首选 ATD 治疗，治疗原则为使用最小有效剂量的 ATD，在尽可能短的时间内使甲状腺功能恢复正常，或者在妊娠 4 ～ 6 个月期间手术治疗。妊娠一过性甲状腺毒症治疗上以纠正呕吐引起的代谢紊乱为主，无需使用 ATD，但需注意排除真正的甲状腺功能亢进。

（2）甲状腺功能减退

妊娠期间甲状腺功能减退占妊娠妇女的 1% ～ 2%，包括甲减、亚甲减及低 T_4 血症三种。临床甲减患者生育能力减低，妊娠后自然流产率增高，同时可导致后代的智力发育障碍。其发生流产的机制尚不清楚，一种可能的解释是甲减可造成黄体功能不足而导致流产。

妊娠前已被诊断为甲状腺功能减退者应当补充足量左旋甲状腺素，将血清促甲状腺激素（TSH）调整至 < 2.5mIU/L 后再怀孕。既往无甲状腺病史，妊娠期间诊断为甲减，应立即进行足量左旋甲状腺素治疗，若未给予充分治疗，60% 患者会发生流产，但若经过充分治疗后可正常妊娠直至分娩。治疗期间应使血清 TSH 尽快达到妊娠期特异性正常值范围，达标的时间越早越好（最好在妊娠 8 周以内）。2007 年美国内分泌学会等 5 个学会发布的诊疗指南推荐的治疗目标是控制 T_1 期（妊娠第 1 ～ 12 周）血清 TSH < 2.5mIU/L，T_2 期（妊娠第 13 ～ 24 周）和

T_3期（妊娠25～40周）血清TSH＜3.0mIU/L；同时建议妊娠期亚临床甲状腺功能减退伴抗甲状腺过氧化物酶抗体（TPOAb）阳性者应当接受左旋甲状腺素治疗，但对亚临床甲状腺功能减退而TPOAb阴性者可以不予治疗。每2～4周测定1次TSH、FT_4，根据检测结果，调整左旋甲状腺素剂量。TSH达标后，每6～8周测定1次TSH、FT_4。

4. 糖尿病

早孕期高血糖可使胚胎发育异常甚至死亡，由于妊娠反应进食不足或胰岛素过量所致的低血糖以及胰岛素不足所致的酮症酸中毒等都可以导致流产，流产的发生率达15%～30%，发生流产的机制尚不明确，可能与糖及胰岛素的代谢异常使子宫内膜的组织学发生改变、高浓度葡萄糖抑制囊胚细胞增殖和分化、糖尿病患者存在子宫局部和母胎界面的血管功能障碍等有关。

目前，普遍观点认为妊娠前及妊娠6周前应积极控制血糖水平至理想状态。建议在孕前将糖化血红蛋白水平控制在≤7.5%，若降至≤6.6%，还可避免除流产以外的其他妊娠不良结局。处理原则包括维持血糖正常范围（饮食控制、口服降糖药、胰岛素治疗），减少母儿并发症，降低围生儿死亡率。

三、解剖因素

1. 子宫先天性畸形

子宫先天性异常在育龄妇女人群中发病率约为4.3%，包括双子宫、双角子宫、单角子宫、鞍状子宫、纵隔子宫等，此类患者发生自然流产多与受孕后子宫血供不足，蜕膜形成不良有关。此外子宫先天性畸形患者孕期胎位异常、胎盘早剥、胎儿宫内生长受限、妊娠期高血压疾病等发生率均高于正常妊娠。

子宫先天性畸形患者是否需行矫形术尚有争议，目前比较一致的观点认为，不作常规矫形术。当有反复流产，排除染色体、黄体功能不全以及免疫因素后可行矫形术。

2. 子宫肌瘤

流行病学资料显示，25%～35%的生育期妇女存在子宫肌瘤。已有确切的证据证明子宫肌瘤增加自然流产的风险，而且是复发性流产的一个重要病因。黏膜下肌瘤可影响受精卵着床或影响子宫内膜的脉管结构，从而引起内膜供血不足导致早期流产。此外，快速增长的肌瘤不管其是否合并肌瘤的变性都有可能增加子宫的收缩性或改变胎盘的催产素酶的活性，从而破坏胎盘的形成并导致自然流产。

妊娠合并肌瘤常规行保守治疗、镇痛对症及加强胎儿监护，必要时行手术干预。

3. 子宫内膜息肉

子宫内膜息肉属于慢性子宫内膜炎的范畴，近年来研究显示，它的产生与子宫内膜局部雌激素受体、孕激素受体分布异常有关。子宫内膜息肉引起流产的机制可能与慢性炎症、子宫出血、胚泡种植异常和刺激子宫收缩有关。

目前内膜息肉的治疗关键在妊娠前，方法主要包括：刮宫术、宫腔镜下内膜息肉摘除术、期待疗法。

4. 宫颈功能不全

妊娠期妇女宫颈功能不全的发生率为 0.05% ～ 1.8%，而复发性流产患者中宫颈功能不全发生率高达 8% ～ 15%，宫颈功能不全是引起流产、早产的重要原因。其临床表现为反复发生、急性、无痛性、无宫缩和流血的妊娠终止现象，多发生在妊娠中晚期。其致病机制与宫颈结构变化而致宫颈内口形态和功能异常，致使宫颈维持宫内妊娠物的能力减弱有关。

宫颈环扎术是治疗宫颈功能不全的主要方法，张松英等在 Shirodkar 和 McDonaldl 提出的经阴道宫颈环扎术以及 Benson 和 Durfee 提出的经腹宫颈环扎术的基础上首创孕前经阴道子宫颈峡部环扎术，参与研究的 123 例患者均无感染、出血、宫颈切割损伤等并发症，且足月分娩率达到 85.3%。孕前行经阴道子宫颈环扎术有明显的优势，宫颈组织有韧性，解剖层次清晰，不需要担心手术刺激诱发的流产、早产、胎膜破裂等手术并发症以及麻醉药品对胎儿的影响，可以用血管加压素减少出血、缩短手术时间。孕期根据手术时机的不同，宫颈环扎术可分择期宫颈环扎术，应激性宫颈环扎术和紧急宫颈环扎术。非手术治疗包括长期卧床休息、孕激素抑制宫缩、Smith–Hodge 子宫托、硅胶套等。

5. 宫腔粘连

近年来，由于人工流产增多、不规范手术操作及辅助检查技术不断发展等原因，致使宫腔粘连发生率及诊断率明显上升。宫腔粘连患者由于宫腔内膜减少、宫壁纤维化导致妊娠后胚胎供血不足而停止发育，宫腔硬化致使宫腔容积减少也是流产发生的原因之一。

宫腔粘连的治疗原则包括安全、准确地分离粘连和预防分离后宫腔再粘连，促进内膜的改善修复和增殖。宫腔镜治疗宫腔粘连已取得比较满意的疗效，术后放置宫内节育器，术后 2 ～ 3 个月取出，于宫腔内放置气囊或宫腔入药，应用人工周期治疗 2 ～ 3 个月。有研究者认为，分离宫腔粘连后妊娠的妇女中流产、早产、胎盘粘连或植入、产后出血率等明显增加，属高危妊娠对象，应予关注。

四、生殖免疫性因素

近代生殖免疫研究表明，复发性流产和习惯性流产的病因，除染色体、解剖和内分泌异常外，约 50%以上患者为不明原因流产。免疫异常所致的复发性流产（RSA）占 50%～ 60%，可分为自身免疫异常所致 RSA 和同种免疫异常所致 RSA 两大类。同种免疫型与人类白细胞抗原（human leucocyte antigen，HLA）相容性、HLA 基因表达等有关，多表现为封闭抗体（blocking antibody，BA）缺乏，约占 2/3；自身免疫型通常可在患者体内检出各种抗体，约占 1/3。

1. 同种免疫

妊娠类似同种异体移植，胚胎与母体之间存在着复杂而特殊的免疫学关系，如孕妇对胚胎半同种抗原识别低下和反应性低下，孕期无法产生适当的封闭抗体和保护性抗体，则可使胚胎遭受排斥、流产，这类流产与同种免疫有关，故称为同种免疫性流产。

HLA 与同种免疫性 RSA：主要组织相容性复合体（major histocompati – bility complex，HMC）分子，在启动特异性免疫应答反应中发挥着重要作用。人类的MHC分子称为HLA，根据结构和功能的不同，传统上将HLA基因分为Ⅰ类、Ⅱ类、Ⅲ类。1985年Unander提出了“封闭抗体”学说，也称为抗丈夫白细胞抗体（Antiphospholipid antibody，APLA）。在正常妊娠中，胚胎所带的父源性HLA抗原能刺激母体免疫系统产生封闭抗体。因此HLA基因及其产物出现异常，将导致母体不能识别父方抗原而无法产生保护性反应，导致流产发生。目前认为HLA-Ⅱ类基因的DQ和DR区为URSA的易感基因区，且易感基因和单体存在的部位或位点具有种族特异性。近年来非经典的HLA-Ⅰ类抗原HLA-G因其主要在母胎界面的滋养细胞上特异表达备受关注。另有研究证明，夫妻间HLA-Ⅱ类抗原相容性增加与自然流产存在相关性。基因相容性过大，表达过多共有抗原，干扰母体对妊娠作为异体抗原的辨识。

滋养液淋巴细胞交叉反应抗原TLX、封闭抗体与同种免疫型RSA：妊娠时胚胎滋养层与母体直接接触，合体滋养层细胞表面无HLA抗原却存在大量滋养层细胞膜抗原（TA），TA的抗血清与淋巴细胞发生交叉反应，产生TLX抗原。TLX分为TLXA1和TLXA2，前者诱导淋巴细胞毒反应，后者刺激母体产生封闭抗体BA（抗TLX抗原封闭抗体）。封闭抗体可通过与母体反应性淋巴细胞结合，或直接与相应的抗原结合而阻断免疫反应。

细胞免疫与RSA：人类蜕膜组织中存在大量的淋巴细胞，其中最为重要的是NK细胞和T细胞，在正常情况下，这些免疫细胞的免疫活性受到抑制，当受到某种细胞因子的刺激后这些淋巴细胞可对滋养层细胞产生细胞毒性作用。RSA患者体内可观察到免疫职能细胞亚群格局的变化、Th1/Th2细胞因子平衡失调等情况。

2. 自身免疫

生理性自身免疫现象主要功能是维持机体生理自稳，清除体内衰老、凋亡或畸变的细胞成分，并调节免疫应答平衡。当自身抗体和（或）自身反应性T细胞攻击自身抗原，并造成组织和细胞的病理改变和功能障碍时，则形成自身免疫紊乱。1983年Lubbe等首次提出自身抗体是导致复发性流产发生的病因之一，并建立了大剂量免疫抑制和抗高凝方案。目前已知的与RSA有关的自身免疫性抗体主要有抗磷脂抗体（antiphospho lipid antibody，APL）、血型抗体、抗核抗体（anti-nuclear antibody，ANA）、抗子宫内膜抗体（anti-endometrium antibody，EmAb）、抗卵巢抗体（anti-ovarian antibody，AoAb）、抗甲状腺抗体（anti-thyroid antibody，ATA）等。血型抗体是由于母胎血型不合，母体在胎儿血型杭原的刺激下产生的相应杭体。能引起流产的血型以ABO血型和Rh血型为主。胎儿红细胞表面附有ABO抗原或Rh抗原，当红细胞经胎盘进入母体循环时，刺激母体产生抗体，造成因母儿血型不合所致的同种免疫反应，直接影响胚胎发育，导致流产发生。APA是一组以狼疮抗凝物（lupus anticoagulant，LA）和抗心磷脂抗体（anti-cardiolipin antibody，ACA）为代表的自身免疫抗体。携带APA或LA的妊娠女性，自然流产的风险明显增高，目前认为其机制主要是APA干扰了胚胎滋养层的融合、浸润和植入功能，干扰滋养细胞和蜕膜组织的局部细胞因子或者化学因子的表达，促进了母胎界面炎性细胞的浸润，激活内皮细胞，使血小板聚集，血栓形成，影响毛血管内皮细胞，使胎盘物质交换和正常的屏障功能降低。EmAb产生的原因并不十分明确，主要为异位子宫内膜刺激、经血倒流、机体免疫内环境失衡及生殖道感染或损伤等。EmAb可以通过和子宫内膜细胞中的抗原发生特异性结合，激活补体系统引起内膜产生细胞毒作用，对孕卵产生抗植入作用，并使糖原分泌不足，胚胎得不到足够的营养，从而导致已着床的胚胎发育不良，造成不孕或流产。AoAb是一种靶抗原在卵巢组织的自身抗体。感染、创伤、反复穿刺取卵或促排卵药物的使用，造成大量卵巢抗原释放，刺激机体产生AoAb，引起自身免疫性卵巢炎，影响卵巢功能，使得子宫内膜分泌期改变不充分，黄体功能不足不能支持胚胎发育引起流产。不明原因RSA患者ANA的检出率较高，但ANA的作用机制尚不明确，可能影响胎盘发育，易引起免疫复合物在蜕膜血管沉着，是蜕膜血管受损而导致流产。ATA阳性的女性的流产率是阴性女性的两倍多，尽管机制尚不明确，但是甲状腺球蛋白和甲状腺微粒的高表达与流产率增高有关。近年来还发现，女性生殖系统也可以旁分泌甲状腺素，甲状腺激素影响卵泡的发育及胚胎的植入、发育。

免疫性流产的治疗主要包括主动免疫治疗、被动免疫治疗、抗凝治疗、免疫抑制等。目前对同种免疫性流产，西医予主动免疫治疗即细胞免疫治疗（leukocyte immunotherapy，LIT），采用丈夫或他人的淋巴细胞进行同种脱敏治疗，强化妊娠的免疫学维持机制，促进母体产生保护性封闭因子，抑制母胎间的细胞性免疫排斥反应，达到了降低流产率的目的。20世纪80年代初，Taylor等首次报道对不明原因RSA患者采用丈夫淋巴细胞免疫治疗（PLIT）。2000年后有研究认为对于RSA患者而言，LIT治疗与安慰剂治疗相比没有益处，或者仅有1/11患者可从中受益，由此人们对于LIT的治疗效果产生疑问，并在学界引起争论。但时至今日由于其临床可观察发现的治疗效果确实存在，LIT治疗仍广泛应用于全世界各大医院和生殖中心，但因其为血制品，安全性也需商榷。被动免疫治疗主要针对自身免疫病型RSA，静脉注射免疫球蛋白

（intrave-nousimmunoglobulin，IVIG）治疗，主要是利用免疫球蛋白含有抗胎盘滋养层抗原的独特型抗体，弥补患者保护性抗体不足，同时与NK细胞受体结合，封闭其杀伤能力，维持母胎免疫耐受。抗凝治疗主要目的是预防血栓。阿司匹林和肝素已成功用于治疗ACA阳性的RSA女性，临床效果明确。二者的主要作用机制是其抗凝特性，肝素在体外有调节免疫的特性，而小剂量阿司匹林可减少血小板聚集，使血栓素/前列环素比值出现有益的变化，但此种治疗存在出血风险。免疫抑制治疗一般采用糖皮质激素，对自身抗体阳性无高凝状态或有出血倾向的患者可以使用。长期服用皮质激素，妊娠期发生糖尿病、早产、胎膜早破及感染的风险增加，因此强的松主要用于治疗系统性红斑狼疮（SLE）等自身免疫性疾病，但目前也有运用小剂量泼尼松于孕前开始服用，连续服用2～4周自身抗体可转阴，且无明显副作用。

五、血栓前状态

血栓前状态（prethrombotic state，PTS）是指多种因素引起的止血、凝血、抗凝和纤溶系统功能失调或障碍的一种病理过程，又称为“血液高凝状态或易栓症”，血液高凝状态可能导致子宫胎盘部位血流状态改变，局部组织易形成微血栓，形成胎盘纤维沉着、胎盘梗死灶，从而引起胚胎缺血缺氧，最终导致胚胎发育不良或流产。

根据病因不同目前把PTS分为遗传性和获得性两大类。前者是由于凝血和纤溶相关的基因突变造成，如凝血因子V突变、活化蛋白C抵抗、凝血酶原基因突变、蛋白C缺陷症、蛋白S缺陷症、高同型半胱氨酸血症及亚甲基四氢叶酸还原酶基因突变等；后者主要包括抗磷脂抗体综合征（antiphospholipid syndrome，APS）、获得性高同型半胱氨酸血症以及机体存在各种引起血液高凝状态的疾病等。

血栓前状态最常用的治疗方法为抗凝治疗，包括低分子肝素（low molecular weight heparin，LMWH）、阿司匹林及中药等。其中LMWH配伍小计量阿司匹林占重要地位。阿司匹林治疗该类复发性流产的机制主要是改善局部血液循环，抑制血小板活性，预防微血栓形成。LMWH除了具有抗凝作用外，还具有抗炎、抑制补体活性、影响滋养细胞发育能力及侵袭力的作用，改善胎盘微循环障碍从而改善胚胎或胎儿缺血缺氧状态。

六、感染因素

感染因素虽然在自然流产中所占比例不大，但却是判断流产原因中首先要考虑、排除的原因之一。妊娠期感染性疾病种类多样，病原体繁多，包括细菌、病毒、支原体、衣原体、真菌等，且感染部位不固定，各个系统、器官的感染均可能影响妊娠。目前认为各种病原体导致流产的主要病机是胎盘和胚胎的直接损伤，免疫反应、前列腺素的作用等。

1. 生殖系统感染

TORCH感染包括：弓形虫（TOX），风疹病毒（RUV），巨细胞病毒（CMV），单纯疱疹病毒（HSV）及其他病原体，包括梅毒螺旋体等。妊娠期上述各种病原微生物感染，是导致围产儿死亡与病残的重要原因，发生在妊娠早期的原发性感染，对胎儿危害更大。CMV主要引起流产、死胎、胎儿宫内发育迟缓或造成儿童智力低下等严重问题：HSV-II主要引起小头症、小眼症、眼角膜结膜炎和皮肤水泡，且感染后，FGR发生率、围产儿死亡率均明显增加；TOX感染可出现典型三大临床表现，即脑积水、脑内钙化和视网膜脉络膜炎；RUV主要引起先天性风疹综合征，有三大主症，即先天性白内障、心脏畸形和先天性耳聋。由于许多围生期感染，孕妇常无明显的临床表现，从20世纪80年代开始，国内外学者开始孕期TORCH感染的筛查，主要企图通过筛查孕妇血清中与感染相关的特异性抗体，来了解孕妇有无感染这些疾病。

支原体和衣原体均属于原核细胞型微生物，其中与人类生殖道感染有关的主要是解脲支原体（ureaplasma urealyticum，UU）、人型支原体（myeoplasma hominis，MH）以及沙眼衣原体（chlamydiatrachomatis，CT）。目前许多学者都认为支原体、衣原体感染与先兆流产有一定的关系，是引起先兆流产的原因之一，并有文献证明先兆流产患者的支原体、衣原体的检出率显著高于正常妊娠组。有学者认为支原体感染与抗心磷脂抗体（ACA）和抗精子抗体（ASA）等自身免疫性抗体有关。

除TORCH感染、支原体和衣原体感染外，细菌性阴道病、假丝酵母菌、滴虫、流感病毒等感染亦可导致先兆流产的发生。目前对大部分病毒感染尚无有效的干预药物，所以对于感染性流产采取预防为主，治疗为辅的措施，及时进行TORCH、衣原体、支原体等的筛查，妊娠期急性感染可选择孕妇可用的敏感的抗感染药物治疗，必要时终止妊娠。

2. 其他系统感染

妊娠期间人体的各个器官、系统均可能发生感染，很多生殖系统以外的感染均被证实与流产相关。近来中、重度牙周炎对妊娠不良结局的影响开始引起人们的关注。牙周炎作为一种慢性细菌感染性疾病可通过细菌定位转移和菌血症、细菌内毒素促炎介质形成、单核细胞高敏反应表现型等影响全身健康，导致流产、早产、低出生体重儿的发生。治疗上本病遵循早发性牙周炎治疗原则，实行早期积极的治疗，以局部的无毒无害的治疗为主，妊娠期一般不需要全身使用抗生素，另外需积极控制糖尿病等全身因素。

妊娠合并急性阑尾炎是常见的外科急腹症，发病率为 0.1% ～ 0.2%。急性阑尾炎可发生在妊娠各期，妊娠期急性阑尾炎常常是临床表现不典型，病情发展快，并发症多。有研究表明，阑尾炎相关的流产发生率 20.8%。妊娠期急性阑尾炎处理，以早期诊断、早期手术为原则。

病毒性肝炎是孕妇并发的最常见的肝脏疾病，妊娠合并肝炎的妇女，流产、早产、死胎、死产和新生儿死亡的发生率明显升高，而且病毒性肝炎的孕妇可以通过垂直传播感染胎儿。慢性肝炎者妊娠可使肝炎活动诱发为慢性重型肝炎，对孕妇、胎儿及新生儿均有不良影响。妊娠期病毒性肝炎的用药方案与非妊娠期相同，一般采用综合治疗措施，根据母胎情况合理选择药物，禁用对母体肝功能和胎儿发育有损害的药物。

此外，妊娠期的胆囊胆道炎症、胰腺炎、泌尿系感染等均可导致流产的发生，此类疾病在孕期的治疗方法的选择受限制，故均应早期诊断，早治疗，加强孕期保健，减少疾病的诱因，控制糖尿病、肾炎等基础疾病。

七、丈夫因素

近年来研究发现无症状的菌精症可导致自然流产。有报道认为妊娠失败的男性的直接因素主要是精子染色体数目异常、结构异常及精子DNA损伤，间接因素是可能导致精子染色体数目异常、结构异常及精子DNA损伤的内部因素（如精子凋亡异常，氧化应激反应异常，精索静脉曲张、吸烟、年龄等）和外部因素（某些药物，化学品，电离辐射等）。另外，男性生殖道感染也是导致流产的原因之一，男性生殖道感染可使精液中含有一定量的细菌，其种类包括粪链球菌、大肠杆菌、白色葡萄球菌、α-链球菌及灰氧菌，活动精子可以传送细菌，干扰精卵结合与着床。

八、环境因素

1. 物理因素

放射线是绝对的致畸因子，孕妇接触放射线后，其子代发生染色体畸变的危险性增加。射线可损伤细胞的遗传装置，处于有丝分裂的生殖细胞和胚胎细胞对放射线是极为敏感的。目前公认妊娠期间低剂量的辐射（< 5 rads）并不会增加自然流产的风险。但在妊振的最初2周内，母体暴露于大于10 rads的辐射环境中会引起胚胎的死亡。噪声可增加自然流产的发生率，且随着妊娠妇女接受噪声的分贝越高，其风险值越高。噪声对妊娠的影响在妊高症风险中更为明显。这可能由于长期处于噪声环境中的妇女其精神更为紧张，刺激“下丘脑-垂体-肾上腺轴”，导致血管紧张素，醛固酮分泌增加，从而导致妊娠高血压的发生。

2. 化学因素

随着社会各行业化学物质的广泛应用，职业女性不可避免的暴露于这些行业材料环境中，化学物质能通过血－卵屏障和胎盘屏障，造成女性流产、死胎、胎儿发育畸形、低出生体重和新生儿死亡等。母体微量元素铜、锌、铅、镉、汞、锰的异常与不良妊娠有一定的关系。部分化妆品样本含铅量甚至超过50%，是女性血铅升高的一个因素。研究显示，有机磷农药等有机溶剂环境暴露时间与流产频率成正相关。甲醛是室内空气污染的主角，其对人绒毛滋养细胞具有毒性作用，研究发现，孕期甲醛暴露可能会增加自然流产的发生风险。环境中的多环芳烃类物质可以扰乱女性生殖内分泌系统，研究发现，鱼类通过水或食物暴露于多环芳烃类物质与鱼卵孵化时间延长有关。塑料制品的增塑剂邻苯二甲酸酯类（PAEs）被认为是重要的环境内分泌干扰物，具有雌激素样作用，能够干扰人体内正常的内分泌，PAEs能透过胎盘屏障对发育中的胚胎产生毒性，PAEs促进滋养细胞凋亡，其对自然流产的影响越来越受到关注。流行病学研究发现大气污染对人群健康已造成一定影响，其与不良妊娠结局的关系研究也日趋得到重视。研究表明，大气主要污染物大气颗粒物（PM）、氮氧化物（NO_X）、二氧化硫（SO_2）、一氧化碳（CO）和臭氧（O_3）与不良妊娠结局的低出生体重、早产、出生缺陷、流产、死产有关。大气污染会影响孕妇的呼吸、心血管等系统及一般健康状况，进而影响子宫、胎盘和脐血血流，阻碍胎盘的葡萄糖和氧气运输对胎儿造成损伤。同时大气污染物可引起精子DNA链损伤，增加DNA甲基化和突变，从而影响精子质量。

九、其他因素

自然流产的发生还与药物因素、生活习惯、心理因素等密切相关。妊娠期使用成瘾类药物（酒精、咖啡、烟草、毒品）会影响母亲与发育中的胎儿，在孕早期使用可能发生胎儿畸形、流产、死胎等。不良的生活习惯如酗酒、吸烟、熬夜、大量运动等均可影响妊娠结局。焦虑、紧张、恐惧等严重精神刺激可使内分泌以及免疫系统改变从而间接导致流产。

衷中参西特色诊治经验

一、详察病机，分型论治

主要针对早期先兆流产。

1. 补肾健脾，固护二天

肾藏精，主生殖，为先天之本，元气之根。冲为血海，任主胞宫。此证患者往往先天肾气不足，孕后或过度劳累，或房事不节，导致肾精耗伤，天癸化源匮乏，冲任受损，胎元不固，发为胎漏、胎动不安。正如《女科经论·引女科集略》云："女子肾脏系于胎，是母之真气，子之所赖也。"胞脉者系于肾，若肾气亏损，则不能固摄胎元。脾主运化，为后天之本，气血生化之源，胎气系于脾，如寄生之托于苞桑，茑与女萝之旋于松柏，脾虚气弱，运化失司，气血乏源，冲任失养，无以承载，则胎气不固。正如《校注妇人良方》曰："夫人以胃气壮实，冲任荣和，则胎得所，如鱼处渊。若气血虚弱，无以滋养，其胎终不能成也。"临证可见阴道少量出血，色淡质稀，或小腹坠痛，或腰膝酸软，或神疲肢倦，或食少纳呆，或大便溏软，或夜尿频多，或头晕耳鸣，舌淡红苔薄白，脉沉滑尺弱。傅师认为肾主生殖以荫胎，脾主化源以养胎，二者共为胎元之父母，故治疗当从补肾健脾着手，双补先天后天，使冲任得养，气血顺调，则胎元得固。以自拟安胎汤治之，药用菟丝子、覆盆子、桑寄生、苎麻根、阿胶珠（烊）、当归身、杭白芍、太子参、黄芪、炒白术、黄芩。方中菟丝子补肾填精、固摄安胎，肾旺则胎有所系；桑寄生、苎麻根、覆盆子补益肝肾，养血安胎；阿胶珠为血肉有情之品，补血安胎，更以陈者为佳；黄芪、太子参、炒白术益气健脾以后天养先天，助安胎之力；黄芩清热安胎；当归身、杭白芍补血活血以养胎元。阴道流血量偏多者加龙骨、海螵蛸、白及粉 3 ～ 6g 吞服；激素上升不理想或孕酮偏低者用紫河车粉 3 ～ 9g 吞服，蛤蟆油 10g 隔水炖，一周分服。

2. 凉血滋阴，清补互用

肝藏血而主疏泄，体阴而用阳，为女子之先天；肾藏精而主生殖，为先天之本。肝肾同居下焦，乙癸同源。肝血有赖肾精的涵养，肾精又赖肝血的充滋，肾精肝血，一荣俱荣，一损俱损，休戚相关。孕妇或因素体阳盛，或因孕后嗜食辛热，或因摄生不慎，感受时疫邪毒，导致阳盛血热，热扰冲任，扰动胎元，而致胎漏、胎动不安。此外，孕后阴血下聚冲任，以养胎元，机体处于阴血偏虚、阳气偏亢的生理状态，又因精神高度紧张，过于忧虑，情志不遂，肝失疏泄，气血失调，致冲任不能相资，肝郁化火，热迫冲任，正如《景岳全书·妇人规》言："凡胎热者，血易动，血动者，胎不安。"临证可见阴道少量出血，色鲜红或深红，质稠，腰酸腹坠，口干咽燥，手足心热，心烦少寐，小便短黄，大便秘结，舌红苔黄脉滑数或弦滑。傅师认为，久漏当凉血，滋肝肾之阴以清血中之热，以凉血滋阴安胎方加减治之。药用桑寄生、苎麻根、杭白芍、黄芩、墨旱莲、阿胶珠、生甘草、桑叶、牡丹皮、生地黄、麦冬。方中桑叶性寒味甘，"甘所以益血，寒所以凉血"，取清海丸之义，《傅青主女科·年老血崩篇》："桑叶者，所以滋肾之阴，又有收敛之妙耳。"合黄芩以清肝凉血；配以牡丹皮"泻阴胞中之火"；生地黄、麦冬、墨旱莲清热养阴生津，取增液汤之义；阿胶珠、杭白芍养血固冲任；桑寄生、苎麻根补肾凉血安胎。全方宗"补阴而无浮动之虑，缩血而无寒凉之苦"之义，使肾得补，热得清，胞宫得宁，胎气渐安。另可予铁皮枫斗晶 2～4 包 / 日。

3. 化瘀止血，疏补互进

妇人宿有癥疾，或因孕后不慎跌扑闪挫，或因孕期手术创伤，导致脏腑功能失调，瘀阻胞宫，损伤冲任，胎元不固；妊后血聚养胎，阴血不足，血分蕴热，津枯血燥，血液黏滞；孕后新血不得下归血海以养胎元，反离经而走，久则成瘀伤胎，发为胎漏、胎动不安。《医林改错·少腹逐瘀汤说》中指出："不知子宫内，先有瘀血占其地，胎至三月再长，其内无容身之地，胎病靠挤，血不能入胎胞，从旁流而下，故先见血。血既不入胎胞，胎无血养，故小产。"傅师常言有故无殒，亦无殒也，去其所病，便是安胎之法。瘀血不去，新血不生，胎终难安。临证可见阴道出血时多时少，色黯红夹块，小腹刺痛或腰胀痛，舌质红或有瘀斑，苔薄白，脉滑无力，或见宫内液性暗区，或伴D-二聚体增高、B超提示子宫动脉血流阻力增高之血栓前状态者。治疗上应注意止血勿留瘀，化瘀不伤胎，中病即止。以化瘀止血安胎方加减治之，药用桑寄生、苎麻根、太子参、黄芪、杭白芍、黄芩、墨旱莲、阿胶珠、当归、生甘草、炒白术、赤芍、三七粉（吞）、丹参。桑寄生、苎麻根、阿胶珠、炒白芍补益肝肾，养血安胎；当归、赤芍、丹参养血活血、渐消缓散，《本草纲目》云"盖丹参能破宿血，补新血，安生胎，落死胎，止崩中滞下，调经脉，其功大类当归、地黄、芎䓖、芍药故也"；三七粉化瘀止血安胎，《本草新编》："盖此药得补而无沸腾之患，补药得此而有安静之体也。"太子参、黄芪、炒白术、生甘草取四君之义，补气行血，健脾安胎；黄芩、墨旱莲清热止血安胎。此方祛瘀、补肾、安胎，真良善方也，其效不可尽述。

二、病证结合，重肝心肾

主要针对晚期先兆流产。

1. 凉肝燥湿安胎，治疗妊娠带下黄赤

中医认为成年女子阴道中分泌少量无色透明黏液，"津津常润"，不

为病态。带下过多，色黄，或夹赤，或质稀如水，或粘稠腥秽恶臭，以及伴有阴部瘙痒，少腹胀痛，腰酸下坠等，则是病理现象。带下病机，主要与奇经的任带二脉相关。《素问·骨空论》云："任脉为病……女子带下瘕聚。"《济阴纲目·赤白带下门》云："人有带脉，横于腰间，如束带之状，病生于此，故名为带"。

《沈氏女科辑要·妊妇似风》云："妊妇病源有三大纲：一曰阴亏。人身精血有限，聚以养胎，阴分必亏。二曰气滞。腹中增一障碍，则升降之气必滞。三曰痰饮。人身脏腑接壤，腹中遽增一物，脏腑之机栝，为之不灵，津液聚为痰饮。"可见因孕后阴血下聚养胎，易致阴血偏虚，阳气偏亢，或因情志不畅，肝气郁滞而化热，热伤冲任，胎元不固，血热迫血妄行，以致阴道反复漏红或赤带状。《傅青主女科》提出："夫带下俱是湿证。"妊娠期间，腹中遽增一物，影响脏腑之气机，易致痰湿郁结，妊娠病兼带下病，乃痰湿内蕴于肝经，湿郁化热，肝经湿热，损伤任带，任脉不固，带脉失约，而发带下病。故临证可见阴道出血时间长，出血量多或点滴漏红，带下量多色黄或赤，阴部瘙痒，心烦不宁，腰酸腹痛下坠，舌红边有朱点，苔白或黄，脉滑数。治疗当从凉肝燥湿，益肾安胎入手，方用椿白皮寿胎丸加减治之，药用桑寄生、苎麻根、太子参、黄芪、杭白芍、黄芩、炒白术、椿白皮、忍冬藤、白头翁、海螵蛸、黄柏。方中桑寄生、苎麻根补益肝肾，凉血安胎；太子参、黄芪、炒白术健脾益气，以后天养先天，助安胎之力；杭白芍养血柔肝安胎；黄芩清热燥湿安胎；黄柏苦寒沉降，长于清泻下焦湿热；忍冬藤清热解毒、燥湿止带；椿白皮苦能燥湿，寒能除热，涩能收敛，取止血、燥湿止带之功；白头翁凉血消瘀，清解湿毒；海螵蛸收敛止血、涩精止带。全方共奏清湿热，宁胞宫，固胎元之功。因椿白皮、白头翁、忍冬藤、黄柏清热之力较强，苦寒较甚，鲜有窥见将其三者应用于妊娠病之中。傅师临床亦不喜将其用于妊娠早期，孕中期胎元已较为稳固，针对湿热证候适量运用寒寒之品无碍胎之弊，故傅师临床将椿白皮寿胎汤应用于晚期先兆流产反复阴道出血流液者，用其以清热固涩止血安胎；带下量多、黄赤带者，用其以清肝燥湿安胎；或结合辅助检查血象升高者，用其以清邪安胎。

2. 补气升提固胎，治疗胎盘低置状态

胎盘低置状态是指妊娠 28 周以前胎盘附着于子宫下段，其下缘达到甚至覆盖宫颈内口，往往会出现腹痛、阴道出血等症状，治疗不当易发展为前置胎盘。2013 年中华医学会发布临床指南，将低置胎盘定义为胎盘下缘距宫颈内口＜ 20mm。妊娠 12 周以后子宫狭部逐渐伸展、拉长、变薄，扩展为子宫下段的一部分，随着子宫下段形成并向上扩展成宫腔的一部分，大部分原附着在子宫下段的胎盘可随之上移而成为正常位置胎盘，研究证实妊娠中期部分胎盘低置状态会逐渐转归，少部分发展为前置胎盘。现代医学对妊娠中期胎盘低置状态尚无有效治疗方法，往往采取期待疗法，定期超声检查了解胎盘与宫颈内口的关系，若胎盘与宫颈内口距离固定不变，需警惕植入性胎盘或者胎盘粘连可能。

胎盘低置状态的病机主要是脾肾亏虚，冲任气血不足，胎元不固。《女科经纶·引女科集略》云："女子肾脉系于胎，是母之真气，子之所赖也，若肾气亏损，便不能固摄胎元。"胞脉者系于肾，肾气不固，无力固摄而致胞胎下移；《校注妇人良方》曰："夫人以胃气壮实，冲任荣和，则胎得所，如鱼处渊。若气血虚弱，无以滋养，其胎终不能成也。"气以载胎，血以养胎，若气虚血亏，濡养不足，胎气不固，则胎盘低置而不能附于子宫正常位置。方用寿胎丸合补中益气汤加减，意在补气升提，益肾安胎。《本草纲目》谓："升麻引阳明清气上升，柴胡引少阳清气上行，此乃脾胃引经要药也。"在自拟安胎汤中配伍升麻、桔梗、柴

胡、生晒参等升阳举陷药，升提下陷之中气，助胎盘逐渐恢复到正常位置。孕16周以上一般情况稳定者，可独用单方小捻子，小捻子系小野山参，价廉效佳。《本草纲目》：“人参治男妇一切虚证，发热自汗，眩晕头痛，反胃吐食，痎疟，滑泻久痢，小便频数，淋沥，劳倦内伤，中风，中暑，痿痹，吐血，嗽血，下血，血淋，血崩，胎前产后诸病。”小捻子既有益气升提之功，又无辛燥之弊。便溏者可独用小捻子，便干者可小捻子配伍西洋参1∶1使用，临床效果显著。

3. 清热利湿安胎，治疗母儿血型不合

母儿血型不合是孕妇与胎儿间因血型不合而产生的同族血型免疫性疾病，可发生流产、早产、死胎、死产或新生儿早发性黄疸、重症黄疸、发生不同程度的溶血性贫血。在中医书籍中无此记载，但从胎死腹中和新生儿溶血皆见有患儿的黄疸特征，与中医学的“胎赤”“胎黄”描述相类似，《诸病源候论·胎疸候》所言：“小儿在胎，其母脏气有热，熏蒸于胎，致生下小儿体皆黄，谓之胎疸也。”

母儿血型不合的病机一方面因肾虚胞脉失固；另一方面是湿热之邪侵袭胎儿所致。《幼科心法要诀·初生门》言：“儿生遍体黄如金，湿热熏蒸胎受深，法当渗湿兼清热。”故傅师采用益肾养血、清热利湿安胎之茵陈寿胎丸加减，用药茵陈、焦山栀、制大黄、桑寄生、苎麻根、续断、杜仲、当归身、白芍。方中重用茵陈为君药，苦泄下降，善能清热利湿，为治黄疸要药。臣以栀子清热降火，通利三焦，助茵陈引湿热从小便而去。佐以大黄泻热逐瘀，通利大便，导瘀热从大便而下。桑寄生、苎麻根、续断、杜仲补益肝肾，养血安胎；当归身、杭白芍养血活血安胎。上药合用，补中有清，清中寓补，使得肾气充，湿邪除，胎元安。《张氏医通·黄疸》云：以诸黄虽多湿热，然经脉久病，不无瘀血阻滞也。”湿

热蕴结肝经日久，气血郁阻，故孕晚期除清热祛湿外，酌加制大黄、丹参等活血化瘀之品。据相关药理分析，活血化瘀药对体液免疫或细胞免疫功能有调节作用，能抑制血液中抗A、抗B抗体的产生。在长期的临床验证中，此类药物无不良反应，但是应用于妊娠中晚期应当严格控制剂量。另嘱患者须忌食辛辣肥厚滋腻之品，妊娠早期宜清淡饮食，中期应适当增加高蛋白食物，多食时令果蔬，并保持情志舒畅。

4. 滋阴清热安神，治疗梦交宫缩腹痛

梦交之症见于《金匮要略·血痹虚劳病脉证并治六》："男子失精，女子梦交。"《石室秘录》："肾，水脏也；心，火脏也。是心肾二经为仇敌，似乎不宜牵连而一治之。不知心肾虽相克，其实相须。无心之火，则成死灰，无肾之水，则成冰炭，心必得肾水以滋养，肾必得心火而温暖。"妊娠梦交腹痛多由房事不节，或劳思多度，肾阴过耗，心火独亢，扰动胞宫所致。临证可见患者夜寐梦交后宫缩腹痛，阴道出血，心烦汗出，多梦易惊，头晕耳鸣，口干口渴，舌红，脉滑数。证属肾阴亏虚，心火亢盛，方用黄连阿胶汤加减，药用黄连、黄芩、阿胶、白芍、南沙参、北沙参、玄参、麦冬、百合、枣仁、柏子仁、首乌藤、桑寄生、苎麻根。此方出自《伤寒论》少阴病篇，原主治"少阴病，得之二三日以上，心中烦，不得卧"，仲景设本方为治少阴肾水亏虚、心火独亢之证，有泻心火、滋肾阴、交通心肾之功。方中黄连、黄芩泻心火而除烦热，正所谓"阳有余，以苦除之"；阿胶甘平色黑人肾，滋肾阴，养肝血，即亦"阴不足，以甘补之"；白芍之酸，收也，泄也，收阴气而泄邪热；又加麦冬、南沙参、北沙参、玄参养阴清热；百合、酸枣仁、柏子仁、首乌藤宁心养血安神。全方使心火得以下降，而肾水得以上承，心肾相交，水火既济，则梦交自止。

三、衷中参西，协同保胎

傅师在充分发挥中医药治疗先兆流产优势的同时，积极结合现代医学的先进技术提高疗效。孕后密切监测血绒毛膜促性腺激素（HCG）、雌二醇（E_2）、孕酮（P）变化，孕早期HCG每1.7～2日上升一倍提示胚胎发育较好，较高水平的雌激素以及雌激素水平持续稳定的增长亦与良好的妊娠结局密切相关。若激素水平低下者，在排除难免流产、异位妊娠的情况下，可在补肾健脾，养血安胎的基础上，酌情加用仙灵脾、巴戟天、蛤蟆油、紫河车等血肉有情之品温肾阳、填肾精，以助胚胎发育。在保胎过程中需结合B超检查了解胚胎发育情况，若头臀长度≥7mm且无心跳；孕囊平均直经≥25mm且元胚胎；检查出元卵黄囊的孕囊2周后不见有心跳的胚胎；检查出有卵黄囊的孕囊11天后仍不见有心跳的胚胎，则诊断为难免流产。

对于先兆流产阴道出血时间长，反复漏红的患者，存在宫内感染风险，需结合血常规、血沉、前降钙素、超敏C反应蛋白、阴道分泌物培养等炎症指标，予以止血、抗感染、抑制宫缩治疗，中药上酌情配伍椿白皮、白头翁、忍冬藤、蒲公英等清热解毒之品，预防宫内感染。先兆流产（一般孕10周以上）漏红反复虚而有瘀者或仅见宫内液性暗区较大而无漏红者傅师常以白及粉合三七粉使用，漏红较明显而液性暗区小于2cm者常用白及粉3g及三七粉1.5g吞服，漏红偶有而液性暗区大于2cm者则常用白及粉3g及三七粉3g吞服。两者一散一收，止血而无留瘀之弊，活血而无动血之虞。对于血检前状态，如血小板采集率增高，D-二聚体增高等，或子宫为脉血流罐注异常患者，可予阿司匹林、低分子肝素抗凝治疗。傅师对此类患者多从肾虚血瘀辨治，酌情配伍当归、赤芍、丹参、牡丹皮等活血养血之品，用药2～3周复查指标，临床屡治屡验。妊娠合并子宫肌瘤者，保证激素水平在正常范围的情况下，尽可能减少使用具有类雌激素样作用的药物如蛤蟆油、紫河车、菟丝子等，以防肌瘤增大，甚至发生红色样变。

在辨证治疗的基础上，针对病因联合西医诊疗技术协助安胎，如黄体功能不全或孕酮水平低下者，早期应用地屈孕酮片 20 ～ 30mg，每日口服，黄体酮注射液 20 ～ 40mg，每日肌注；确定宫内妊娠后可加用绒毛膜促性腺激素 2000U，隔日肌注。甲状腺功能减退者，用左甲状腺素钠片补充治疗将血清 TSH 妊娠早期控制到 0.1 ～ 2.5mIU/L，妊娠中期控制到 0.2 ～ 3.0mIU/L，并定期监测甲状腺功能；妊娠合并高泌乳素血症者，孕早期予巴胺受体激动剂溴隐亭，每日口服，抑制泌乳素的合成与释放，至妊娠 12 周胎盘替代妊娠黄体的作用后停用。对于曾因宫颈机能不全引起难免流产的患者，可于妊娠前或妊娠中期进行宫颈内口环扎；孕后封闭抗体水平低下者，可行配偶或供者淋巴治疗免疫疗法；对 ABO 血型不合的患者定期监测血清抗体效价。

临床病证千变万化，傅师指出妊娠用药应在辨证准确的基础上“有是证，用是药”，不必拘泥，但需衰其大半而止，不可过服，需统筹全局，胆大心细，针对性治疗，才能获得满意的疗效。中医治疗同时借助西医检查手段，用药环环相扣，循序渐进，方能获良效。

四、注意兼症，聚类复合

先兆流产患者因孕后生理变化，常伴随一些兼夹症，临床上傅师常以聚类方复合辨证治疗。孕后血聚胞宫以养胎，冲脉气盛，冲脉附于肝，肝脉夹胃贯膈，冲气循经横逆犯胃，胃失和降，故见呕恶，傅师常用砂仁、绿梅花、紫苏叶、橘皮、橘络疏肝醒脾、和胃止呕；更有甚者，恶闻食气，入药即吐，傅师常予绿梅花5g，紫苏叶5g，砂仁5g，佛手5g，陈皮5g，煎汤代茶饮，疗效颇佳。孕后阴虚阳亢，或过服温补之品耗伤阴津，可致大便干结，傅师喜用生地黄、麦冬、石斛、南沙参、北沙参、瓜蒌仁滋阴清热、润肠通便，取增液汤之义，以增水行舟。傅师常言妊妇泄泻，胎动欲堕，究其根本乃脾胃虚极而然也。脾胃气虚，则胞胎无力，必有崩坠之虞。故临床见便软次增者，傅师尤为警惕，常予党参、太子参、黄芪、白术、怀山药益气健脾，升清止泻；湿盛土虚者，佐以风药荆芥、防风，“风盛则燥”以助化湿，“风能壮气”升举下陷之清阳。孕后因精神紧张，心神失养，夜寐难安者配伍首乌藤、酸枣仁等养心安神。孕后气血不足，肌肤不充，卫外不固，易于感染外邪。外感初起，无明显鼻塞流涕、恶风症状，仅见脉浮，偏寒偏热俱不显者，傅师予辛平轻剂，疏风解表，药用荆芥、防风、桑叶等辛平透邪之剂，以防外邪传内。《景岳全书·妇人规》云：“妇人肾以系胞，而腰为肾之府，故胎妊之妇，最虑腰痛，甚则堕，不可不防。”故傅师临床常以狗脊、杜仲、桑寄生补肝肾强筋骨安胎。妊娠腹痛，肝脾不调者予当归芍药散养血调肝，健脾安胎；冲任虚寒者予胶艾汤调补冲任，养血安胎。妊娠下血者，理当止血，同为止血之法不尽相同，包括收敛止血、化瘀止血、温经止血、凉血止血、养血止血等。傅师临床上对于无寒无热、无证可辨者多用龙骨、海螵蛸、藕节等收敛止血之品，纳欠馨便软脾虚者加以白及粉、仙鹤草；屡孕屡堕肾虚者加以阿胶、艾叶；反复阴道出血化瘀化热者加以丹皮、生地黄、大黄炭；孕中期带下量多或带黄或赤湿热下注者加以黄柏、椿白皮、忍冬藤、白头翁。

临证根据肾虚、脾肾两虚、血热、血瘀等辨证不同，通过调整药量或药味，改变组方的君臣佐使，从而使其功效侧重点有所改变。

五、预培其本，未病先防

中医提倡“治未病”，早在《素问·四气调神大论》就有“是故圣人不治已病治未病，不治已乱治未乱，此之谓也”，其主要体现在未病先防、既病防变、病后防发、以防为主，对复发性流产的孕前治疗有着重要的指导意义。《女科百问·卷下》在滑胎的治疗上即强调要“预服”之，即预培其损。傅师经过多年临床摸索，提出“滑胎重孕前，根深方叶茂”，认为复发性流产的治疗是一个动态的连续的过程，分孕前调理、当月促孕、孕后安胎三个阶段，孕前调理以培育阴精、疏利胞宫为大法，具体包括益肾填精、温补相充、蕴真机的候法；理血化瘀、通补相合、复胞宫藏泻法；化痰祛湿、调补相益、促交感和合法；滋水调肝、疏养相济、育氤氲化生法四法。吾师不拘泥于古，强调复发性流产患者必须查明原因所在，根据临床症状、体征及辅助检查结果，辨病与辨证相结合治疗，使得阴平阳秘，气血通畅，冲任调复，血海充盈，月事调和，则毓麟有望。

封闭抗体低下是免疫学因素导致流产的原因之一。现代医学多用主动免疫、被动免疫的方法治疗封闭抗体低下。傅师认为复发性流产封闭抗体低下者，多由于正气不足，肾精不固，不能温养胞脉，胞脉失养，临床常表现为屡孕屡堕，甚或如期而堕，其病机总以正气不足为发病之先导，肾阳虚为发病之本，兼及心肝脾三脏失调，病位在冲任胞宫，变化在气血阴阳。傅师主张在益肾养血的基础上，侧重温补肾阳，使肾气强健，阳气充沛，冲任气血通畅，血海充盈，为胞宫受孕奠定基础。平素非经期以益肾毓麟汤加减论治，药用熟地黄、枸杞子、当归、川芎、菟丝子、覆盆子、紫石英、紫河车、仙灵脾、巴戟天、黄芪、丹参、香附。方中熟地黄、当归、川芎、菟丝子、覆盆子、枸杞为四物汤合五子衍宗丸意，去敛阴之白芍、五味子，祛湿之车前子，取益肾补肾，养血填精之功；紫石英、仙灵脾、巴戟天温肾壮阳以助氤氲之候；紫河车为血肉有情之品，补肾填精之功更显；黄芪健脾益气，以助后天气血生化之源，达到后天滋补先天之效；香附、丹参疏肝理气、养血活血调冲。全方共奏温补肾阳，养血调经之功。经期则予桃红四物汤加减养血活血、化瘀调冲治疗。一般中药治疗 3 ～ 6 个月后，复查封闭抗体，转阳率达 85% 以上，待其各项指标正常后即可备孕。试孕月注重卵泡监测，排卵期配伍石见穿、路路通、皂角刺、白芥子补肾活血通络行散走窜之类，温阳通络，促使气化；精卵着床后加太子参、黄芪、丹参、赤芍、苎麻根、阿胶珠益气活血、养血助孕；成功受孕后，则以自拟安胎汤加减辨证治疗，且妊娠保胎治疗时间一般超过既往妊娠最长时间 2 周以上。

典型验案实录

一、早期先兆流产验案

1. 首次妊娠漏红案

李某，女，30岁，2013年3月11日初诊。

［主诉］停经46天，断续阴道出血10余天，伴腰酸。

［现病史］停经32天家中自测尿HCG阳性。停经34天起阴道少量漏红，色淡，在家静养4天后阴道出血止。停经43天做家务劳累后感腰酸下坠，继而阴道再次漏红，当日测血HCG：6449.9IU/L，E_2：193.82pg/mL，P：49.37nmol/L，在家卧床而阴道出血未停，遂前来就诊。问诊而知其平素时有畏寒，甚少锻炼，夜寐子丑，孕后腰酸，大便偏软，小便尚调。

［月经史］$16\frac{5\sim6}{30}$天，量中，无痛经史。末次月经（Lmp）：1月25日，经行如前。

［婚育史］已婚，0-0-0-0。

［舌脉］舌淡红苔薄，脉细滑。

［治法］固肾养血安胎。

［方药］寿胎丸合五福饮加减。

菟丝子15g	桑寄生15g	狗　脊12g	阿胶珠[烊]10g
苎麻根20g	杭白芍12g	太子参12g	黄　芪12g
生甘草5g	炒白术9g	黄　芩10g	墨旱莲12g
覆盆子20g	海螵蛸15g	仙鹤草24g	煅龙骨15g
紫河车[吞]3g			

水煎服，每日1剂，连服5剂。另予地屈孕酮片10mg，每日2次，口服；黄体酮注射液40mg，每日1次，肌注。

二诊（3月16日）：停经51天，用前药后阴道漏红止，唯近日自觉唇干欲饮，微有咳嗽，无咽痛鼻塞，无恶寒发热，3 月 15 日测血 HCG：37902.3IU/L，E_2：305.79pg/mL，P：115.3nmol/L。诊得舌淡红苔薄，脉细滑。前方加麦冬 24g，南沙参 12g，北沙参 12g，款冬花 10g，续予地屈孕酮片 10mg，每日 2 次，口服，改黄体酮注射液 20mg，每日 1 次，肌注治疗。

三诊（3 月 23 日）：停经 58 天，告知唇干及咳嗽改善，大便转溏，3 月 22 日测血 HCG：92844.2IU/L，E_2：513.44pg/mL，P：90.37nmol/L，遂减麦冬、南沙参、北沙参、款冬花，加山药 12g，陈皮 5g，余法同前。

四诊（3 月 30 日）：停经 65 天，略有腰酸，3 月 29 日测血 HCG：166272.2IU/L，E_2：945.15pg/mL，P：96.28nmol/L，查 B 超提示：宫内早孕，单活胎（胚芽 19mm）。嘱地屈孕酮片续服 1 周，停黄体酮注射液治疗，中药依前法加减治疗 1 月余，再无阴道出血，诸症悉除。于 2013 年 11 月顺产一男婴，出生体重 3300g，身长 50cm。

按语："先兆流产"古称"胎动不安""胎漏"。《素问·阴阳别论》曰："阴搏阳别，谓之有子。"《素问·腹中论》曰："善何以知怀子之且生也？"岐伯曰："身有病而无邪脉也。"元·滑伯仁曰："妇人脉，三部浮沉正等，无他病而不月者，妊也。"临床需注意：凡妇人经水过期未转，必先查其有孕无孕。《脉经》曰："滑脉，往来前却流利，展转替替然，与数相似。"李时珍云："滑为阴气有余，故脉来流利如水。"张景岳云："滑脉往来流利，如盘走珠。"临床治疗中发现：滑脉往来流利，似数非数，似疾非疾，不求其至，而求其象，指下如珠，脉来冲和，此为孕象；若滑兼他象，必有玄机。今之妇人，养尊处贵，多食肥甘，血脉壅塞，加之多思多虑，气郁不达，阳郁不畅，入营迫血，致血生热，久之必损，气血俱衰，其若受孕，血结成胎，必失封固，气血本衰，稍劳即亏，气失固摄，血溢脉外，胎元应之，动而不安，其脉来滑而细，细为营血不足，脉道不充，滑而尚冲和，此为孕象。观此患者，年逾四七，本当“筋骨坚，发长极，身体盛壮”，而今胎元不固，复加畏寒、腰酸、便软，虚损无疑。何以致之？平素夜寐子丑，阴血暗耗，胎本为血，今血不足，何以养胎？脾虚气亏，何以生血？故起手便以寿胎丸合五福饮加减投之，虑其胃虚不纳，故去熟地黄之滋腻，去当归、川续断之活血动胎，益狗脊固肾安胎，炒白芍以缓腰腹之急，而加黄芪健脾和胃、益气安胎，益海螵蛸、仙鹤草、覆盆子、苎麻根填精固肾、补虚敛血，黄芩、墨旱莲清热安胎止血，另嘱紫河车研末吞服，血肉有情，同气相求，以精补精，冀其胎定。二诊唇干欲饮，微有咳嗽，此为阳明血虚，足阳明绕唇过齿，血虚则津衰，津不上潮而唇干欲饮，阳明太阴互为表里，阳明既损，太阴相感，手太阴属肺，肺虚则咳，故加麦冬及南沙参、北沙参养太阴阳明之阴，阴充则血生，血足则津潮，另以款冬花敛肺下气而咳止。其后患者便溏，是素体脾胃虚损，不耐甘寒滋阴，故去麦冬、沙参及款冬花，易以山药、陈皮甘平微温固肾健脾益胃。如法调治，胎心萌生，君火始明，此即天一生水、地二生火之理，孕之初，血聚而胎结，血即为水，此“天一生水”，水在卦为“坎”，坎中寄一阳，阳起而生君火，君火明，故胎心萌发，此“地二生火”，其后调治月余，诸症悉除，而任其自生自长，五行齐备，形骸具而五志皆成，阴阳合实，胎出母体而成人矣。

2. 孕后 HCG 上升不佳案

程某，女，28 岁，2014 年 5 月 10 日初诊。

［主诉］不避孕未孕半年，月经后期 10 余年。

［现病史］初潮以来月经后期，37 ～ 60 天一行，一般 37 ～ 45 天一

行。患者近半年性生活正常，未避孕未孕。

［月经史］14 $\frac{6}{37\sim60}$ 天，量中，无痛经史。Lmp：4月25日，经行如前。

［婚育史］已婚，0–0–0–0。未避孕。

［辅助检查］2014年5月8日外院B超示：内膜0.6cm，卵泡大者0.9cm；2014年2月22日查血LH：9.86IU/L，FSH：5.47IU/L，E_2：63pg/mL，P：0.43ng/mL，T：0.4nmol/L，PRL：25.73ng/mL，TSH：2.72mIU/L；2013年12月查TORCH、衣支淋均阴性，丈夫精液：精子计数750个，前进精子百分率55.33%，活动精子百分率81.46%。

［舌脉］舌黯红苔薄，脉细弦。

［中医辨证］肾虚血亏。

［治法］益肾养血活血。

［方药］养血试孕方加减。

熟地黄12g	枸杞子12g	当　归12g	川　芎9g
紫石英先20g	覆盆子20g	狗　脊12g	川续断12g
炒杜仲15g	巴戟天9g	桑寄生15g	绿梅花5g
路路通12g	皂角刺12g	太子参15g	黄　芪15g
丹　参9g	赤　芍9g		

水煎服，每日1剂，连服10剂。

二诊（5月25日）：基础体温测量（BBT）无明显上升，诊得舌红苔薄，脉细滑，续服原方7剂。

三诊（5月31日）：患者自述近日有带下，中脘不适。5月30日查：P：1.16nmol/L，E_2：800pmol/L。

［舌脉］舌淡红苔薄，脉细滑。

［治法］益肾养血。

［方药］益肾毓麟汤加减。

紫石英[先]20g　当　归 12g　菟丝子 24g　川　芎 9g
熟地黄 12g　香　附 12g　覆盆子 24g　生甘草 5g
枸杞子 12g　仙灵脾 12g　肉苁蓉 12g　巴戟天 12g
丹　参 12g　玉　竹 15g　八月札 10g　娑罗子 10g
黄　精 15g　马鞭草 15g　路路通 12g　皂角刺 12g

水煎服，每日 1 剂，连服 7 剂。

四诊（6 月 7 日）：BBT 上升 4 天，中脘不适已好转，诊得舌红苔薄，脉细滑，方用养血试孕方加减。

熟地黄 12g　枸杞子 12g　当　归 12g　川　芎 9g
覆盆子 20g　狗　脊 12g　炒杜仲 15g　巴戟天 9g
桑寄生 15g　绿梅花 5g　路路通 12g　皂角刺 12g
丹　参 9g　赤　芍 9g　阿胶珠[烊]10g　八月札 10g
娑罗子 10g　黄　芪 15g

水煎服，每日 1 剂，连服 7 剂。

后续诊治：平时拟益肾养血调理助孕，方用养血试孕方、益肾毓麟汤加减。如是调理半余年而闻喜。

孕后初诊（2015 年 3 月 19 日）：停经 39 天。纳寐佳，二便调。

［辅助检查］3 月 17 日查 HCG：831.7IU/L，E_2：285pg/mL，P：9.9ng/mL；3 月 19 日查 HCG：1081.2IU/L，P：11.2ng/mL。

［舌脉］舌淡红苔薄，脉细滑。

［中医辨证］脾肾不足，气血亏虚。

［治法］补肾健脾，养血安胎。

［方药］自拟安胎汤加味。

桑寄生 15g　苎麻根 20g　太子参 12g　黄　芪 12g

杭白芍 12g　黄　芩 10g　狗　脊 12g　墨旱莲 12g

阿胶珠烊 10g　当　归 9g　菟丝子 15g　覆盆子 20g

生甘草 5g　炒白术 9g　熟地黄 12g　枸杞子 12g

巴戟天 12g　杜　仲 12g　紫河车吞 3g

水煎服，每日 1 剂，连服 7 剂。另嘱黄体酮胶囊 50mg，每次 2 片，每日 2 次，口服；蛤蟆油 20g，隔水炖，两周分服。

二诊（3 月 28 日）：停经 48 天，时有恶心。今日 B 超提示：宫内孕，单活胎（胚芽长 0.31cm）。3 月 27 日查 HCG：12944IU/L，E_2：1324pmol/L，P：37.10nmol/L。

[舌脉] 舌淡红苔薄，脉细滑。

[治法] 益肾养血。

[方药] 自拟安胎汤加味。

桑寄生 15g　苎麻根 20g　太子参 12g　黄　芪 12g

杭白芍 12g　黄　芩 10g　狗　脊 12g　墨旱莲 12g

阿胶珠烊 10g　当　归 9g　菟丝子 15g　覆盆子 20g

生甘草 5g　炒白术 9g　紫苏叶 5g　巴戟天 12g

紫河车吞 3g　陈　皮 5g　杜　仲 12g

水煎服，每日 1 剂，连服 7 剂。

三诊（4 月 4 日）：停经 55 天，无恶心干呕，诊得舌红苔白脉细滑，予前方加熟地黄 12g，枸杞子 12g，去紫苏叶、巴戟天，续进 7 剂。

四诊（4 月 9 日）：停经 60 天，便软，4 月 8 日外院查血 HCG：94856.54IU/L，E_2：3560pmol/L，P：43nmol/L。

桑寄生 15g　苎麻根 20g　太子参 12g　黄　芪 12g

杭白芍 12g　黄　芩 10g　狗　脊 12g　墨旱莲 12g

阿胶珠烊 10g　当　归 9g　菟丝子 15g　覆盆子 20g

生甘草 5g

水煎服，每日 1 剂，连服 7 剂。并嘱续服黄体酮胶囊每粒 50mg，每次 2 粒，每日 2 次，口服；黄体酮注射液 40mg，每日 1 次，肌注 14 天后改为 20mg，每日 1 次，肌注 7 天后停用。

后续治疗：此后患者一般情况可，续拟原法加减，4 月 17 日外院查血 HCG：138381.75IU/L，E_2：5416pmol/L，P：66.70nmol/L；妊娠合并面部皮疹时投入白鲜皮、忍冬藤之属清热燥湿，祛风解毒；孕 12 周时查 NT：1.8mm。

按语：先天天癸，谓肾间之动气，禀自父母，资人之始也；后天精血，谓水谷之所化，中焦受气取汁变化而赤，资人之生也。《妇科心法要诀・调经门》言："经曰：女子一七而肾气盛，谓肾间动气盛也。二七而天癸至，谓先天癸水中之动气，至于女子胞中也。冲为血海，任主胞胎。冲任皆起于胞中，所以任脉通，太冲脉盛，月事以时下，故能有子也。"然女子不孕之故，多由冲任虚损。若为三因之邪伤及冲任二脉，则月事不调、赤白带下、经崩经漏诸病生焉，亦或宿血积于胞中，新血不能聚而成孕，或因胞中寒热不能摄精以成胎，或因体盛痰多，脂膜壅塞胞中而成不孕，此今人孕胎艰难之由也。然补肾为根本大法，故此案中程某年届四七，月经后期，不避孕未孕半年，考虑肾阳虚，痰湿阻络，着手以熟地黄、当归、枸杞、芍药补肾填精养血之大法调治之，其间酌加路路通、皂角刺通络气，紫石英、川续断、狗脊、杜仲温助肾气，香附、八月札疏调肝气，补养慢调近一年而终获胎喜。然初得此胎，HCG 上升欠理想，HCG 是人绒毛膜促性腺激素，为胚胎滋养层细胞所分泌，孕早期 HCG 水平应当每 1.7 ～ 2 日上升 1 倍，若上升欠理想，则说明胚胎本身质量欠佳，或母体因素导致胚胎营养供给不充分，故在补肾填精基础上大加桑寄生、阿胶珠以培补先天之不足，并以蛤蟆油、紫河车等血肉有情之品同气相求，填补真阴，而后 HCG 逐步攀升，此胞中真阳所化，真阴随之之果。

3. 孕后宫腔积液、胎盘覆盖宫颈内口、胎盘稀疏状态案

朱某，女，26 岁，2013 年 8 月 13 日初诊。

[主诉] 停经 44 天，腰酸腹痛 5 天，阴道漏红 3 天。

[现病史] 停经 39 天，自觉腰酸，小腹隐痛。停经 42 天起阴道少量漏红，色淡，今出血量较前增多，腰酸、小腹痛明显。

[月经史] 13 $\frac{6\sim7}{30^{+}}$ 天，量中，无痛经史。Lmp：7 月 1 日，经行如前。

[婚育史] 已婚，0–0–0–0。

[辅助检查] 7 月 30 日血 HCG：28.99mIU/mL；8 月 12 日外院查血 TSH：2.1420mIU/L，HCG：7504mIU/mL，E_2：136pg/mL，P：8.07ng/mL。查 B 超示：宫腔内可见小暗区，大小约 0.6cm×0.6cm×0.5cm，未见明显卵黄囊及胚芽，似可见双环征。右卵巢内见囊性回声区，大小约 2.8cm×2.5cm×5.0cm。

[舌脉] 舌红苔白腻，脉细滑。

[治法] 益肾养血，止血安胎。

[方药] 自拟安胎汤加味。

桑寄生 15g　苎麻根 20g　太子参 12g　黄　芪 12g

杭白芍 12g　黄　芩 10g　狗　脊 12g　墨旱莲 12g

阿胶珠[烊] 10g　当　归 9g　菟丝子 15g　生甘草 5g

炒白术 9g　覆盆子 20g　煅龙骨 15g　仙鹤草 24g

海螵蛸 15g　杜　仲 12g

水煎服，每日 1 剂，连服 7 剂。予住院保胎治疗。住院部另予地屈

孕酮片 10mg，每日 2 次，口服，黄体酮注射液 40mg，每日 1 次，肌注。蛤蟆油 10g，隔水炖，一周分服。

二诊（8 月 21 日）：停经 52 天，腰酸较前缓，腹痛偶有，无阴道出血等不适。今复查血 HCG:22858.9IU/L，E_2:188.17pg/mL，P:51.80nmol/L。舌红苔白脉细滑，患者诉平素畏寒，近日更显，上方去煅龙骨、仙鹤草、海螵蛸，加巴戟天 12g，艾叶 3g，仙灵脾 12g，砂仁杵后入 5g。余药同前。

三诊（8 月 28 日）：停经 59 天，近日恶心吐苦水，食饮不下，偶有少腹隐痛，腰酸不显，无阴道出血等不适。

［辅助检查］今血 HCG：60860.6IU/L，E_2：460.96pg/mL，P：92.93nmol/L。B 超示：宫内孕单活胎，宫腔积液（胚芽约 14mm，胚囊右下方液性暗区范围约 16mm×13mm×7mm）。

［舌脉］舌红苔白，脉细滑。

［治法］固肾养血，平肝安胎。

［方药］何氏定呕饮加减。

石决明先 24g	桑　叶 15g	当　归 6g	炒白芍 12g
陈　皮 5g	炒竹茹 15g	桑寄生 15g	苎麻根 20g
紫苏叶 5g	杜　仲 12g		

水煎服，每日 1 剂，连服 14 剂。

四诊（9 月 11 日）：停经 73 天，呕恶明显减轻，现时有少腹隐痛，大便偏干，4 ～ 5 日一行。

［辅助检查］今查血 HCG：151030.1IU/L，E_2：1158.76pg/mL，P：76.18nmol/L。B 超示：宫内孕单活胎，宫腔积液（胚芽长 30mm，孕囊下方见液性暗区，范围约 30mm×19mm×7mm）。

［舌脉］舌红苔白脉细滑。

［治法］固肾养血安胎。

[方药] 自拟安胎汤加味。

桑寄生 15g	苎麻根 20g	太子参 12g	黄　芪 12g
杭白芍 12g	黄　芩 10g	狗　脊 12g	墨旱莲 12g
阿胶珠烊 10g	当　归 9g	菟丝子 15g	生甘草 5g
炒白术 9g	覆盆子 20g	艾　叶 3g	海螵蛸 15g
仙鹤草 20g	杜　仲 12g	瓜蒌仁 20g	蒲公英 15g
忍冬藤 15g			

水煎服，每日 1 剂，连服 7 剂，9 月 13 日出院，停地屈孕酮片。带药：黄体酮胶囊 50mg，每次 100mg，每日 2 次，口服；黄体酮注射液，每次 40mg，每日 1 次，肌注 7 天，后改黄体酮注射液，每次 20mg，每日 1 次，肌注 3 天，停药。

五诊（9 月 28 日）：停经 90 天，呕恶复见，日吐 3 ～ 4 次，无呕血黑便，带下量多质稠。

[辅助检查] 今 B 超示：宫内孕单活胎，宫腔积液。胎盘覆盖宫颈内口（双顶径 2cm，顶臀径 5.8cm，胎盘位置后壁 0 级，跨越宫颈内口；孕囊下方见液性暗区，范围约 24mm×23mm×7mm）。

[舌脉] 舌红苔薄，脉细滑。

[治法] 益气安胎。

[方药] 独参汤。

小捻子 10g　　西洋参 20g

共 2 周剂量，每周野山参 2g，西洋参 4g，一起煎汤代茶饮，每日至少煎 2 次，第 5 日连参渣一起嚼服用。予地屈孕酮片 10mg，每日 2 次，口服。另配白及粉，嘱有阴道出血，可一次 3g，每日 1 次，吞服治疗。

六诊（10 月 15 日）：孕 15^+ 周，13 周时少量漏红 3 天，咖啡色，量少，服白及粉后止。现大便偏干，分泌物量多，色清。

［辅助检查］B 超：单活胎，中孕；胎盘下缘囊性回声区：胎盘稀疏状态考虑（胎盘下缘距宫颈内口 2.0cm，宫颈长 4.8cm）。

［舌脉］舌红苔薄，脉细滑。

［治法］固肾凉肝安胎。

［方药］自拟安胎汤加减。

桑寄生 15g　苎麻根 20g　太子参 12g　黄　芪 12g

杭白芍 12g　黄　芩 10g　墨旱莲 12g　桔　梗 9g

阿胶珠烊 10g　当　归 9g　绿梅花 5g　蒲公英 15g

炒白术 9g　椿白皮 15g　海螵蛸 12g　仙鹤草 24g

黄　柏 9g　陈　皮 5g　炒谷芽 10g

水煎服，每日 1 剂，连服 7 剂，停地屈孕酮片。

七诊（12 月 21 日）怀孕 24^{+} 周，时有牙龈出血，臀部疼痛，余无不适。

［辅助检查］12 月 18 日查 TSH：4.577mIU/L，三维 B 超：双顶径：6.1cm，头围：21.5cm，侧脑室宽 0.5cm，肱骨长 4.0cm，肱骨长 4.3cm。

［舌脉］舌红苔薄，脉细滑。

［治法］固肾安胎。

［方药］自拟安胎汤加减。

桑寄生 15g　苎麻根 20g　太子参 12g　黄　芪 12g

杭白芍 12g　黄　芩 10g　狗　脊 12g　墨旱莲 12g

阿胶珠烊 10g　当　归 9g　生甘草 5g　石　斛 9g

炒白术 9g　炒杜仲 12g　赤　芍 9g

水煎服，每日 1 剂，连服 7 剂，另予左甲状腺素钠片（优甲乐），每次 0.5g，每日 1 次，口服。

随访于2014年4月3日剖宫产一女，3200g，50cm，母女平安。

按语：阴平阳秘，精神乃治。阴平者，清降而不寒藏，阳秘者，温升而非热烁。《灵枢·天年》："血气已和，营卫已通，五脏已成，神气舍心，魂魄毕具，乃成为人。"可见阴阳互根相互为用方可使五脏含藏、六腑通泻，继而气血调和，身体康健，孕妇亦如此。孕妇气充血旺，胎方安定，若气血不充，则可致本案中之"胎盘稀疏、覆盖宫颈内口状态"。纵观此案，患者宫内暗区持续时间长，此则气血生化不及使然，凡妇人受孕之后，血气沿冲脉下聚胞宫，血结而成胎，气充而旺之，若血气亏虚，则胎结而不固，故松垮稀疏，血漏于下，胞宫暗区始成，暗区乃宫腔积血，血既离经，即为瘀血。

一诊患者腹痛、出血来诊，故在自拟安胎汤基础上加煅龙骨、仙鹤草、海螵蛸益肾养血，止血安胎。另予蛤蟆油一味炖服，蛤蟆油为雌性哈士蟆的输卵管和卵巢、脂状物。哈士蟆咸、凉、无毒，入肺肾二经，功能养肺滋肾。《本草纲目》记载：蛤蟆油味甘咸、性平和，具解虚痨发热、利水、消肿、补虚之功，尤益产妇；《中国药典》中也有记载：蛤蟆油润肺养阴、化精添髓、补脑益智、延缓衰老，用于身体衰弱、产后气虚、肺痨咳嗽、内分泌失调等。为血肉有情之品，有益肾填精之效，临床见先兆流产患者激素上升不理想，或者有波动时，喜用紫河车、蛤蟆油二味。然紫河车性温，蛤蟆油性寒，应根据患者体质辨证用之。二诊出血已止，在肌注40mg黄体酮注射液的前提下，孕酮仍上升不显，且患者平素畏寒，故加大温阳药物发胚胎之力，予巴戟天、艾叶、仙灵脾之属。三诊呕恶显，食饮不下，先予何氏定呕饮加减固肾平肝，定呕安胎。四诊患者大便偏干，四五日一行，故予黄芩、墨旱莲清热安胎，苎麻根、瓜蒌仁止血安胎、润肠通便。五诊患者呕恶复见，胎盘覆盖宫颈内口，立予独参汤固气升提。六诊诸症悉瘥，白带量多，予自拟安胎汤加减巩固1周。七诊遇孕妇齿龈出血，此为胃火上炎，以甘寒之石斛合酸敛之白芍滋阴清热，点到即止，冀不伤胎而折胎火亢旺之势。

4. 妊娠腰痛合并荨麻疹案

来某，女，30岁，2011年3月9日初诊。

[主诉]停经39天，腹痛半月。

[现病史]末次月经2011年1月30日，半月前无明显诱因下出现腹痛，未予重视；12天前腹痛未减，自测尿HCG阳性，外院查血HCG：176.6IU/L，P：49.28nmol/L，诊断为“早孕”，予地屈孕酮片，每次10mg，每日2次，口服治疗，服1天后觉全身瘙痒，自行停药。至今日腹痛未止，无阴道漏红，无腰酸，胃纳一般，夜寐尚安，二便常。身痒时有，自述有荨麻疹史。2010年12月曾因“不孕”于外院行宫腔镜检查，未见明显异常。

[月经史] $12\frac{7}{26\sim28}$ 天，量中，无痛经史。Lmp：1月30日，经行如前。

[婚育史]已婚，0-0-0-0，结婚3年。

[辅助检查]今外院查B超示：宫内早孕（宫腔内见一1.4cm×0.7cm×0.4cm的暗区，周边回声稍增强）。

[舌脉]舌淡红苔白略腻脉细滑。

[中医辨证]气血不足，胞脉失养。

[治法]益肾安胎，养血缓急。

[方药]五福饮合当归芍药散加减。

炒白芍10g	当归身9g	太子参15g	白　术9g
墨旱莲12g	炒荆芥9g	防　风9g	地肤子12g

枳　壳 9g　　绿梅花 5g　　菟丝子 20g　　覆盆子 20g

生甘草 5g

水煎服，每日 1 剂，连服 7 剂。

二诊（3 月 14 日）：停经 44 天，偶有小腹隐痛，较前明显好转，荨麻疹时发。今日感喉中有痰，略有恶心，余无殊。

［辅助检查］3 月 10 日查血 HCG：13071.6IU/L，E_2：449.1pg/mL，P：87.99nmol/L，TSH：1.479mIU/L；3 月 14 日复查血 HCG：33861IU/L，E_2：568.37pg/mL，P：114.48nmol/L。

［舌脉］舌淡红苔薄，脉细滑。

［治法］益肾养血安胎。

［方药］自拟安胎汤加减。

党　参 15g　　白　术 9g　　生黄芪 12g　　炒荆芥 9g

防　风 9g　　八月札 10g　　当归身 9g　　炒白芍 10g

阿胶珠[烊] 10g　　菟丝子 20g　　覆盆子 20g　　橘　皮 5g

橘　络 5g　　黄　芩 9g　　仙鹤草 20g　　苎麻根 20g

水煎服，每日 1 剂，连服 7 剂。

三诊（3 月 21 日）：停经 51 天，近几日腹痛不显，荨麻疹未发，恶心感加重，胃纳欠馨。3 月 21 日查血 HCG：58379IU/L，E_2：764.83pg/mL，P：93.49nmol/L。今日 B 超示：宫内活胎（胚芽 11mm）。舌脉同前，拟益肾运脾安胎，前方去生黄芪、荆防、八月札、白芍、橘皮、橘络、仙鹤草，加怀山药 12g，制半夏 10g，炒扁豆 12g，生甘草 5g，健脾降逆止呕，桑寄生 15g，杜仲 15g，补养肝肾，连服 7 剂。

后续诊治：此后继拟上法调治，荨麻疹发作时加炒荆芥、防风、地肤子之属祛风解表，胃纳不佳、苔腻时加砂仁、紫苏叶、绿梅花等醒脾理气。孕 12 周时 B 超查胚胎发育良好，NT：0.9mm。后回当地产检及分娩，荨麻疹未再发。

按语：当归芍药散出自《金匮要略》卷下，主治妇人怀孕腹中绞痛和妇人腹中诸痛。《妇人妊娠病脉证并治》第二十：“妇人怀妊，腹中㽲痛，当归芍药散主之。”《妇人杂病脉证并治第二十二》：“妇人腹中诸疾痛，当归芍药散主之。”妇女怀孕后，胎须血养。患者血气不足，阴承于阳，肾反侮土，脾郁不伸，中焦气血不调，则产生急痛。故以五福饮和当归芍药散加减，五福饮由人参、熟地黄、当归、白术、甘草组成，主五脏气血亏损；当归芍药散方中取当归养血；白芍益血缓急而止痛；以达养血益脾、止痛安胎之效。

妊娠荨麻疹的主要原因是妊娠时阴血下聚养胎，营血亏虚，经脉肌肤失却濡养，遂生风邪。治宜遵循“治风先治血，血行风自灭”的原则。此语出自宋·陈自明的《妇人大全良方·卷三》之《妇人贼风偏枯方论第八》。原文为：“医风先医血，血行风自灭是也。”意即治疗与风邪有关的疾病，都应配伍治血之药，或养血，或活血，或凉血。荆芥味辛、微苦、性微温，攻擅祛风、解表、透疹、止血。《本草图经》谓其治头风，虚劳，疮疥，妇人血风。防风与荆芥同用，加强祛风解表的作用。地肤子清热利湿，祛风止痒。亦可煎汤外用。再加白芍、当归等养血活血药，血足血行，则风无所遁形，其痒自止。

5. 妊娠合并宫颈息肉、解脲支原体阳性案

毛某，女，31岁，2012年12月14日初诊。

［**主诉**］停经52天，阴道少量出血3天。

［**现病史**］Lmp：10月24日，经行如前，停经30^{+}天自测尿HCG阳性，3天前无明显诱因下阴道少量漏红，色鲜，无腰酸腹痛。近几日早孕反应较明显，日吐3～4次，吐出物为胃内容物。今日漏红仍有，

故前来求诊。

［月经史］$16\frac{5\sim6}{30^{+}}$天，量中，无痛经史。Lmp：10月24日，经行如前。

［婚育史］已婚，0-0-1-0，2011年10月孕2月难免流产（未见心搏）行清宫术。

［舌脉］舌淡红边有齿痕，苔薄，脉细滑。

［中医辨证］脾肾不足，冲任不固。

［治法］益肾健脾，止血安胎。

［方药］自拟安胎汤加减。

桑寄生15g	苎麻根20g	党　参15g	太子参15g
黄　芪12g	阿胶珠[烊]10g	艾　叶3g	海螵蛸15g
菟丝子20g	覆盆子20g	仙鹤草24g	黄　芩9g
炒白芍12g	煅龙骨15g		

水煎服，每日1剂，连服7剂。

二诊（12月21日）：停经59天，漏红未有明显改善，今阴道出血量较前增多，色红，时有下腹抽痛，外阴稍痒，余无殊。今B超提示：宫内孕，单活胎。舌脉类前，予椿白皮寿胎丸加减增大止血之品。

桑寄生15g	苎麻根20g	太子参12g	黄　芪12g
杭白芍12g	黄　芩10g	狗　脊12g	墨旱莲12g
阿胶珠[烊]10g	当归身9g	菟丝子15g	生甘草5g
炒白术9g	覆盆子20g	海螵蛸15g	侧柏叶15g
仙鹤草24g	煅龙骨15g	椿白皮12g	蒲公英20g
白及粉[吞]3g			

水煎服，每日1剂，连服7剂。另嘱院内自制涤净洗剂，每日100mL，清洗外阴预防感染。

三诊（12月28日）：停经66天，漏红仍有，量少色鲜，无腰酸腹痛，纳寐均可，大便软，余无殊。考虑出血时间较长，今行妇科检查，宫颈上可见一枚绿豆大小的息肉，并留取白带进行分泌物化验。结果显示解脲支原体阳性，予阿奇霉素1片，每日1次，口服，连服6天。舌脉类前，中药拟上法续进7剂，前方去归身、煅龙骨、蒲公英、白及粉，苎麻根、侧柏叶改炭用，加白头翁20g，藕节炭24g，清热止血。

四诊（2013年1月3日）：停经72天，近几日无明显漏红，纳寐尚可，大便偏稀，余无殊。诊得舌脉类前，拟前法续进7剂，二诊方去海螵蛸、白及粉、侧柏叶，加白头翁20g，绿梅花5g。

后患者漏红未再发，2013年7月因"头盆不称"剖宫产得1女，3000g，母女平安。宫颈息肉于产后1年予门诊手术摘除。

按语：妊娠早期阴道出血大多为先兆流产的表现，但也有一部分为宫颈及阴道疾病所致，妇产科医生不应回避妇科检查而一概按先兆流产治疗，否则可致宫颈病变漏诊或误诊。本例患者出血时间长，用药后亦未见明显好转，妇科检查后才发现有宫颈息肉。同时，白带分泌物检测发现患者合并解脲支原体感染。解脲支原体是一种条件致病菌，不同于衣原体，正常人体内本身就可存在。妇女妊娠期由于各种因素引起的机体抵抗力下降时，易引起解脲支原体的大量繁殖，其可经胎盘垂直传播或由孕妇下生殖道感染上行扩散，引起宫内感染，导致流产、早产、胎膜早破等，甚至造成胎死宫内等一系列不良后果。一般认为解脲支原体＜1万拷贝且无不适可以不作治疗，但是如果＞1万拷贝或者合并带下症状，则应积极治疗。孕妇的治疗只能选用红霉素类药物。本案患者阿奇霉素使用后漏红明显好转，故息肉考虑暂不处理。

椿白皮寿胎丸是临床治疗妊娠较长时间出血常用方，于大队补肾止血药中加入了椿白皮、白头翁等清热燥湿解毒药物。妊娠长时间点滴出血中医亦可作为赤带论治，椿白皮和侧柏叶、仙鹤草、海螵蛸等止血安胎，蒲公英、白头翁等清热解毒，加上阿奇霉素针对支原体感染，收效良好。

6. 妊娠合并牙龈肿痛案

案一：宋某，女，29岁，2010年6月9日初诊。

[主诉]停经61天，牙龈肿痛7天。

[现病史]患者末次月经4月10日，一周前无明显诱因下出现牙龈肿痛，痛时剧烈，伴有口臭。近几日恶心呕吐较剧，日5～6次，呕吐胃内容物。刻下腰酸，无腹痛及阴道漏红，时感胸闷，胃纳差，口干，夜寐一般，大便时干时稀。

[月经史] $15\frac{5\sim6}{30\sim40}$ 天，量中，不痛经。Lmp：4月10日，经行如前。

[婚育史]已婚，0-0-1-0。2008年孕50天人流1次。

[辅助检查]6月9日B超提示：宫内早孕，单活胎（胚芽长1.2cm）。

[舌脉]舌红苔腻脉细滑。

[中医辨证]肾气不足，肝胃不和。

[治法]益肾养血，清肝和胃安胎。

[方药]何氏定呕饮加减。

绿梅花5g	归　身9g	炒白芍10g	黄　芩9g
煅决明20g	苏　叶5g	桑寄生15g	苎麻根20g
姜竹茹10g	狗　脊12g	川　断12g	蒲公英20g
银花藤15g	麦　冬10g	八月札6g	

水煎服，每日1剂，连服7剂。嘱平时浓盐水漱口。

二诊（6月16日）：停经61天，恶心呕吐大大改善，牙痛略有好转，口干。昨日血常规示 WBC:15.4×10^9/L,N:81.9%。血 HCG:105808IU/L,E_2：2083pg/mL，P：41nmol/L。舌脉类前，拟益肾清热安胎，自拟安胎汤加减。

桑寄生 15g	苎麻根 20g	绿梅花 5g	银　花 6g
桑　叶 12g	蒲公英 20g	生甘草 5g	菟丝子 20g
覆盆子 20g	紫河车[吞] 3g	阿胶珠[烊] 10g	石　斛 9g
太子参 15g	生白芍 10g		

水煎服，每日 1 剂，连服 7 剂。予黄体酮胶囊口服，每片 50mg，每次 2 片，每日 2 次。另予银花 6g，菊花 5g，麦冬 9g，生甘草 5g，牙龈肿痛时代茶饮。

三诊（6 月 23 日）：停经 68 天，齿痛好转，纳便均可，余无殊。今日血 HCG：100885IU/L，E_2：2370pg/mL，P：118nmol/L。舌脉类前，拟益肾养血清肝安胎，方用自拟安胎汤加减。

桑寄生 15g	苎麻根 20g	归　身 9g	炒白芍 10g
忍冬藤 15g	太子参 15g	麦　冬 10g	生甘草 5g
狗　脊 12g	川　断 12g	旱莲草 12g	仙鹤草 24g
绿梅花 5g			

水煎服，每日 1 剂，连服 7 剂。

四诊（7 月 1 日）：停经 76 天，诉齿痛已大大减轻，余无殊。昨日查血 HCG：104752IU/L，E_2：3207pg/mL，P > 190nmol/L，血常规提示 WBC：14.9×10^9/L；N：78.9%，考虑患者白细胞及中性粒比例未见明显降低，存在细菌感染情况，予头孢呋辛酯片 250mg，口服，每日 2 次，连服 3 天，停黄体酮胶囊、中药。后患者齿痛未再发，2011 年 1 月 17 日因“胎儿宫内窘迫”足月剖宫产一女，重 2850g，现身体健康。

案二：徐某，女，32岁，2009年2月3日初诊。

［**主诉**］难免流产4次，清宫术后月经量少、不避孕未孕2年余。

［**现病史**］患者难免流产4次，2006年末次清宫术后月经量减少至今，每次经期用卫生巾7～8个。术后半年起，性生活均正常，不避孕未孕至今。胃纳可，大便偏干，夜寐安。要求孕前调理助孕，防再次难免流产。

［**月经史**］$17\frac{5\sim6}{30\sim40^{+}}$天，量中，无痛经史。Lmp：1月17日，量少，5天净。

［**婚育史**］已婚，0-0-5-0，人工流产1次，2001至2006年5年内难免流产4次，均孕40～50天，4次均因胚胎停止发育难免流产清宫术（曾见心搏），末次妊娠2006年2月。工具避孕。

［**辅助检查**］今查妇科B超提示：子宫内膜5mm（双层），双侧卵巢内均未见优势卵泡。

［**舌脉**］舌红苔薄脉细弦。

［**中医辨证**］脾肾两虚。

［**治法**］健脾益肾，养血助孕。

［**方药**］养血试孕方加减。

熟地黄12g	枸杞子12g	当　归12g	川　芎10g
紫石英先24g	肉苁蓉12g	狗　脊12g	巴戟天12g
赤　芍10g	白　芍10g	太子参15g	制香附15g
炒玉竹15g	路路通12g	生甘草5g	

水煎服，每日1剂，连服7剂。嘱行双方染色体、封闭抗体、丈夫精液等检查。

二诊（2月10日）：BBT未升，大便仍偏干。今查妇科B超提示：子宫内膜9mm（双层），双侧卵巢内均未见优势卵泡。改予益肾调经汤加减：

熟地黄 15g	枸杞子 12g	当　归 12g	川　芎 10g
紫石英[先] 24g	覆盆子 24g	菟丝子 24g	紫河车[吞] 6g
巴戟天 12g	肉苁蓉 15g	鸡血藤 15g	虎　杖 15g
丹　参 15g	橘　皮 5g	橘　络 5g	党　参 15g
生黄芪 15g			

水煎服，每日 1 剂，连服 14 剂。

三诊（3 月 3 日）：BBT 双相，Lmp：2 月 23 日，经行如前，量中，7 天净。便干。上方去党参、生黄芪，重用巴戟天 15g，加仙灵脾 12g，石菖蒲 15g。患者脉象调和，嘱试孕。

孕后首诊（3 月 31 日）：停经 37 天，无明显不适症状。

［辅助检查］血 HCG：446IU/L。

［舌脉］舌红苔薄脉弦滑。

［中医辨证］肾虚不固。

［治法］补益肾气，养血安胎。

［方药］自拟安胎汤加减。

桑寄生 15g	苎麻根 20g	太子参 15g	生黄芪 12g
党　参 15g	狗　脊 12g	巴戟天 12g	菟丝子 20g
紫河车[吞] 6g	归　身 9g	炒白芍 10g	熟地黄 15g
枸杞子 12g	橘　皮 5g	橘　络 5g	

水煎服，每日 1 剂，连服 7 剂。

二诊（4 月 6 日）：停经 43 天，阴道少量出血 3 天。予收入院。

［辅助检查］今查血 HCG：6681IU/L，E_2：163pg/mL，P：22.7nmol/L；B 超提示：宫内早孕（卵黄囊约 2mm，未见胚芽及原始心搏，孕囊张力欠佳）。

[舌脉] 舌淡黯苔薄脉细滑。

[中医辨证] 脾肾两虚。

[治法] 健脾补肾安胎。

[方药] 自拟安胎汤加减。

桑寄生 15g	苎麻根 24g	菟丝子 20g	紫河车[吞] 6g
巴戟天 12g	党　参 15g	生黄芪 15g	炒白芍 10g
阿胶珠[烊] 10g	归　身 9g	熟地黄 15g	枸杞子 12g
黄　芩 6g	橘　皮 5g	橘　络 5g	生甘草 5g

水煎服，每日 1 剂，连服 7 剂。同时予地屈孕酮片 10mg，口服，每日 2 次；黄体酮注射液 20mg，肌注，每日 1 次；HCG 针 2000 U，肌注，隔日 1 次。住院期间，中药继予健脾补肾，促进胞胎发育。4 月 10 日查血 HCG：16723IU/L，E_2：276pg/mL，P：58.80nmol/L。改予黄体酮注射液 40mg，肌注，每日 1 次；余法同前。5 月 14 日查血 HCG：60673IU/L，E_2：1164pg/mL，P：117.5nmol/L。听胎心：168 次 / 分。一般情况可，于 5 月 16 日出院，出院后无明显腰酸、阴道出血、腹痛等不适，中药带药返家。

三诊（5 月 25 日）：孕 13^+ 周，患者不便就诊，由其家属代诉，近日时有腰酸、头痛，无阴道出血，口干口苦，大便偏干，夜寐欠安。

[中医辨证] 肾虚血热。

[治法] 补肾益气，清热安胎。

[方药] 寿胎丸合生脉饮加减。

桑寄生 15g	苎麻根 20g	狗　脊 12g	炒杜仲 15g
炒白芍 10g	阿胶珠[烊] 10g	当归身 9g	生地黄 12g
熟地黄 12g	枸杞子 12g	麦　冬 10g	五味子 9g
黄　芩 9g			

水煎服，每日1剂，连服7剂。

四诊（6月1日）：孕14⁺周，家属代诉，近日牙宣，疼痛明显，中脘不适，仍有腰酸，口干，夜寐欠安，时有烦躁，大便仍干。

[中医辨证] 肾虚胃热。

[治法] 补肾和中，滋阴清热，养血安胎。

[方药] 自拟安胎汤合清胃散加减。

桑寄生15g　苎麻根20g　炒杜仲15g　阿胶珠[烊]10g

炒白芍10g　归　身9g　生地黄12g　熟地黄12g

枸杞子12g　麦　冬10g　炒玉竹15g　南沙参12g

北沙参12g　旱莲草12g　黄　芩9g　夜交藤30g

炒枣仁15g　绿梅花9g

水煎服，每日1剂，连服7剂。

1周后牙宣已无，纳便可，腰酸缓，停药观察。妊娠中晚期情况良好，随访于2009年11月4日孕35⁺周剖宫产一健康女婴，体重3150g，身长54cm，母女平安。

按语：妊娠妇女体内血性激素（HCG、E_2、P）水平会有所增高，影响牙龈上皮组织的完整性和牙龈组织对局部刺激物的敏感性，会加重原有牙龈炎的程度，甚则直接诱发牙龈炎。牙髓炎和牙周疾病在妊娠期发作，相关治疗比较棘手，因为妊娠的前三个月接受牙髓治疗会有流产的危险，后三个月则会有早产风险。故临床建议，女性备孕期间应常规接受口腔健康检查以明确是否存在牙体、牙周疾病，如龋齿、牙龈炎、牙周炎等，若存在，应及时接受专业医师的治疗，经治愈或控制后再怀孕。此外，浓盐水漱口是一种十分方便可靠的预防并减轻牙龈肿痛的办法，平素亦可借鉴使用。

案一患者孕8周，阴血聚而成胎，血不足而气有余，气有余而化为火，虚火上炎，而见牙龈肿痛。此病机与患者恶心呕吐之病机相似，故首诊基于定呕饮上加入蒲公英、金银花等清热解毒，清胃火；麦冬益胃阴。肝胃之火得清，阴血得养，则齿痛大大缓解。然则清热之药毕竟苦寒，易伤阳气，宜中病即止，故二诊时即减少用量，而取银花6g，菊花5g，麦冬9g，生甘草5g煎汤于牙痛发作之时代茶饮，防止寒凉伤胃，顾护阳气。然患者虽齿痛大减，白细胞及中性粒细胞百分比仍高，提示齿痛易反复，故仍予头孢呋辛酯治疗。

案二患者曾有4次堕胎史，清宫术后出现月经量少，乃肾虚、气血不充之表现；平素大便偏干，亦是血虚肠燥之症。故孕前予益肾调经汤加减补肾填精、化瘀通络，为“种子”创造较为肥沃的“土壤”；后期主要予养血试孕方加减平补肾阴肾阳，活血通络，滋阴养血以助孕，以求恢复肾-天癸-冲任-胞宫轴的生殖生理机能。患者多年未孕，故令其详查，但未嘱避孕，希其且查且调且孕。

考虑患者有4次难免流产史，孕后首诊虽无明显不适，投以自拟安胎汤加减益肾养血安胎，防病于未然。二诊出现阴道少量出血，结合孕酮值低下明显及B超结果，住院保胎治疗。期间在服用中药保胎基础上，再加地屈孕酮片、黄体酮注射液、HCG针外源性补充激素，以利于胚胎正常发育。出院后门诊予中药继续保胎巩固治疗，未诉明显不适。患者素体阴虚火旺，气血不足，加之孕期胎热，灼热伤津，孕3月后不慎出现牙宣病，即西医学上的妊娠期牙龈炎，若不采取恰当的处理，很可能会“母病及子”，影响腹中胎儿的生长发育。牙宣，以红肿疼痛出血为主症。齿为肾所主，而上下牙床属阳明大肠和胃经所属，齿及齿龈均需气血的濡养，故究其中医病因，或因脾胃积热，胃火上蒸；或因肾阴虚损，虚火上炎；或因气血虚衰，齿失濡养。通过中医辨证论治认为，该患者之病本在脾肾为虚，而标在胃为实，治疗上在益肾养血安胎的基础上，仿清胃散之意，加生地清热滋阴凉血，麦冬、炒玉竹清胃生津，南北沙参、旱莲草养阴清热，易黄连为黄芩清热止血安胎。治牙宣之病，恰与安胎之法一致，才可不算棘手，但在治疗上须避免使用大寒大苦之品以伤脾胃之体，断其气血来源，胎之必损，正所谓气载胎，血养胎，故不用石膏清胃中之火，避免损伤胎气。其后调治月余，诸症悉除，终告功成。

7. 高龄妊娠合并肝功能异常案

童某，女，36岁，2011年6月4日初诊。

[主诉] 停经49天，转氨酶升高5天。

[现病史] Lmp：4月17日，经行如前，停经30^{+}天自测尿HCG阳性，停经40天（5月26日）自觉腰酸，观察3天未缓解，因曾有难免流产史，停经43天（5月29日）就诊，查肝功能亦异常，即予收住入院，院中予补肾安胎中药日1剂口服，护肝片，1次4片，每日3次口服治疗。腰酸缓解后于今日出院。刻下无阴道漏红，无腹痛腰酸，胃纳欠馨，夜寐安，二便常。

[月经史] $13\frac{5\sim6}{30^{+}}$天，量中，无痛经史。Lmp：4月17日，经行如前。

[婚育史] 0-0-2-0，早孕人流1次，2010年孕50^{+}天难免流产清宫1次。

[辅助检查] 5月29日查血HCG：9118IU/L，E_2：528pg/mL，P：84.9nmol/L，肝功能ALT：105IU/L，AST：51IU/L。5月31日血HCG：14180.3IU/L，E_2：496.50pg/mL，P：84.45nmol/L，肝功能ALT：253IU/L，AST：97IU/L，余下各项肝功能炎症指标阴性。6月3日上腹部B超提示：肝内钙化斑、胆囊息肉；盆腔腹部B超提示：宫内早孕，单活胎（胚芽

长 6mm）。

［舌脉］舌淡红苔薄，脉细滑。

［中医辨证］脾肾不足，气血亏虚。

［治法］补肾健脾，养血安胎。

［方药］泰山磐石散合寿胎丸加减。

熟地黄 12g	枸杞子 12g	当归身 9g	炒白芍 12g
桑寄生 15g	苎麻根 20g	阿胶珠烊 10g	党　参 15g
太子参 9g	生黄芪 12g	生甘草 5g	菟丝子 24g
白　术 12g	覆盆子 24g	黄　芩 9g	巴戟天 12g

水煎服，每日 1 剂，连服 10 剂。护肝片，每次 4 片，每日 3 次，口服。

二诊（6 月 15 日）：停经 60 天，纳欠馨，余无殊。今日复查血 HCG：129949IU/L，E_2：1209.91pg/mL，P：94.38nmol/L；肝功能 ALT：241IU/L，AST：48IU/L，GGT：153U/L。

［舌脉］舌淡红，苔薄根略黄腻，脉细滑。

［中医辨证］脾肾不足，气血亏虚，兼有湿热。

［治法］益肾养血安胎，兼清利湿热。

［方药］泰山磐石散合寿胎丸加减。

熟地黄 12g	枸杞子 12g	当归身 9g	赤　芍 10g
白　芍 10g	桑寄生 15g	苎麻根 20g	党　参 15g
生甘草 5g	黄　芩 9g	炒杜仲 15g	绵茵陈 20
五味子 9g	橘　皮 5g	橘　络 5g	绿梅花 5g
垂盆草 20g			

水煎服，每日 1 剂，连服 7 剂。护肝片，每次 4 片，每日 3 次，口服。

三诊（6 月 22 日）：停经 67 天，患者诉纳仍欠馨，余无殊。今日复查血 HCG：137979IU/L，E_2：1228.05pg/mL，P：81.70nmol/L；肝功能

ALT：50IU/L，GGT：100U/L，AST 正常范围。

[舌脉] 舌淡红，苔薄，脉细滑。

[中医辨证] 脾肾不足，气血亏虚。

[治法] 补肾健脾，养血安胎。

[方药] 泰山磐石散合寿胎丸加减。

熟地黄 12g	枸杞子 12g	当归身 9g	炒白芍 10g
桑寄生 15g	苎麻根 20g	阿胶珠[烊] 10g	党　参 15g
太子参 9g	生黄芪 12g	生甘草 5g	菟丝子 20g
覆盆子 20g	橘　皮 5g	橘　络 5g	绵茵陈 20g

水煎服，每日 1 剂，连服 7 剂。

后续治疗：三诊后患者复查肝功能转氨酶降为正常，激素上升可，停护肝片，中药予上法加减续进十余剂，后回当地产检，2012 年 1 月因“高龄初产、巨大儿、头盆不称”剖宫产 1 子，4300g，母子平安。

按语：妊娠合并肝脏损害是指妊娠期间出现肝脏损害，该病临床上较为常见。肝损重者可因早产、胎儿宫内窘迫、产后大出血等危及孕妇及胎儿的生命，早期诊断和治疗可明显改善其预后。肝脏损害最常见的表现有转氨酶 ALT、AST 及 GGT 等的升高、胆红素升高、黄疸、恶心呕吐等，其中 ALT、AST 比较敏感，临床上也较容易发现。这与妇女妊娠期生理因素及各种外在因素如过分高蛋白质饮食、服用保健品、疲劳等加重肝脏负担有关。另外，妊娠后孕妇神经体液的改变影响全身各大器官，当能量消耗加剧时，肝脏及其他器官的负担均加重，此时肝糖原储备减少，易引起肝功能障碍。

妊娠合并肝脏损害是现代医学疾病名称，属中医肝胆系统疾病中“黄疸”范畴，但又有明显区别，主要区别在于该病并无“身黄、目黄、小便黄”症状，而仅是体检发现肝功能异常。中医学认为黄疸主要是湿热为患，本例患者二诊时转氨酶有进一步增高趋势，故原法上加入清热利湿法，取茵陈苦寒泄降，功专清热利湿退黄，为治疗黄疸要药；垂盆草甘淡性凉，具有清热解毒、利尿消肿之效；黄芩清热燥湿、泻火解毒。现代研究也表明，茵陈具有减少肝细胞损伤的作用，可使血清谷丙转氨酶降低，临床广泛用于各种急慢性肝炎；垂盆草又称卧茎景天，能增强胆汁分泌，并有解热、抗肝炎病毒、抗肝损伤作用；五味子中的有效成分五味子醇提取物能降低由四氯化碳、硫代乙醇胺等引起的实验动物谷丙转氨酶升高，γ－五味子素（五味子乙素）具有抗肝损伤作用。辨证准确，药效迅捷，直达病所，转氨酶下降明显。此类患者孕期应注意随诊观察。

8. 妊娠漏红反复合并癫痫病史案

夏某，女，35岁，2011年6月14日初诊。

[**主诉**] 停经53天，阴道间断出血2周余。

[**现病史**] 停经30^{+}天家中自测尿HCG阳性。5月27日起阴道少量漏红，伴腹痛隐隐，无腰酸，无肉样物下，当时未予重视，后自止。此后仍偶有漏红至今，刻下阴道少量褐色分泌物，胃纳一般，夜寐欠安，二便无殊。2009年出现癫痫，目前在用拉莫三嗪片。

[**月经史**] $14\frac{5\sim6}{30^{+}}$天，量中，无痛经史。Lmp：4月23日，经行如前。

[**婚育史**] 已婚，0–0–2–0，2005年孕40^{+}天难免流产清宫术，2007年异位妊娠一侧输卵管切开取胚术。

[**辅助检查**] 5月30日外院B超示：宫内早孕（胚囊22mm，未见

胚芽）。今B超提示：宫内孕，单活胎（胚芽12mm）。

[舌脉]舌红苔薄，脉细滑。

[治法]益肾养血，止血安胎。

[方药]自拟安胎汤加减。

熟地黄 12g　枸杞子 12g　墨旱莲 12g　菟丝子 20g
阿胶珠[烊] 10g　覆盆子 20g　煅龙骨 15g　黄　芩 9g
绿梅花 5g　桑寄生 15g　苎麻根 20g　陈　皮 5g
炒杜仲 15g　白　术 15g

水煎服，每日1剂，连服7剂。

二诊（6月21日）：停经60天，漏红已净，腹痛已瘥，自觉口干欲饮较甚，近日觉头痛时作。

[辅助检查]今血TSH：1.691mIU/L，HCG：129830IU/L，E_2 > 1000pg/mL，P：61.77nmol/L。

[舌脉]舌红苔薄，脉细滑数。

[治法]益肾养血，清热安胎。

[方药]自拟安胎汤加减。

生地黄 12g　熟地黄 12g　枸杞子 12g　墨旱莲 12g
阿胶珠[烊] 10g　桑寄生 15g　苎麻根 20g　党　参 15g
太子参 9g　黄　芩 9g　钩　藤[后下] 10g　生甘草 5g
生白芍 12g　炒杜仲 15g　菟丝子 20g　覆盆子 20g
炒玉竹 15g

水煎服，每日1剂，连服14剂。地屈孕酮片10mg，每日2次，口服。

三诊（7月5日）：停经74天，近日又见阴道少量漏红，漏红净则见带下量多，色黄。头痛已无。

[辅助检查]今血HCG：162135IU/L，E_2：2990pg/mL，P：117nmol/L。

血型：O 型，丈夫血型：A 型，RH 均阳性。

［舌脉］舌红苔薄，脉细滑数。

［治法］益肾养血安胎。

［方药］自拟安胎汤加减。

生地黄 12g	熟地黄 12g	枸杞子 12g	桑寄生 15g
苎麻根 20g	煅龙骨 15g	藕　节 20g	党　参 15g
太子参 9g	生黄芪 12g	黄　芩 9g	海螵蛸 15g
仙鹤草 24g	墨旱莲 15g	椿白皮 12g	

水煎服，每日 1 剂，连服 7 剂，另嘱查 ABO 血型抗体。

后续诊治：患者查抗 A 抗体：1∶32，此后继拟益肾安胎法续进，后遇带下量多、色黄者，加椿白皮、忍冬藤各 12g 清热利湿，遇胸闷、大便干，又有少量漏红，故以瓜蒌仁宽胸润肠，又投海螵蛸、仙鹤草、藕节之属止血安胎。如此加减调治两月漏红方止，同时嘱停用地屈孕酮片，后随访孕情稳定。2012 年 1 月足月剖宫产一子，3500g，50cm，体健。

按语：患者年届五七，所谓“女子五七阳明脉衰，面始焦，发始堕”。机体正处于“阳极而阴”的状态，且曾堕胎又损肾中精气，冲任不固，胎失所系，遂致胎漏，故治宜益肾止血安胎，在自拟安胎汤基础上，酌加清热安胎之品，患者漏红伴腹痛，夜寐欠安，予煅龙骨收敛固涩、镇静安神，且防癫痫再犯。二诊患者时有头痛，恐癫痫再作，予钩藤清热平肝、息风定惊；肝阳上亢，口干欲饮，予加大滋阴之力，入生地黄、墨旱莲、黄芩、玉竹、炒白芍之品。三诊带下量多，投以椿白皮及忍冬藤。《神农本草经疏》谓：“椿禀地中之阴气以生，《本经》味苦，有毒。甄权言微热，震亨言凉而燥。然考其用，必是微寒苦燥之药。”苦能燥湿，寒能除热，涩能收敛之功耳。临床治疗先兆流产之漏红时间较长者常投椿白皮、忍冬藤之属，一则漏红可视作赤带，椿白皮乃奇效药，二则从西医角度出发，出血时间太长，易致宫内感染，而此时加入清热解毒药能起到预防作用。遇胸闷、便干者加入瓜蒌仁，瓜蒌仁为瓜蒌成熟果实之仁。瓜蒌实之长，在导痰浊下行，故结胸胸痹非此不治。胸闷即有痰作祟，大便不行则痰无所出，故取瓜蒌仁清热化痰，宽胸散结，润肠通便。魄门既开，则痰无所遁形，随大便而出，诸症向愈。然则妊娠期间通利之药毕竟不可久用，宜中病即止。

9. 妊娠漏红反复合并甲状腺功能亢进案

徐某，女，28岁，2011年5月26日初诊。

[主诉]停经62天，阴道反复出血20天。

[现病史]患者5月6日无明显诱因下出现阴道漏红，量少色咖啡，自测尿妊娠试验阳性。5月9日外院查B超示：宫内孕，活胎。予黄体酮胶囊一次2粒，每日2次，口服治疗，漏红未见好转，至今仍偶有咖啡色分泌物。近日来患者偶感恶心，日吐1～2次，吐出物为胃内容物。胃纳一般，夜寐尚安，大便不爽，小便常。甲状腺功能亢进（以下简称"甲亢"）史10年，现用丙基巯氧嘧啶，每次125mg，每日1次，口服，甲状腺功能控制尚可。

[月经史] $12\frac{6\sim7}{30\sim40}$ 天，量中，轻度痛经。Lmp：3月26日，经行如前。

[婚育史]已婚，0-0-0-0。

[辅助检查]5月9日B超示：宫内孕，活胎（胚芽2mm）。

[舌脉]舌红苔腻脉细弦。

[中医辨证]肾气不足，冲任不固。

[治法]益肾养血安胎。

[方药]自拟安胎汤加减。

桑　叶 12g	绿梅花 5g	桑寄生 15g	苎麻根 20g
狗　脊 12g	炒杜仲 15g	海螵蛸 15g	制半夏 10g
仙鹤草 24g	生甘草 5g	阿胶珠烊 10g	炒白芍 12g
黄　芩 9g			

水煎服，每日 1 剂，连服 7 剂。续用黄体酮胶囊及丙基巯氧嘧啶，用法用量同前。

二诊（6 月 2 日）：昨查血 HCG > 200000IU/L，E_2：3287.60pg/mL，P：146.39nmol/L。诉咖啡色分泌物仍有，恶心感较之前明显，余无殊。前方去桑叶、绿梅花、狗脊、杜仲、制半夏、生甘草，加熟地黄 12g，枸杞子 12g，姜竹茹 15g，太子参 9g，续服 5 剂。另黄体酮胶囊改为 1 次 2 粒，每日 1 次，口服。

三诊（6 月 8 日）：今查血 HCG > 200000IU/L，E_2：6563.94pg/mL，P：155.33nmol/L。自述近几日已无漏红，恶心呕吐明显，略感心烦，胃纳欠馨，大便干。

［舌脉］舌红苔薄，脉细滑。

［中医辨证］肾气不足，肝胃不和。

［治法］养血和中安胎。

［方药］寿胎丸加减。

太子参 9g	八月札 10g	蒲公英 15g	黄　芩 9g
桑寄生 15g	苎麻根 20g	阿胶珠烊 10g	生甘草 5g
狗　脊 12g	川续断 12g	炒杜仲 15g	绿梅花 5g
紫苏叶 5g	瓜蒌仁 15g	首乌藤 30g	炒枣仁 15g

水煎服，每日 1 剂，连服 7 剂。余用药同前。停黄体酮胶囊。

后续治疗：患者之后仍时有呕恶，酌加绿梅花、橘皮、橘络、紫苏叶、砂仁之属疏肝理气和胃。孕 36^+ 周，查甲状腺功能：总三碘甲状原氨酸（TT_3）：1.34ng/mL，总甲状腺素（TT_4）：8.88μg/dL，促甲状腺激素（TSH）：1.59 mIU/L，游离三碘甲腺原氨酸（FT_3）：4.53pmol/L，游离甲状腺素（FT_4）：11.39pmol/L，甲状腺球蛋白抗体（ATG）：33.17IU/mL（参考范围 0 ～ 4.11），抗甲状腺过氧化物酶抗体（TPO-Ab）：181.07IU/mL（参考范围 0 ～ 5.61），孕 39^{+} 周，剖宫产产下一女，3150g，母女平安，丙基巯氧嘧啶服至妊娠结束。

按语：妊娠女性出现的内分泌疾病中，甲状腺疾病非常常见。妊娠合并甲亢较非孕期难以诊断，治疗上亦涉及母体与胎儿的特殊情况，与非孕期不尽相同。轻症或经治疗能控制的甲亢，通常对妊娠影响不大。重症或未经系统治疗的甲亢，容易引起流产、早产、胎儿生长受限。抗甲亢药物可通过胎盘屏障进入胎儿体内，有可能造成胎儿甲状腺功能减退（以下简称"甲减"）、新生儿甲亢或甲减，有些药物对胎儿尚有致畸作用。

多数甲亢孕妇于妊娠前有甲状腺疾病的现病史或者既往史，诊断并不困难。轻症甲亢或者妊娠期首次发现的甲亢，有时与正常妊娠时的代谢变化不易区别。对于有甲状腺病史或家族史、产后甲状腺炎、甲状腺手术史，抗甲状腺抗体阳性，I 型糖尿病，自身免疫疾病的患者，孕期应筛查促甲状腺激素的水平。甲亢的诊断应包括甲状腺功能的评定及甲亢病因的确定，同时应评定其合并情况。临床多表现多食、善饥、消瘦、胃热、多汗、易激动、易疲劳，以及突眼、甲状腺肿大、手颤等体征。实验室检查发现基础代谢率（BMR）增高 > 30%，TT_3 和 TT_4 明显增高（$TT_3 \geqslant 180.6$nmol/L，$TT_4 \geqslant 3.54$nmol/L），FT_3 和 FT_4 异常升高，再结合临床表现和病史则可诊断为甲亢。甲亢的治疗主要分为药物治疗、手术治疗和放射性同位素的治疗，抗甲状腺药物治疗与手术相比同位素治疗更容易控制，也更为安全。因为胎儿在孕 12 周起就有摄碘功能，应用 ^{131}I 对胎儿不利，影响胎儿甲状腺的发育，所以不推荐放射性同位素治疗。

妊娠合并甲亢的处理原则是既要控制甲亢发展，又要通过治疗安全度过妊娠及分娩。甲亢不是终止妊娠的指征，除非伴甲亢性心脏病或高血压等重症病例，才考虑终止妊娠。病情轻者给予适量镇静剂，卧床休息，尽量减少使用抗甲状腺药物。必须使用抗甲状腺药物时，分娩前应以药物控制。若胎儿已成熟，在基本控制甲亢的基础上适时终止妊娠，并注意预防甲亢危象。药物治疗首选丙硫氧嘧啶（PTU），此药通过胎盘量少，速度慢，能在甲状腺内阻断激素的合成，并阻断 T_4 转变为 T_3。

甲状腺功能亢进在中医属于“瘿病”范畴，主要由情志内伤，饮食及水土失宜等引起，并与体质有密切关系。气滞、痰凝、血瘀壅结颈前是瘿病的基本病理。临床常见证型有气滞痰阻、痰结血瘀、肝火旺盛、心肝阴虚四种，以上四种证型之间常发生转化。本案患者兼有气滞痰阻及肝火旺盛，痰气交阻、肝气上逆、肝胃不和，导致恶心呕吐，故治疗大法为在补肾安胎基础上调气化痰和中，清肝降逆止呕。方选自拟安胎汤或寿胎丸补肾养血安胎，另加瓜蒌仁宽胸化痰，散结通便；制半夏化痰降逆止呕；黄芩、绿梅花、紫苏叶平肝和胃，兼有安胎之功。

10. 难免流产 1 次、绒毛染色体异常史、卵巢储备功能低下、二胎保胎案

张某，女，39 岁，2014 年 3 月 15 日初诊。

［主诉］难免流产 1 次，经前漏红 3 个月。

［现病史］患者难免流产史，近半年性生活正常，不避孕未孕，近 3 个月来经前 3 天起阴道少量出血。胃纳可，夜寐安，二便尚调。来诊

要求孕前调理并助孕，以防再次难免流产。

[月经史] 15 $\frac{5}{28^{+}}$ 天，量中，无痛经史。Lmp：2月19日，经行如前，量中。

[婚育史] 1-0-1-1。2002年顺产1女，体健；2011年2月孕60余天难免流产清宫术。未避孕。

[辅助检查] 2011年绒毛染色体：48，XY，+16，+22。2012年3月封闭抗体CD3-BE：0.8，CD4-BE：2.2，CD8-BE：-0.7；月经第二天查LH：2.71mIU/mL，FSH：12.34mIU/mL，E_2：28pg/mL，PRL：10.22μg/L，P：0.2nmol/L，T：0.1nmol/L。今查B超示：内膜双层1.2cm，右卵巢卵泡：1.5cm×1.4cm×1.4cm。

[舌脉] 舌红苔薄，脉弦滑。

[中医辨证] 肾元虚损、精血不足。

[治法] 益肾养血。

[方药] 养血试孕方合二至丸加减。

熟地黄 12g	枸杞子 12g	当　归 12g	川　芎 9g
覆盆子 20g	狗　脊 12g	川续断 12g	柴　胡 9g
炒杜仲 15g	巴戟天 9g	桑寄生 15g	绿梅花 5g
路路通 12g	皂角刺 12g	太子参 15g	生黄芪 15g
丹　参 9g	赤　芍 9g	墨旱莲 12g	女贞子 12g
葛　根 24g			

水煎服，每日1剂，连服7剂。

二诊（4月3日）：Lmp：3月18日，经行如前。

[舌脉] 舌淡红苔薄，脉细弦。

[中医辨证] 肾元虚损，精血不足。

[治法] 益肾养血助孕。

［方药］养血试孕方加减。

熟地黄 12g　枸杞子 12g　当　归 12g　川　芎 9g

紫石英先 20g　覆盆子 24g　巴戟天 9g　狗　脊 12g

川续断 12g　炒杜仲 15g　桑寄生 15g　绿梅花 5g

路路通 12g　皂角刺 12g　太子参 15g　黄　芪 15g

丹　参 9g　赤　芍 9g

水煎服，每日 1 剂，连服 10 剂。

三诊（5 月 29 日）Lmp：5 月 9 日，经行如前，量不多。BBT 上升 8 天，伴有中脘不适。

［舌脉］舌淡红苔薄，脉弦滑。

［中医辨证］肾元虚损，精血不足。

［治法］益肾养血助孕。

［方药］养血试孕方加减。

熟地黄 12g　枸杞子 12g　当　归 12g　川　芎 9g

覆盆子 20g　狗　脊 12g　川续断 12g　炒杜仲 15g

巴戟天 9g　桑寄生 15g　绿梅花 5g　八月札 10g

娑罗子 10g　太子参 15g　黄　芪 15g　丹　参 12g

赤　芍 9g　葛　根 24g　天　冬 10g　麦　冬 10g

阿胶珠烊 10g　陈　皮 5g

水煎服，每日 1 剂，连服 7 剂。

孕后首诊（6 月 5 日）：停经 28 天。

［辅助检查］6 月 5 日查血 HCG：271.7IU/L。

［舌脉］舌红苔薄，脉细滑。

［中医辨证］肾虚。

［治法］补肾养血安胎。

[方药]自拟安胎汤加味。

桑寄生 15g 苎麻根 20g 太子参 12g 黄 芪 12g
杭白芍 12g 黄 芩 10g 狗 脊 12g 墨旱莲 12g
阿胶珠[烊] 10g 当 归 9g 菟丝子 15g 生甘草 5g
炒白术 9g 覆盆子 20g 熟地黄 12g 枸杞子 12g
陈 皮 5g 紫河车[吞] 3g

水煎服，每日 1 剂，连服 7 剂。

二诊（6 月 11 日）：停经 34 天，夜寐欠安，舌红苔薄，脉细滑。予收入院。6 月 8 日，查血 HCG ＞ 1000IU/L，E_2:226pg/mL，P:120nmol/L；6 月 10 日，查血 HCG：2591IU/L，E_2：255pg/mL，P：107nmol/L。查子宫动脉血流：右侧 RI：0.82，S/D：5.5；左侧 RI：0.84，S/D：6.2。续予补肾养血安胎，去紫河车，加用炒枣仁 24g，连服 7 剂。予地屈孕酮片，每次 1 片，每日 2 次，口服；阿司匹林片，每次 50mg，每日 1 次，口服。

三诊（6 月 19 日）：停经 42 天，恶心呕吐，寐差鼻塞，便可。6 月 16 日，查血 HCG：15966.1IU/L，E_2：333.78pg/mL，P：119.66nmol/L。治以补肾健脾，降逆止呕。去滋腻之熟地黄、枸杞子，易紫苏叶、绿梅花、杜仲、首乌藤、五味子健脾和胃安神，进 7 剂。

四诊（6 月 25 日）：停经 48 天。恶心呕吐仍未缓解，寐可便可，舌红苔薄，脉细滑。6 月 23 日 B 超示：宫内早早孕，宫腔内见胚囊大小约 8mm×7mm×4mm，囊内可见卵黄囊，大小约 1mm，未见胚芽；子宫动脉血流 B 超示：左侧舒张期血流缺失，右侧 RI：0.89。6 月 24 日血 HCG：60650.9IU/L，E_2：549.35pg/mL，P：102.16nmol/L。治以补肾健脾，降逆止呕，去杜仲、枣仁、首乌藤、五味子，加陈皮 3g，佛手 5g，石决明[先] 20g，进 7 剂。

后续检查治疗：6月30日，查凝血功能正常，血HCG：117766.1IU/L，E_2：641.68pg/mL，P：105.94nmol/L；7月7日，查血常规示：WBC：10.8×10^9/L，HB：114g/L，PLT：223×10^9/L，D-二聚体：180μg/L，7月22日查血HCG：8911402IU/L，E_2：1488.07pg/mL，P：96.98nmol/L，予停地屈孕酮片。7月24日NT：宫内胎自然位，顶臀径42mm，胎儿颈项部透明层（NT）前后径1mm；子宫动脉血流B超示：左侧RI：0.68，S/D：3.0，右侧RI：0.68，S/D：3.1。予停阿司匹林片。随访于2015年2月13日顺产一女，体健。

按语：该患者27岁时大产一胎。2011年36岁时孕65天稽留流产，查绒毛染色体核型异常：48，XY，+16，+22，染色体的畸变除了与物理、化学、生物因素相关以外，与母亲生育年龄也密切相关。其中唐氏综合征的发病率随母亲的生育年龄增高而增高。据统计资料，25岁正常育龄夫妇生育先天愚型的发病率为1‰，而40岁孕妇生育先天愚型患儿的发病率则达到1%。胚胎染色体异常是导致早期流产的主要原因之一，其中常染色体三体是流产儿染色体异常的主要核型。研究发现绒毛染色体异常的胚胎，其父母亲双方的染色体以正常居多，垂直遗传并不是造成绒毛染色体异常的主要原因，而父母亲其中一方或双方的配子出现异常或是胚胎在发育过程中出现的染色体畸变才是其主要原因。从优生的角度考虑，有过绒毛染色体异常妊娠史的患者再次妊娠时建议做产前诊断。

《素问·上古天真论》云："女子七岁，肾气盛，齿更发长；二七而天癸至，任脉通，太冲脉盛，月事以时下，故有子；三七肾气平均，故真牙生而长极；四七筋骨坚，发长极，身体盛壮；五七阳明脉衰，面始焦，发始堕；六七三阳脉衰于上，面皆焦，发始白；七七任脉虚，太冲脉衰少，天癸竭，地道不通，故形坏而无子也。"《医学正传·妇人科上》云："况月经全借肾水施化，肾水既乏，则经血日以干涸。"年过五七后肝肾渐亏，肝肾阴精匮乏，精血亏少，天癸衰竭；阴阳互根互用，久病则损伤肾阳，肾阳气不足，不能温化肾精以生天癸，致冲任气血不通，胞宫失于温养，难以受孕。这与现代医学认为35岁后生育能力下降相符。该患者月经第二天曾查FSH：12.34mIU/mL，E_2：28pg/mL，提示卵巢储备功能有所下降，存在肾精不足，肝肾亏虚，予补肾调经，调理肝肾后得孕。

孕前予熟地黄、枸杞子、覆盆子、狗脊、川续断补肾填精，紫石英、巴戟天温补肾阳，太子参、黄芪、当归、川芎养血活血，二至丸、葛根滋肾养阴，绿梅花调畅冲任气机，经间期予路路通、皂角刺畅达胞络，适时指导同房，并在基础体温已升之时去掉助卵泡生长之紫石英，加用桑寄生、炒杜仲补肾助胎，阿胶珠滋肾填血兼以助胎，丹参、赤芍养血活血助孕助长，陈皮防滋腻碍胃。《女科经纶·引女科集略》指出："女子肾脏系于胎，是母之真气，子之所赖也。"孕后自拟安胎丸、补肾安胎基础上加用血肉有情之品紫河车补肾填精，并针对子宫动脉血流偏高用适量当归活血祛瘀，助胚胎发育成长。患者服用中药及阿司匹林片，一月后子宫动脉血流恢复正常。在出现恶心呕吐症状时用何氏定呕饮化裁，予石决明降逆止呕，陈皮、绿梅花、佛手、紫苏叶行气宽中。

11. 妊娠合并肝硬化案

吴某，女，33岁，2013年3月26日初诊。

[主诉]停经40天，难免流产2次，发现乙肝小三阳10余年。

[现病史]10余年前孕50余天难免流产，2010年孕90余天畸胎引产。乙肝小三阳病史10余年。胃纳可，夜寐安，二便尚调，无漏红及腰酸腹痛。

[月经史] 16 $\frac{5\sim6}{30^{+}}$ 天，量中。Lmp：2月15日，经行如前。

[婚育史] 1–0–4–1，2003年剖宫产，孩体健。难免流产2次。

[辅助检查] 2013年3月6日，外院B超示：早期肝硬化考虑，ALT：54IU/L；3月27日，查TSH：2.42 mIU/L，HCG > 1000IU/L，E_2：275.5pg/mL，P：64.76nmol/L。

[舌脉] 舌红苔薄，脉细滑。

[中医辨证] 肾元虚损，肝经瘀滞。

[治法] 益肾养肝，活血安胎。

[方药] 自拟安胎汤加味。

桑寄生 15g	苎麻根 20g	太子参 12g	黄　芪 15g
杭白芍 10g	黄　芩 10g	狗　脊 12g	墨旱莲 12 g
阿胶珠[烊] 10g	当　归 9g	菟丝子 15g	生甘草 5g
炒白术 9g	覆盆子 20g	赤　芍 9g	杜　仲 12g
丹　参 6g			

水煎服，每日1剂，连服7剂。并加黄体酮注射液40mg，每日1次，肌注。西药用拉米夫定片100mg，每日1次，口服；替诺福韦每次300mg，每日1次，口服。

二诊（4月10日）：停经55天，寐欠安，便稀。4月9日查血HCG：189610.4IU/L，E_2：1288.05pmol/L，P：105.48nmol/L，B超示：宫内孕单活胎，左卵巢黄体考虑（胚芽11mm，孕囊下缘距剖宫产切口处约29mm，左卵巢内见一枚长径约21mm的混合回声团），舌红苔薄，脉细滑，继以上方补肾养血活血安胎中药加减及黄体酮注射液巩固治疗。

后续治疗：4月17日停经62天，纳便可。4月16日查血HCG > 200000IU/L，E_2：1667.80pmol/L，P：151.52nmol/L，继前治疗。4月24

日停经69天，患者无明显不适，予改黄体酮注射液20mg，每日1次，肌注。5月2日停经77天，予改黄体酮注射液20mg，隔日1次，肌注，共3次。中药加郁金9g，绵茵陈24g以疏肝利胆。

三诊（6月20日）：孕18周，日前劳累后少量漏红。

［辅助检查］B超提示：双顶径4.0cm，肱骨长1.9cm，股骨长2.5cm，胎盘附着在子宫前壁，于左侧壁另见胎盘样回声，与前壁胎盘不相连续。副胎盘考虑。

［舌脉］舌红苔薄腻脉弦滑。

［中医辨证］肾虚血热。

［治法］清热利湿，补肾安胎。

［方药］自拟安胎汤加减。

桑寄生15g	苎麻根20g	太子参12g	黄　芪15g
杭白芍10g	黄　芩10g	狗　脊12g	墨旱莲12g
阿胶珠烊10g	海螵蛸15g	菟丝子15g	生甘草5g
炒白术9g	覆盆子20g	绵茵陈24g	焦山栀9g
怀山药15g	川黄连6g		

水煎服，每日1剂，连服7剂。

后续治疗：6月27日孕19周，阴道漏红已净，舌淡苔红脉细滑，继前治疗。7月3日孕19^+周，纳便可，7月2日查血常规：血红蛋白（Hb）85g/L，加用力蜚能，每次1片，每日1次，口服；生血宁片，每次2片，每日2次，口服，纠正贫血，中药前方去海螵蛸，加当归9g，垂盆草20g，赤芍9g，7月18日孕22周，胎动可，加用福乃得每次1片，每日1次，口服，纠正贫血，7月25日起中药加紫丹参9g，郁金9g，8月28日孕27^+周，血红蛋白未恢复正常，予蛋白琥珀酸铁溶液，每次15mL，每日2次，口服。

四诊（10月9日）：孕33$^+$周，大便次数多，2～3次/日。

[辅助检查] 9月26日外院：Hb：113g/L，肝功能、甘胆酸、凝血功能正常。

[舌脉] 舌红苔薄，脉细滑。

[中医辨证] 肾虚兼肝脾不和。

[治法] 补肾清肝，运脾安胎。

[方药] 自拟安胎汤合痛泻要方加减。

桑寄生 15g	苎麻根 20g	太子参 12g	黄　芪 12g
杭白芍 12g	黄　芩 10g	狗　脊 12g	墨旱莲 12g
阿胶珠烊 10g	当　归 9g	生甘草 5g	防　风 9g
炒白术 9g	赤　芍 9g	杜　仲 12g	砂　仁杵后入 5g
丹　参 9g	陈　皮 5g		

水煎服，每日1剂，连服7剂。

回访于2013年11月12日剖宫产一女婴，3500g，50cm，女儿出生后分别在0个月、1个月、6个月注射乙肝免疫球蛋白，现体健。

按语：古代无早期肝硬化病名，究其临床表现，应属中医“鼓胀”“黄疸”“胁痛”“积聚”“癥瘕”等病证范畴。历代医家对早期肝硬化的病机认识不同，但多数医家认为，湿热疫毒是本病的主要病因。《临证指南医案》：“初病湿热在经，久则瘀热入络……其初在经在气，其久入络入血。”指出早期肝硬化的病机是湿热毒邪外袭，使肝失条达，疏泄不利，肝郁气滞，日久气滞血瘀，阻塞脉络，血不养肝而形成早期肝硬化。妊娠后体内各脏器负担均加重，对肝脏的影响毋庸置疑。因此，对合并早期肝硬化的孕妇在保胎同时一定要兼顾护肝。

丹参中所含的主要成分丹参酮、丹酚酸类可明显改善肝脏病理损害，降低血清转氨酶，赤芍可改善肝脏微循环，恢复肝细胞正常代谢和血液供应，促进胆红素从扩张胆道排泄，加速黄疸消退。郁金疏肝利胆退黄，垂盆草、茵陈清热利湿退黄。整个妊娠期间除用寿胎丸为主益肾安胎之外，还用丹参、赤芍、当归养肝活血和血安胎，郁金、焦山栀、黄连、垂盆草、茵陈清热利胆，加减进退，护肝养胎，治病与安胎并举，母儿安全。

研究表明，妊娠合并乙肝易出现流产、胎儿畸形、早产、死胎、妊高征、低体重儿、新生儿窒息、新生儿垂直感染，同时由于肝脏合成凝血因子功能减退，出血倾向加重，易发生产后出血。据报道妊娠合并乙肝病毒感染的早产发生率可达12.02%，新生儿窒息率10.38%，胎膜早破率21.31%，妊高症率10.38%，产后出血率3.23%，胎儿窘迫率12.02%。研究表明HBV经胎盘感染胎儿的时间主要发生在孕晚期，这可能是由于妊娠发展至孕晚期，滋养细胞层逐渐变薄并形成绒毛—血管膜，使HBV更易突破胎盘屏障。关于乙肝患者的妊娠时机，妊娠后乙肝的治疗以及分娩后婴孩的预防，已由中华医学会妇产科学分会产科学组制定出第一版《乙型肝炎病毒母婴传播预防临床指南》（中华医学会妇产科学分会产科学组，以下简称《指南》）

《指南》提出：

（1）妊娠时机：慢性HBV感染妇女计划妊娠前，最好由感染科或肝病科专科医师评估肝脏功能。肝功能始终正常的感染者可正常妊娠；肝功能异常者，如果经治疗后恢复正常，且停药后6个月以上复查正常则可妊娠。抗病毒治疗期间妊娠必须慎重。干扰素能抑制胎儿生长，使用期间必须避孕。核苷（酸）类似物中，阿德福韦和恩替卡韦对胎儿发育有不良影响或致畸作用，妊娠前6个月和妊娠期间忌用。替诺福韦和替比夫定属于妊娠用药B类药，孕中晚期使用对胎儿无明显影响；拉米夫定属于C类药，但妊娠早、中、晚期用于预防HIV-母婴传播时，不增加新生儿出生缺陷。

（2）HBV母婴传播的预防

①足月新生儿的HBV预防：孕妇HBsAg阴性时，无论HBV相关抗体如何，新生儿按“0、1、6个月”方案接种疫苗，不必使用乙肝免疫球蛋白。孕妇HBsAg阳性时，无论HBeAg是阳性还是阴性，新生儿必须及时注射乙肝免疫球蛋白和全程接种乙肝疫苗（0、1、6个月3针方案）。

②早产儿的免疫预防：早产儿免疫系统发育不成熟，通常需要接种4针乙肝疫苗。HBsAg阴性孕妇的早产儿，如果生命体征稳定，出生体重≥2000g时，即可按0、1、6个月3针方案接种，最好在1～2岁再加强1针；如果早产儿生命体征不稳定，应首先处理相关疾病，待稳定后再按上述方案接种。如果早产儿＜2000g，待体重到达2000g后接种第1针（如出院前体重未达到2000g，在出院前接种第1针）；1～2个月后再重新按0、1、6个月3针方案进行。HBsAg阳性孕妇的早产儿出生后无论身体状况如何，在12h内必须肌内注射乙肝免疫球蛋白，间隔3～4周后需再注射1次。如生命体征稳定，无需考虑体重，尽快接种第1针疫苗；如果生命体征不稳定，待稳定后，尽早接种第1针；1～2个月后或者体重达到2000g后，再重新按0、1、6个月3针方案进行接种。

③HBV感染孕妇的新生儿母乳喂养：虽然，HBV感染孕妇的乳汁中可检测出HBsAg和HBVDNA，而且有学者认为乳头皲裂、婴幼儿过度吸允甚至咬伤乳头等可能将病毒传给婴幼儿，但这些均为理论分析，缺乏循证医学证据。即使无免疫预防，母乳喂养和人工喂养的新生儿的感染率几乎相同。更多证据证明，即使孕妇HBeAg阳性，母乳喂养并不增加感染风险率。因此，正规预防后，不管孕妇HBeAg阳性还是阴

性，其新生儿都可以母乳喂养，无需检测乳汁中有无 HBV-DNA。

12. 妊娠漏红合并抑郁症案

金某，27 岁，2015 年 3 月 24 日首诊。

［主诉］停经 44 天，阴道少量出血伴腹痛 3 天。

［现病史］因 2013 年难免流产后患抑郁症在服百忧解，每次 1 片，每日 1 次。患者 3 天前起阴道少量咖啡色分泌物伴腹痛隐隐，焦虑不安，寐欠安，二便调。

［月经史］13 $\frac{5\sim7}{30^{+}}$ 天，量中，无痛经。Lmp：2 月 9 日，经行如前。

［婚育史］0-0-1-0，2013 年 4 月 30 日孕 2^{+} 月难免流产清宫术。

［辅助检查］3 月 24 日查血 HCG：47772.2IU/L，E_2：642.33pg/mL，P：65.2nmol/L。

［舌脉］舌红苔薄，脉细弦。

［治法］益肾养血，健脾养心安胎。

［方药］甘麦大枣汤合寿胎丸加减。

生甘草 5g　淮小麦 30g　酸枣仁 24g　黄　芪 12g

杭白芍 12g　黄　芩 10g　狗　脊 12g　墨旱莲 12g

阿胶珠[烊] 10g　当　归 9g　菟丝子 15g　覆盆子 20g

桑寄生 15g　炒白术 9g　苎麻根 20g　太子参 12g

陈　皮 5g　杜　仲 12g

水煎服，每日 1 剂，连服 7 剂。

二诊（3 月 31 日）：停经 51 天，尚有漏红，纳寐可，时有小腹隐痛及肠鸣，舌红苔薄白，脉细滑，予首诊方去淮小麦、陈皮、杜仲，加海螵蛸 15g，艾叶 5g，白及 9g，仙鹤草 24g，砂仁[杵后入] 5g，藕节 20g，7 剂。停百忧解。

三诊（4月8日）：停经59天，近日漏红减，时有腰酸盗汗，舌淡红苔薄白，脉细滑。3月20日查血HCG：79861IU/L，E_2：3334pmol/L，P：57.5nmol/L；4月7日查血HCG：157415IU/L，P：65.2nmol/L。予益肾养血，益气养心安胎。予甘麦大枣汤出入：二诊方去墨旱莲、艾叶、白及、仙鹤草、砂仁、炒枣仁，加煅龙骨15g，麦冬9g，五味子9g，淮小麦30g，杜仲12g，7剂。予黄体酮胶囊50mg，每日2次，口服。

四诊（4月15日）：停经66天，便次增，偶有漏红，日前小腹隐痛，盗汗，舌红苔薄黄脉细滑。4月14日查血HCG：19762IU/L，P＞127.21nmol/L；4月14日查B超示：单活胎（顶臀径22mm，可见原心）。予益肾养血安胎，方药如下：

桑寄生15g	苎麻根20g	太子参12g	黄　芪12g
炒白芍15g	黄　芩10g	狗　脊12g	墨旱莲12g
阿胶珠[烊]10g	当　归9g	菟丝子15g	覆盆子20g
生甘草5g	炒白术9g	麦　冬10g	石　斛9g
海螵蛸15g	煅龙骨15g	艾　叶5g	杜　仲12g
绿梅花5g			

水煎服，每日1剂，连服7剂。

五诊（4月21日）：停经72天，盗汗、小腹隐痛好转，近日无漏红，纳欠馨，舌红苔薄，脉细滑。4月21日查血HCG：144179IU/L，E_2：6804pmol/L，P：103.7nmol/L。予益肾养血，健脾养心安胎。四诊方炒白芍改为12g，去麦冬、石斛、海螵蛸、煅龙骨、艾叶、绿梅花、阿胶珠，加陈皮5g，紫苏叶5g，12剂。

六诊（5月5日）：孕12^+周，近日纳欠馨，便次多，舌红苔薄，脉细滑。5月5日查血HCG：95821.2IU/L，P：108.67nmol/L，E_2：1652.15pg/mL。

5月5日查B超示：顶臀径6.3cm，羊水前后径2.8cm，NT：1.1mm。五诊方去陈皮，加阿胶珠烊10g，竹茹10g，砂仁杵后入5g，7剂。

七诊（6月26日）：孕19^+周，近日又见入睡困难，纳便可，时有焦虑。

［舌脉］舌淡红苔薄，脉细滑。

［治法］养心清肝安胎。

［方药］甘麦大枣汤加减。

牡丹皮10g	焦山栀10g	桑寄生15g	苎麻根20g
麦　冬10g	首乌藤30g	合欢皮12g	炒枣仁15g
五味子9g	桑　叶15g	生白芍15g	怀山药15g
阿胶珠烊9g	当　归9g	生甘草5g	

水煎服，每日1剂，连服7剂。予乌灵胶囊，每次3粒，每日3次，口服。

八诊（7月3日）：孕20^+周，纳便可，入睡困难稍缓，舌淡红苔薄，脉细滑。七诊方加百合12g，红枣10g，7剂。

九诊（7月10日）：孕21^+周，时有焦虑，寐欠安，纳可便软，胎动可。

［舌脉］舌淡红苔薄，脉细弦。

［辨证］心脾肾不足，肝郁化热。

［治法］养心清肝安神，益肾健脾安胎。

［方药］甘麦大枣汤加味。

牡丹皮10g	焦山栀10g	桑寄生15g	苎麻根20g
麦　冬10g	首乌藤30g	合欢皮12g	酸枣仁15g
五味子9g	桑　叶15g	生白芍15g	怀山药15g
当　归6g	百　合12g	红　枣10g	淮小麦30g

砂　仁^杵后入^3g　生甘草 5g

水煎服，每日 1 剂，连服 12 剂。

随访药后患者焦虑缓，入睡较前好转，纳便可，分娩前无异常情况出现，足月平产一健康女婴，体重 3300g。

按语：妇人脏躁孕期发病称为“孕悲”。平日喜忧思之人，思虑伤心，忧愁伤脾；孕后因精血濡养胞脉，阴血偏虚，五脏失于濡养，孕悲易发。且忧思过度，情志不遂，肝气不达，日久肝郁化热、热迫冲任；况孕后血聚养胎，阴虚内热易致热扰冲任，迫血妄行而胎漏、胎动不安。故临床认为此类人群孕前调理在补肾养血助孕的同时定要兼顾补养心脾，孕后当以益肾养血，健脾养心安胎为治疗大法，且要兼顾此类患者孕后肝血不足，肝气不舒这一特点佐以疏肝；焦虑严重时无论是否出现阴道出血色鲜，或口干、便干、烦躁易怒等肝热症状均应治以疏肝清热。该患者难免流产后患抑郁症，堕胎后胞宫受损，肾气虚衰，肾精亏耗，此时忧思过度，耗伤心脾。《傅青主女科》有云：“脾为后天，肾为先天，脾非先天之气不能化，肾非后天之气不能生。”且过分思虑致肝气不舒、耗伤阴血，日久则肝郁化热、虚热内生，焦虑更重。故对该患者孕后当顾先后二天，调畅情志。《灵枢》云：“心病者，宜食麦。”故在桑寄生、苎麻根益肾安胎基础上用甘麦大枣汤合百合、首乌藤、炒枣仁、合欢皮养心安神；怀山药、生白芍、当归、麦冬、五味子、砂仁扶脾柔肝，养血益阴；桑叶、牡丹皮、焦山栀疏肝清热。《本草新编》：“桑叶之功，更佳于桑皮，最善补骨中之髓、添肾中之精……种子安胎，调和血脉……”全方补中有清，胎元得安。

妊娠期抑郁障碍多在孕期的前 3 个月与后 3 个月发生，前 3 个月可表现为早孕反应加重，并有厌食、睡眠习惯改变等；后 3 个月可表现为持续加重的乏力、睡眠障碍及食欲下降、对胎儿健康及分娩过程过分担忧等。妊娠期高达70%女性出现抑郁症状，10%～16%满足重性抑郁障碍的诊断标准。中华医学会《抑郁障碍防治指南》认为妊娠抑郁障碍患者的处理应根据抑郁障碍的严重程度而决定。若症状较轻，一般性措施包括支持性心理治疗。若为中至重度，则可考虑使用抗抑郁剂，但在妊娠早期应避免使用药物治疗。如果必须使用药物治疗，可选用一些对孕妇较为安全的药物，如TCAs（氯咪帕明除外）或SSRl类药物。因锂盐可能导致胎儿畸形，尤其是心脏畸形，应尽量避免在孕期使用。

13. 唇腭裂引产史、慢性肾炎之保胎案

戚某，女，29岁，2015年3月18日初诊。

［主诉］唇腭裂引产1次，不避孕未孕半年余。

［现病史］2009年高烧后发现尿红细胞++，外院诊断为IgA肾病，目前在用强的松每次5mg，隔日一次，口服；百令胶囊3片，每日3次，口服。平素腰酸乏力，近半年性生活正常，不避孕，至今未孕。

［月经史］$14\frac{5\sim7}{30}$天，量中。Lmp：2月25日，经行如前。

［婚育史］已婚，0–0–2–0，2010年早孕人流1次，2013年8月孕6月唇腭裂引产1次。未避孕。

［辅助检查］2014年9月15日封闭抗体：CD3–BE：5.9，CD4–BE：1.6，CD8–BE：2.6；10月7日尿常规：红细胞（++），蛋白（–）；尿24小时蛋白定量：0.21g/24h；11月21日尿常规：尿红细胞（+），蛋白（+）；肾功能：血肌酐：59μmol/L；11月27日血LH：3.54mIU/mL，FSH：4.77mIU/mL，E_2：44.9 pg/mL，PRL：17.87μg/L，T：1.22nmol/L，P：1.58nmol/L；双方染色体：46，XY（Y=G），46，XX；丈夫精液：a：5%，a+b：17%，a+b+c：32%。2015年2月7日B超示：子宫内膜双层厚0.9cm，卵泡1.5cm×1.7cm×1.5cm。

[舌脉] 舌淡红苔薄，脉细滑。

[中医辨证] 肾气不足，络脉不通。

[治法] 益肾养血通络。

[方药] 养血试孕方加味。

熟地黄 12g　枸杞子 12g　当　归 12g　川　芎 9g

紫石英先 20g　菟丝子 15g　覆盆子 15g　狗　脊 12g

川续断 12g　炒杜仲 15g　巴戟天 9g　桑寄生 15g

绿梅花 5g　路路通 12g　皂角刺 12g　苎麻根 20g

丹　参 9g　阿胶珠烊 10g　赤　芍 9g　太子参 15g

黄　芪 15g

水煎服，每日 1 剂，连服 7 剂。丈夫予以新西宝（锌硒咀嚼片）、五子衍宗丸、知柏地黄丸、复方玄驹胶囊。

孕后首诊（3 月 28 日）：停经 32 天，夹感咽痛。

[辅助检查] 3 月 27 日血 HCG：245.1IU/L。

[舌脉] 舌淡红苔薄，脉细滑。

[中医辨证] 肾虚不固，风邪犯卫。

[治法] 补益肾气，清邪安胎。

[方药] 自拟安胎汤加味。

菟丝子 15g　太子参 15g　生　芪 15g　墨旱莲 12 g

桑寄生 15g　苎麻根 20g　阿胶珠烊 10g　黄　芩 10g

当归身 9g　炒白芍 10g　炒白术 9g　狗　脊 12g

覆盆子 20g　生甘草 5g　炒杜仲 12g　金银花 9g

连　翘 9g　桑　叶 12g

水煎服，每日 1 剂，连服 7 剂。续用强的松 5mg，隔日 1 次，口服。

二诊（4 月 4 日）：停经 39 天，便干，咽痛改善。4 月 3 日尿常规：

镜检红细胞（+++），血 HCG：6325IU/L，E_2：650pg/mL，P：28.01ng/mL，血压 125/85mmHg。上方去金银花 9g，连翘 9g，桑叶 12g，加麦冬 9g，仙鹤草 20g。

三诊（4 月 9 日）：停经 44 天，便干，畏热。

［辅助检查］4 月 8 日外院查血 HCG：32270IU/L，E_2：720pg/mL，P：25.52ng/mL。

［舌脉］舌红苔薄，脉细滑。

［治法］补肾健脾，养阴安胎。

［方药］自拟安胎汤加减。

桑寄生 15g	苎麻根 20g	太子参 12g	黄　芪 12g
杭白芍 12g	黄　芩 10g	狗　脊 12g	墨旱莲 12g
当　归 6g	菟丝子 15g	覆盆子 20g	生甘草 5g
炒白术 9g	杜　仲 12g	麦　冬 9g	仙鹤草 20g

水煎服，每日 1 剂，连服 7 剂。

四诊（4 月 18 日）：停经 53 天，偶有腰酸，无阴道出血。

［辅助检查］4 月 17 日外院查血 HCG：129746IU/L，E_2：688pg/mL，P：17.42ng/mL；B 超示：宫内孕单活胎，宫腔积液（胚芽长 1.04cm，宫腔积液 2.7cm×1.2cm）。

［舌脉］舌红苔薄，脉细滑。

［治法］补肾健脾，养血安胎。

［方药］自拟安胎汤加味。

桑寄生 15g	苎麻根 20g	太子参 12g	黄　芪 12g
杭白芍 12g	黄　芩 10g	狗　脊 12g	墨旱莲 12g
阿胶珠[烊] 10g	当　归 6g	菟丝子 15g	覆盆子 20g
生甘草 5g	炒白术 9g	仙鹤草 24g	杜　仲 12g

陈　皮 5g　　熟地黄 12g　　白及粉吞 3g

水煎服，每日 1 剂，连服 7 剂。加用地屈孕酮片 10mg，1 片，每日 2 次，口服；蛤蟆油 10g，隔水炖，一周分服。

五诊（4 月 23 日）：停经 58 天，纳欠馨。4 月 22 日外院查血 HCG：153143IU/L，E_2：899pg/mL，P：20.76ng/mL，诊得舌红苔薄，脉细滑。前方去仙鹤草、陈皮、熟地黄、白及粉，加海螵蛸 15g，藕节 20g，生地黄炭 12g，怀山药 15g。

六诊（5 月 2 日）：停经 67 天，阴道少量漏红，色淡。5 月 1 日外院查血 HCG > 200000IU/L，E_2：879pg/mL，P：18.83ng/mL，胎心闻及，诊得舌红苔薄，脉细滑。前方去杜仲、熟地黄，加海螵蛸 15g，煅龙骨 15g。

七诊（5 月 16 日）：停经 81 天，漏红已净，纳差，大便秘结。

［辅助检查］4 月 17 日外院查血 HCG：146892IU/L，E_2：849pg/mL，P：26ng/mL；B 超示：双顶径：1.56cm，头臀长：4.63cm，胎盘下缘距宫颈内口 1.5cm，NT：0.20cm。

［舌脉］舌红苔薄，脉细滑。

［治法］益气养阴，固肾安胎。

［方药］自拟安胎汤加减。

桑寄生 15g　　苎麻根 20g　　太子参 12g　　黄　芪 12g
杭白芍 12g　　黄　芩 10g　　墨旱莲 12g　　当　归 9g
菟丝子 15g　　覆盆子 20g　　生甘草 5g　　炒白术 9g
升　麻 9g　　桔　梗 9g　　玉　竹 15g　　玄　参 10g
炒谷芽 10g　　瓜蒌仁 20g　　杜　仲 12g

水煎服，每日 1 剂，连服 7 剂。2015 年 6 月 15 日查 24 小时尿蛋白定量：0.155g/24h。随访妊娠期 24 小时尿蛋白始终维持在 0.23g/24h 以下，分娩前肌酐最高为 61μmol/L。孕 38 周时剖宫产下一女婴，重

2790g，身长 49cm，体健。

按语：唇腭裂是口腔颌面部最常见的先天性发育畸形，近年来研究表明，唇腭裂畸形发生率呈上升趋势，我国的发病率为 0.182%。尽管其发病原因不明确，但遗传和孕期环境因素是目前公认的发病原因，因此孕前及孕期应避免接触有害物质，加强自我保护意识，注意孕期营养。该案患者系慢性肾炎 IgA 肾病，目前认为不论何种病理类型，患者能否妊娠的条件应为：①血压正常；②肾功能正常；③无大量蛋白尿；④肾脏病理类型较轻，没有明显的间质小管病变和血管病变。即使达到上述条件，孕期监测也应比正常妊娠要加强，孕早期应该每 2 周检查 1 次尿蛋白定量、肾功能、血压及胎儿发育情况，孕中晚期应该每周检查 1 次。一旦出现肾功能的急剧下降，血压难以控制的升高，以及大量蛋白尿不减少反而增加等情况，必须权衡利弊、必要时终止妊娠。该患者妊娠期间监测血压、肌酐均维持在正常水平，24 小时蛋白尿定量最高为 0.23g/24h，提示肾损害并未因妊娠而加剧，故毓麟有望，可大胆保胎。

中医认为慢性肾炎病机具有本虚标实，虚实夹杂的特点，脏腑虚损是本病的发病基础，外邪侵袭是主要的诱发因素，水湿、瘀血、湿热是主要的病理产物。责之于肺脾肾三脏，尤以脾肾为主，脾肾气虚则气化无权，转输失职，水液潴留，发为水肿。蛋白质乃水谷之精微，由脾所化生，为肾所封藏。若脾肾气虚，则肾之开阖失司、封藏失职，脾运不健，不能升清，则谷气下流，精微下泄，出现蛋白尿。加之久病入络，血行不畅，影响三焦的决渎功能，则水湿不去。故强调治病与安胎并举，治病立足本虚，重在补肾健脾，亦与安胎之法相符，补肾是固胎之本，培脾是益血之源，本固血充则胎自安。孕后首诊患者夹感咽痛，属虚人外感，慢性肾炎患者正气不足，外感之邪乘虚而入，伤及脏腑，会使病情在基本稳定的情况下加重或者迁延反复，故治以补益肾气，清邪安胎，佐以金银花、连翘、桑叶透散卫分表邪，清热解毒安胎。三诊尿常规镜检红细胞（+++），因患者平素肾精亏损，阴血化生不足，又因孕后阴血流驻胞宫以养胎元，致自体阴血愈加匮乏，阴不制阳，虚热内扰，故在原方基础上加麦冬、仙鹤草以养阴增液，止血安胎。四诊B超提示宫腔暗区，佐以白及粉、仙鹤草收敛止血，熟地黄养血滋阴，为"补肾填精第一要药"，陈皮以防滋腻碍胃。七诊B超提示胎盘位置低下，故加用升麻、桔梗升提下陷之中气，助胎盘逐渐恢复到正常位置；玉竹、玄参、瓜蒌仁养阴增液、润肠通便。

14. 妊娠阴道反复流液之保胎案

徐某，女，31岁，2014年1月29日初诊。

［主诉］停经70天，阴道流液1次。

［现病史］既往多囊卵巢综合征史。2013年11月28日起予HMG50U，每天1次，肌内注射5天。12月6日B超示：内膜0.9cm；左卵巢见大小2.5cm×2.1cm×1.8cm、2.2cm×1.9cm×1.7cm两枚卵泡。当日肌注HCG针促诱发排卵后嘱同房。2013年12月19日查血HCG：81.9mIU/mL，诊断为"早早孕"，孕后时有小腹隐痛，无阴道漏红腰酸等不适，予地屈孕酮片，每次10mg，每日2次，联合中药保胎治疗。昨起因劳累后阴道流液一阵，量多，质稀，无明显腰酸腹痛，纳便可。恐再次流产，前来就诊。

［月经史］$18\frac{3\sim4}{30\sim90}$天，量少。Lmp：11月14日。

［婚育史］已婚，0-0-2-0。2010年人工授精后孕19周（双胎）自然破水；2012年人工授精后孕3月余畸胎引产；2013年9月生化妊娠1次。

［辅助检查］今查B超示：宫内早孕，单绒毛膜双羊膜囊（A胎胚囊47mm×33mm×24mm，胚芽26mm，可及胎心，B胎停止发育）。

[舌脉] 舌红苔薄，脉细滑。

[治法] 清热养血，滋肾安胎。

[方药] 自拟安胎汤加味。

桑寄生 15g	苎麻根 20g	太子参 12g	黄　芪 12g
杭白芍 12g	黄　芩 10g	狗　脊 12g	墨旱莲 12g
阿胶珠烊 10g	当　归 9g	菟丝子 15g	生甘草 5g
炒白术 9g	覆盆子 20g	熟地黄 12g	枸杞子 12g
海螵蛸 15g	仙鹤草 24g	煅龙骨 15g	忍冬藤 15g
黄　柏 9g			

水煎服，每日 1 剂，连服 7 剂。另予地屈孕酮片 10mg，每日 2 次，口服。

二诊（2 月 11 日）：孕 11^{+} 周，时有阴道少量流液，腰酸，纳便可，今胎心闻及。

[舌脉] 舌红苔薄，脉细滑。

[治法] 滋肾清肝，燥湿安胎。

[方药] 椿白皮寿胎汤加减。

桑寄生 15g	苎麻根 20g	太子参 12g	黄　芪 12g
杭白芍 12g	黄　芩 10g	狗　脊 12g	墨旱莲 12g
阿胶珠烊 10g	当　归 9g	菟丝子 15g	生甘草 5g
炒白术 9g	覆盆子 20g	椿白皮 12g	忍冬藤 15g
当　归 9g	杜　仲 12g	黄　柏 9g	

水煎服，每日 1 剂，连服 7 剂。另予涤净洗剂 100mL，外用，每日 1 次。

三诊（2 月 19 日）：孕 13 周，阴道流液较前减少，带下黄浊，纳可便干，夜寐欠安。今 B 超示：NT：0.12cm。前方去当归、杜仲、黄柏，加酸枣仁15g，海螵蛸15g。

四诊（3月4日）：孕14^{+}周，阴道少量出血1次，大便干结。前方去酸枣仁、菟丝子、覆盆子，加煅龙骨15g，仙鹤草24g，黄柏9g，制大黄9g，瓜蒌仁20g。另予头孢呋辛酯片250mg，每日2次，口服预防感染治疗。

五诊（3月12日）：孕16周，阴道流液量减，时有小腹隐痛，便软次增伴痛泻。

[舌脉] 舌红苔薄，脉细滑。

[治法] 运脾柔肝，清热安胎。

[方药] 椿白皮寿胎汤合痛泻要方加减。

桑寄生15g	苎麻根20g	太子参12g	黄　芪12g
杭白芍12g	黄　芩10g	狗　脊12g	墨旱莲12g
阿胶珠^烊^10g	当　归9g	生甘草5g	炒白术9g
椿白皮12g	忍冬藤15g	砂　仁^杵后入^5g	防　风9g
绿梅花5g	海螵蛸15g	川黄连5g	怀山药12g
陈　皮5g			

水煎服，每日1剂，连服7剂。

六诊（3月19日）：孕17周，无阴道流液，带下量减，口干。今B超示：中孕单活胎。前方去砂仁、防风、炒白芍、炒白术、海螵蛸、黄连、怀山药，加麦冬10g，石斛10g。

七诊（4月6日）：孕19^{+}周，自觉乏力，时有阴部吊痛，便欠畅。前方去椿白皮、忍冬藤，加瓜蒌仁24g，玉竹15g。

八诊（7月9日）：孕33周，时有腹胀痛，带下色黄，纳可便不畅。前方加椿白皮15g，忍冬藤15g，桑叶15g，蒲公英15g，杜仲12g。2014年7月26日孕35周因胎动频繁、胎儿臀位剖宫产术一健康女婴，体重2400g，身长48cm，母子平安。

按语：患者既往难免流产史，再次妊娠，不免情绪紧张，精神焦虑，情志不畅，则致肝气郁滞，郁而化热，耗伤阴精，致使冲任不能相资，热迫冲任，故反复阴道流液，带下色黄，此为肝经湿热之证。纵观病史，患者脾肾两虚又夹有肝经湿热，故用椿白皮寿胎汤加减，方中桑寄生、菟丝子、覆盆子、狗脊、墨旱莲滋其先天，另太子参、白术、黄芪、甘草补其后天，佐阿胶、当归、白芍以养血，仙鹤草、海螵蛸、煅龙骨收敛止血，伍以黄芩、黄柏、椿白皮、忍冬藤清热燥湿，诸药合用起到滋肾清肝燥湿安胎之效。黄连清心厚肠，运脾安胎，便次增者常用，便秘者以制大黄易黄连。

临床治疗晚期先兆流产之时，往往弃用菟丝子、覆盆子，恐其助湿助热，另当患者反复阴道出血流液，带下量多、黄赤之时，常常添以椿白皮、白头翁、忍冬藤。椿白皮为苦木科植物臭椿的根皮或树皮，味苦、涩，性寒，归大肠、肝经，功效为清热燥湿，收敛止带，止泻止血；白头翁为毛茛科植物白头翁的干燥根，味苦，性寒，归胃、大肠经，《本草汇言》：“白头翁凉血，消瘀，解湿毒。”忍冬藤为忍冬科植物忍冬的干燥茎枝，味甘，性寒，归肺、胃经，功效为清热疏风，通络止痛。因椿白皮、白头翁、忍冬藤清热之力较强，苦寒较甚，鲜有窥见将其三者应用于妊娠病之中。临床亦不喜将其用于妊娠早期，而喜将椿白皮寿胎汤应用于晚期先兆流产患者。反复阴道出血流液者，用其以清热固涩止血安胎；带下量多、黄赤带者，用其以清肝燥湿安胎；或结合辅助检查血象升高者，用其以清邪安胎。椿白皮寿胎汤中三药共伍清热凉肝，燥湿止血，对固护胎元往往起到意想不到的效果。

15. 先兆流产合并高血压案

杨某，女，33岁，2012年4月25日初诊。

[主诉] 停经75天，发现血压升高1月余。

[现病史] 停经30$^+$天自测尿HCG阳性，孕40$^+$天阴道少量漏红1次，点滴即净，自觉头晕，当地医院查血压：220～160/140～100mmHg，予拉贝洛尔2片，每日1次，口服治疗。孕后胃纳可，夜寐安，二便尚调，时感腰酸，血压控制欠佳前来求诊。

[月经史] 13 $\frac{5\sim6}{30}$ 天，量中。Lmp：2月11日，经行如前。

[婚育史] 已婚，0-0-2-0。2003年1月自然流产1次，2010年孕3$^+$月难免流产行清宫术。

[辅助检查] 4月24日查血：HCG > 15000IU/L，P：70.5nmol/L，E_2：3363pmol/L，TSH：0.56 mIU/L。

[舌脉] 舌红苔腻，脉细弦。

[治法] 益肾安胎。

[方药] 自拟安胎汤加减。

熟地黄12g	枸杞子12g	当归身9g	太子参9g
炒白芍10g	菟丝子20g	覆盆子20g	桑寄生15g
苎麻根20g	阿胶珠烊10g	墨旱莲12g	黄　芩9g
生甘草5g	狗　脊12g	炒杜仲15g	绿梅花5g
橘　皮5g	橘　络5g	炒玉竹12g	

水煎服，每日1剂，连服7剂。

二诊（5月2日）：停经82天，呕吐2～3次/日，人感乏力，便可，5月2日血HCG：122468.5IU/L，E_2：1826.15pg/mL，P：59.01nmol/L，5月2日B超示：宫内孕，单活胎。予首诊方去熟地黄、枸杞子、玉竹，易紫苏叶5g，制半夏9g，白术9g，石决明先20g，7剂。

三诊（5月9日）：停经89天，呕吐好转，近日腹胀，仍自觉乏力，今诉4月15日查谷丙转氨酶（ALT）：45IU/L↑（正常范围1～42）。予益肾健脾，理气安胎。

党　参15g	太子参12g	生黄芪15g	当归身9g
炒白芍10g	菟丝子24g	覆盆子24g	桑寄生15g
苎麻根20g	阿胶珠[烊]10g	狗　脊12g	炒杜仲15g
白　术12g	怀山药12g	橘　皮5g	橘　络5g
紫苏叶5g			

水煎服，每日1剂，连服7剂。另予易善复2片，每日3次，口服。

四诊（5月16日）：孕13^+周，5月15日查生化常规正常范围，今测血压：180/120mmHg，无头晕，时有恶心，便干，舌红苔腻脉弦滑。予益肾清肝安胎，停用易善复。

桑寄生15g	苎麻根24g	桑　叶15g	橘　皮5g
橘　络5g	绿梅花5g	姜竹茹10g	制半夏10g
狗　脊12g	炒杜仲15g	墨旱莲12g	生白芍12g
蒲公英15g	党　参9g	生黄芪12g	石　斛[另煎]12g
牡丹皮10g			

水煎服，每日1剂，连服7剂。

五诊（5月22日）：孕14^+周，近日血压维持在140～150/90～100mmHg，恶心改善，时有眩晕，口干，续以益肾清肝安胎：

桑寄生15g	黄　芩9g	炒杜仲15g	墨旱莲12g
绿梅花5g	川续断12g	当归身9g	赤　芍10g
白　芍10g	钩　藤[后下]12g	太子参12g	生黄芪12g
麦　冬10g	石　斛9g	苎麻根20g	狗　脊12g
川　芎6g			

水煎服，每日1剂，连服7剂。另予络活喜，每次1片，每日1次，口服。

六诊（5月29日）：孕15⁺周，近日寐欠安，头晕改善，时有胸闷，予益心肾、养胎元，方药如下。

桑寄生15g　苎麻根20g　阿胶珠烊10g　生白芍12g
麦　冬10g　墨旱莲12g　黄　芩9g　首乌藤30g
炒枣仁30g　淮小麦30g　桑　叶12g　太子参9g
生晒参9g　狗　脊12g　炒杜仲15g　生黄芪12g
石　斛9g

水煎服，每日1剂，连服7剂。

七诊（6月6日）：孕16⁺周，腰酸，偶有头晕，夜寐改善，口干便干明显，时有中脘不适，予益肾清肝安胎。

桑寄生15g　苎麻根20g　太子参12g　生地黄12g
墨旱莲12g　黄　芩9g　炒杜仲15g　狗　脊12g
川续断12g　赤　芍10g　白　芍10g　白蒺藜12g
首乌藤30g　合欢皮12g　绿梅花5g　石　斛9g
枸杞子12g

水煎服，每日1剂，连服7剂。

后续治疗经过：续予益肾清肝安胎至孕32⁺周，血压维持在150/90mmHg左右。后于外院住院治疗，拉贝洛尔及络活喜服至分娩。随访因“高血压”于2012年10月30日，孕36周早产剖宫产一男婴，1850g，46cm，体健。

按语：妊娠高血压是产科常见病，发病率在8%～10%，治疗不及时或治疗方法不得当很容易发展成为妊娠高血压综合征，是引起产妇和围产儿死亡的主要原因之一，加之在妊娠期间很多药物和治疗方法的应用受到妊娠禁忌的限制，这是困扰妊娠高血压治疗的主要问题。越来越多的证据表明妊娠高血压存在多种免疫失调，中药太子参、白术、白芍、熟地黄、枸杞子、桑寄生等可增强人体非特异性免疫反应，可使人体恢复正常趋势，从而达到降压目的。在中药效果不明显时适宜的降压西药该用时还是要用。

该患二诊时呕吐乏力，中医学认为妊娠恶阻主要病机为冲气上逆，胃失和降，责之脾胃虚弱、肝胃不和，若病情渐进，可发展为气阴两虚恶阻重症，即西医 Wernicke 综合征，故应早期积极治疗，予何氏定呕饮加减舒肝和胃、降逆止呕。孕后发现血压偏高，妊娠高血压患者素有肝阴不足，肝阳偏亢，况孕后血聚养胎，血不养肝，水不涵木，木火内扰，易出现头晕目眩症状。且此类患者性情多急躁，肝气不达、肝郁化热、热迫冲任则易胎漏血下，损伤胎元。故临床在应用西药控制血压的同时，可佐以中药养阴平肝安胎。有改善头痛头晕症状的作用。常用桑叶、牡丹皮、钩藤、白蒺藜、川芎清热平肝，活血止痛。川芎《主治秘要》有云："川芎其用有四，少阳引经一也，诸头痛二也，助清阳三也，湿气在头四也。"且治疗胎漏、胎动不安常用方胶艾汤、当归芍药散中均有一味川芎。同时配合应用麦冬、石斛、生地黄、生白芍。生白芍既能养血止痛，又有平肝之功。《日华子本草》："治风补痨，主女人一切病，并产前后诸疾，……头痛，明目，目赤，胬肉。"诸药合用，调理数月，患者头晕症状改善，血压控制稳定，胎孕得安。

16. 妊娠合并子宫肌瘤之保胎案

夏某，女，32 岁，2014 年 10 月 11 日初诊。

[主诉] 难免流产清宫术后 4 月余，要求孕前调理。

[现病史] 2014 年 6 月 9 日孕 70^{+} 天难免流产清宫术，查绒毛染色体：7 号染色体三体。平素心慌，纳便可，夜寐安。要求孕前调理，以

防再次难免流产。

[既往史] 7年前左卵巢巧囊囊肿剥离术。

[月经史] 13 $\frac{7}{30}$ 天，量中，Lmp：9月19日，经行如前。

[婚育史] 已婚，0-0-1-0。2014年6月9日孕70⁺天难免流产清宫术。

[辅助检查] 夫妻双方染色体正常。8月29日外院B超提示：单层内膜0.3cm，子宫肌瘤3.6cm×3. 8cm×2.7 cm。动态心电图：偶发室早。

[舌脉] 舌淡红，苔薄白，脉细滑。

[治法] 破血化瘀，消癥软坚。

[方药] 自拟消癥方加减。

猫爪草 15g	猫人参 15g	夏枯草 12g	牡丹皮 10g
米　仁 24g	三　棱 10g	莪　术 10g	藤梨根 20g
半枝莲 10g	焦山楂 20g	茯　苓 12g	蛇　莓 10g
水杨梅根 10g	水　蛭 5g	土鳖虫 9g	太子参 15g
黄　芪 15g	生晒参 9g	淮小麦 30g	丹　参 15g
益母草 20g			

水煎服，每日1剂，连服12剂。

二诊（10月15日）：Lmp：10月18日，经行如前。

[辅助检查] 10月19日性激素六项示：LH：6.7IU/L，FSH：12.38IU/L，E_2：57pmol/L，P：4.9nmol/L，T：1.41nmol/L，PRL：25ng/mL，TSH：3.6 mIU/mL。夫妻双方封闭抗体、TORCH、丈夫精液无殊。

[舌脉] 舌淡红，苔薄白，脉细滑。

[治法] 破血化瘀，消癥软坚。

[方药] 自拟消癥方加减。

猫爪草 15g　猫人参 15g　夏枯草 12g　牡丹皮 10g
米　仁 24g　三　棱 10g　莪　术 10g　藤梨根 20g
半枝莲 10g　焦山楂 20g　茯　苓 12g　蛇　莓 10g
水杨梅根 10g　水　蛭 5g　土鳖虫 9g　牡　蛎 24g
墨旱莲 12g　女贞子 12g

水煎服，每日 1 剂，连服 7 剂。

后续治疗：以自拟消癥方加减凉肝消癥三月余，逢经期口服龙血竭胶囊，每次 4 片，每日 2 次，口服 4 天。11 月 26 日 B 超示：子宫肌瘤 4.4cm×3.3cm×3.8 cm。2015 年 1 月拟孕。

试孕月首诊（2015 年 1 月 14 日）：Lmp：1 月 12 日，经行如前。

［**舌脉**］舌淡红，苔薄白，脉细滑。

［**治法**］益肾健脾，养血调冲。

［**方药**］养血试孕方加减。

熟地黄 12g　枸杞子 12g　当　归 12g　川　芎 9g
紫石英[先] 20g　菟丝子 15g　覆盆子 15g　狗　脊 12g
川续断 12g　炒杜仲 15g　巴戟天 9g　桑寄生 15g
绿梅花 5g　路路通 12g　皂角刺 12g　墨旱莲 12g
女贞子 12g　黄　精 15g

水煎服，每日 1 剂，连服 7 剂。

二诊（1 月 21 日）：Lmp：1 月 12 日，经行如前，无明显不适。

［**辅助检查**］今 B 超示：子宫内膜双层 0.9cm，前壁肌层高回声团 4.5cm×4.1cm×3.7cm，右卵巢内较大卵泡 1.6 cm×1.5 cm×1.4cm，左卵巢巧克力囊肿 1.5 cm×1.5 cm×1.4cm。

［**舌脉**］舌淡红苔薄白，脉细滑。

［**治法**］益肾健脾，养血调冲。

[方药]养血试孕方加减。

熟地黄 12g　枸杞子 12g　当　归 12g　川　芎 9g
紫石英先 20g　菟丝子 15g　覆盆子 15g　狗　脊 12g
川续断 12g　炒杜仲 15g　巴戟天 9g　桑寄生 15g
绿梅花 5g　路路通 12g　皂角刺 12g　石见穿 15g
黄　芪 15g　三　棱 10g　水　蛭 5g

水煎服，每日1剂，连服7剂。

三诊（1月28日）：近日带下增多，舌淡红苔薄，脉细滑。予前方去黄芪、三棱、水蛭，加丹参9g，赤芍9g，太子参15g，制鳖甲先 9g，穿山甲先 2g，连服7剂。

四诊（2月4日）：腰酸明显，纳欠香，舌淡红苔薄白，脉细。予上方去路路通、石见穿，加苎麻根20g，黄芪15g，再进7剂。

后续治疗：养血试孕方酌加路路通、皂角刺、丝瓜络等行气通络之品，连用近3个月，卵泡监测的同时注意子宫肌瘤情况：2月17日B超示：左卵巢内较大卵泡1.7 cm×1.7 cm×1.4cm，子宫肌瘤4.7cm×3.5cm；5月20日B超示：右卵巢内较大卵泡1.7cm×1.6cm×1.6cm，子宫肌瘤5.1cm×4.9cm×4.3cm，内膜受压后移。

孕后首诊（9月9日）：停经36天，Lmp：8月15日，近日生殖器疱疹，纳可便软。

9月1日外院查HCG：641.6IU/L；B超示：子宫切面增大，肌层回声不均，前壁偏低回声区，大小为65mm×64mm；左卵巢内见两个囊性暗区，大小约19mm×18mm，16mm×15mm，内充满细密光点。9月2日外院查HCG：954.2 IU/L，P：120.2 nmol/L，TSH：2.56mIU/mL；9月4日外院查肝炎系列、艾滋、梅毒无殊；9月7日外院查HCG：5556 IU/L，E_2：2732 pmol，P：150.7 nmol/L，TSH：2.81 mIU/mL。

[舌脉] 舌红苔薄白，脉细滑。

[治法] 益肾养血安胎。

[方药] 自拟安胎方加减。

桑寄生 15g　苎麻根 20g　太子参 12g　黄　芪 12g

杭白芍 12g　黄　芩 10g　狗　脊 12g　墨旱莲 12g

阿胶珠[烊] 10g　当　归 9g　菟丝子 15g　覆盆子 20g

生甘草 5g　炒白术 9g　麦　冬 10g　石　斛 9g

炒枣仁 15g　金银花 9g　杜　仲 12g

水煎服，每日 1 剂，连服 7 剂。

二诊（9 月 16 日）：停经 43 天，春梦后时有少量漏红，舌淡红，苔薄，脉细滑。今日查 HCG：28093 IU/L，E_2：605 pg/mL，P：97.40nmol/L，TSH 1.53。上方去石斛、炒枣仁、金银花、杜仲，加乌贼骨 15g，黄连 6g，7 剂。同时予达芙通，1 片，每日 2 次，口服；来益 1 片，口服，每日 1 次；爱乐维，每次 11 片，口服，每日 1 次。

三诊（9 月 23 日）：停经 50 天，干恶，大便日行 2 次，偏软，舌红苔薄，脉细滑。9 月 22 日查 HCG：79942.1 IU/L，E_2：838.30 pg/mL，P：99.1nmol/L。上方去黄连、麦冬，加石决明 20g，紫苏叶 5g，竹茹 10g，再服 7 剂。

四诊（9 月 30 日）：停经 57 天，日吐 5～6 次，寐欠安，便可，少量漏红。舌红苔薄白，脉细滑。

9 月 29 日：查 HCG：125615.6 IU/L，E_2：1155 pg/mL，P：98.30 nmol/L。9 月 30 日 B 超示：子宫肌瘤 8.6cm×7.8cm×7.6cm，孕囊略受压，胚囊 3.2cm×4.3cm×1.2cm，卵黄囊 3mm，胚芽 1.3mm，原心搏动可见，宫内液性暗区 2.9cm×1.1cm；子宫动脉血流：左：RI：0.68，PI：1.42，S/D：3.12；右：RI：0.74，PI：1.63，S/D 3.91。

石决明 24g　竹　茹 10g　炒白芍 12g　绿梅花 5g
陈　皮 5g　苎麻根 20g　白　术 9g　当　归 9g
海螵蛸 15g　藕　节 20g　紫苏叶 5g　牡丹皮 10g

水煎服，每日 1 剂，连服 7 剂。改达芙通，1 片，每日 1 次，口服；停来益。

五诊（10 月 7 日）：停经 64 天，日吐 5 ～ 6 次，吐甚赤带状，舌红苔薄，脉细滑。予紫苏叶 3g，砂仁 3g，陈皮 4g，绿梅花 3g，八月札 6g，5 剂，煎汤代茶饮。

六诊（10 月 14 日）：停经 71 天，呕恶减，寐浅，舌红苔薄，脉细滑。10 月 13 日外院 B 超示：头臀高 3cm，子宫肌瘤 9.4cm×8.8cm×7.1cm，见包膜血流；查 HCG：102233.6 IU/L，E_2：1158.44 pg/mL，P：112.03 nmol/mL。

桑寄生 15g　苎麻根 24g　杜　仲 12g　陈　皮 5g
黄　芩 9g　竹　茹 10g　牡丹皮 10g　牡　蛎 20g
首乌藤 30g　炒枣仁 15g　砂　仁(后入) 3g　夏枯草 9g

水煎服，每日 1 剂，连服 7 剂。

七诊（10 月 21 日）：停经 78 天，梦多，舌红苔白脉细滑。10 月 20 日查 HCG：82712.5IU/L，E_2：1303.51 pg/mL，P：81.79nmol/L。予自拟安胎方去菟丝子、覆盆子，加紫苏叶 5g，绿梅花 5g，石决明 20g，桑叶 12g，牡丹皮 10g，水煎服，每日 1 剂，连服 5 剂。

八诊（10 月 28 日）：停经 85 天，日吐 4 次，潮热心烦，以自拟安胎方去菟丝子、覆盆子，加生地黄 12g，牡丹皮 10g，桑叶 15g，麦冬 10g，焦山栀 10g，连服 5 剂。

后续治疗：孕后九诊（1 月 4 日）孕 13^{+} 周，偶有恶心，外院 B 超示：双顶径 2.3cm，股骨长 0.8cm，NT 1.8mm，孕母子宫前壁下段

8.9cm×9.4cm×7.4cm 子宫肌瘤，宫颈管长 2.8cm。予桑叶 15g，牡丹皮 10g，海螵蛸 15g，忍冬藤 15g，蒲公英 20g，紫苏叶 5g，制鳖甲 12g，黄芪 15g，苎麻根 24g，桑寄生 15g，首乌藤 30g，怀山药 12g，黄芩 12g，黄柏 9g，酸枣仁 15g，白术 12g。此后以此方为基本方加减，同时 B 超下监测子宫肌瘤大小：孕 25⁺周（2 月 2 日）B 超示：子宫肌瘤 8.3cm×9.5cm×6.0cm；孕 31⁺周（3 月 15 日）外院 B 超示：子宫肌瘤 7.4cm×9.2cm×6.0cm；孕 36⁺周（4 月 13 日）B 超示：子宫肌瘤 7.6cm×6.6cm×7.5cm。2016 年 4 月 30 日孕 38 周行剖宫产和子宫肌瘤剥除术，喜得一女，重 3100g，体健。

按语：肌瘤合并妊娠占肌瘤患者 0.5%～1%，占妊娠 0.3%～0.5%，肌瘤小又无症状者常被忽略，因此实际上发病率高于报道。子宫肌瘤根据其生长位置与子宫壁各层的关系可分为 3 类：分别为肌壁间子宫肌瘤、浆膜下子宫肌瘤、黏膜下子宫肌瘤。肌瘤对妊娠及分娩的影响与肌瘤类型及大小有关。肌壁间肌瘤过大能使得内膜供血不足或者宫腔变形而致流产；黏膜下肌瘤可影响受精卵着床而致早期流产；位置低下的肌瘤可妨碍胎先露下降，可能造成分娩时胎盘低置或前置等。妊娠合并子宫肌瘤者大多能自然分娩，妊娠期可采用保守治疗防止红色样变，若发现肌瘤阻碍胎儿下降应行剖宫产术，术中可视肌瘤的大小及部位决定是否同时切除。本案患者肌瘤类型为肌壁间肌瘤，位于子宫前壁下段，产前半月肌瘤大小为 7.6cm×6.6cm×7.5cm，故选择剖宫产术合并子宫肌瘤剥除术，最终喜得一女。

本案患者孕前重在凉肝消癥，为将来受精卵的着床提供一个较好的内环境。方用自拟消癥汤化裁，方中猫爪草化痰消癥、软坚散结，牡丹皮凉肝活血消癥，三棱、莪术行气破血消癥，夏枯草、蛇莓、水杨梅根清热消癥，制鳖甲软坚消癥，猫人参、米仁、藤梨根、半枝莲、生甘草清热解毒，焦山楂固护中洲，以防寒凉伤胃，适用于痰瘀肝热互阻之子宫肌瘤，此方寓消癥于清热凉肝、软坚化痰之中。

试孕期重在益肾健脾，养血调冲，在氤氲期卵泡监测的同时注意子宫肌瘤的变化，用药上在补肾健脾、固护二天的大法中尽量避开菟丝子、覆盆子等温补肾阳之品，更是特意不用紫河车、鹿角片等血肉有情之品，防止外源性激素过多而致子宫肌瘤过度增大；同时兼加路路通、皂角刺、丝瓜络、石见穿、丹参、赤芍等活血化瘀、行气通络软坚之品，在助孕之时又抑制肌瘤的生长。

孕后旨在益肾养血安胎，根据患者情况辨证论治，随证化裁，结合子宫肌瘤病史，小剂量运用丹参、赤芍等养血活血之品，酌加牡丹皮凉血活血消癥，制鳖甲软坚消癥。值得一提的是，本案孕前、试孕期、孕后均使用了醋制鳖甲。《神农本草经读》曰："鳖甲气味酸、平，无毒。主心腹癥瘕，坚积寒热……"癥瘕坚硬之积，致发寒热，为厥阴之肝气凝聚。鳖甲气平，可以制肝，味咸可以软坚，所以主之也。《景岳全书》又云："鳖甲，味咸，气平，此肝脾肾血分药也。能消癥瘕坚积，疗温疟，除骨节间血虚劳热，妇人血癥恶血，漏下五色……然须取活鳖大者，去肉，用醋煮干，炙燥用之。"多年的临床经验表明，制鳖甲在妊娠合并子宫肌瘤的治疗中不仅能抑制子宫肌瘤的过度增长，且不影响胚胎的发育。

17. 垂体微腺瘤、一侧肾脏切除史之保胎案

李某，女，34 岁，2013 年 11 月 14 日初诊。

[主诉] 难免流产清宫术后 8 月余，要求孕前调理。

[现病史] 8 月前因"难免流产"行清宫术，平素寐不安，便干，纳可。要求孕前调理，以防再次难免流产。

[既往史] 高泌乳素血症，服溴隐亭后鼻衄史；2005 年因“肾盂结石”在外院行左肾切除术。

[月经史] 13 $\frac{5\sim7}{30\sim37}$ 天，量中，偶有痛经。Lmp：10 月 15 日，经行如前。

[婚育史] 已婚 3 年，0–0–1–0，2013 年 3 月孕 2^+ 月难免流产（未见心搏）行清宫术。

[辅助检查] 外院查垂体磁共振提示：垂体微腺瘤；双方染色体正常。

[舌脉] 舌红苔薄，脉细弦。

[治法] 消癥化痰疏肝。

[方药] 自拟方。

牡丹皮 10g	夏枯草 12g	牛　膝 15g	焦山楂 12g
石决明[先] 24g	当　归 12g	赤　芍 9g	白　芍 9g
川　芎 9g	丹　参 15g	生牡蛎[先] 24g	浙贝母 9g
三　棱 10g	益母草 24g	炒麦芽 60g	蒲公英 20g
钩　藤[后] 9g	白蒺藜 12g	老鹳草 15g	首乌藤 30g
合欢皮 12g			

水煎服，每日 1 剂，连服 7 剂。

二诊（11 月 19 日）：Lmp：11 月 19 日，经行如前。近来偶有眩晕，喉间有痰，有溢乳，梦多，舌红苔薄，脉细弦。上方去三棱、益母草，加白芥子 9g，制半夏 10g，服用 7 剂。

三诊（11 月 28 日）：仍有头晕，寐稍转安。查性激素六项：LH：4.91U/L，FSH：6.88 IU/L，E_2：15.79pg/mL，P：2.45nmol/L，T：0.72nmol/L，PRL：73.83ng/mL；TSH：0.9952mIU/mL；TORCH：无殊。

制半夏 10g	郁　金 9g	石菖蒲 15g	化橘红 12g

陈胆星 9g	天　麻 9g	石决明先 24g	三　棱 10g
莪　术 9g	茯　苓 15g	干　姜 5g	钩　藤后 9g
姜竹茹 10g	枳　壳 9g	丹　参 15g	水　蛭 5g
土鳖虫 9g	陈　皮 5g	生甘草 3g	紫石英先 24g
炒麦芽 60g	柴　胡 9g		

水煎服，每日 1 剂，连服 7 剂。

后续治疗：三诊后头晕缓解，痰较前少，溢孔减少，上方去干姜，加焦山栀 9g，生牡蛎 24g，藁本 9g。以该方加减续进，夹感时加荆芥、防风之属；踝部疼痛则加羌活、独活等祛风胜湿通络之品；面部痤疮则合入浙贝、赤芍、皂角刺。2014 年 1 月 1 日查 PRL：47.09 ng/mL。2015 年查封闭抗体：1.6 0.2 1.0；丈夫精液无殊。

试孕月首诊（3 月 1 日）：Lmp：2 月 4 日，经行如前。

[**辅助检查**] 2 月 25 日查 LH：3.611U/L，FSH：6.27 IU/L，E_2：23.48 pg/mL，PRL：61.11ng/mL，TSH：1.1187 mIU/mL。

[**舌脉**] 舌淡红苔薄，脉细滑。

[**治法**] 益肾健脾，养血调冲。

[**方药**] 养血试孕方加减。

熟地黄 12g	枸杞子 12g	当　归 12g	川　芎 9g
紫石英先 20g	覆盆子 20g	狗　脊 12g	川续断 12g
炒杜仲 15g	巴戟天 9g	桑寄生 15g	绿梅花 5g
柴　胡 9g	郁　金 9g	炒麦芽 20g	路路通 12g
皂角刺 12g	天　麻 9g	生地黄 12g	鹿角片先 9g
陈　皮 5g	生牡蛎先 24g		

水煎服，每日 1 剂，连服 7 剂。另溴隐亭，每次 0.25 片（餐前），每日 2 次，口服。

二诊（3月8日）：服用溴隐亭后感头晕头痛，乳胀，寐差，舌红苔薄，脉细弦。中药治以疏肝软坚，化痰散结，方如下：

柴　胡 9g　牡丹皮 10g　郁　金 9g　焦山楂 9g

当　归 12g　川　芎 10g　丹　参 15g　石决明[先] 24g

泽　泻 10g　牛　膝 12g　白蒺藜 12g　生牡蛎[先] 24g

炒麦芽 60g　蒲公英 20g　忍冬藤 15g　石　斛 9g

三　棱 10g　夏枯草 12g　首乌藤 30g　合欢皮 12g

水煎服，每日1剂，连服7剂。

三诊（3月15日）：因头晕已停溴隐亭，耳鸣，近日皮肤过敏，纳便可，BBT 未升。

[舌脉] 舌红苔薄，脉细弦。

[治法] 益肾健脾，养血调冲。

[方药] 养血试孕方加减。

熟地黄 12g　枸杞子 12g　当　归 12g　川　芎 9g

紫石英[先] 20g　覆盆子 20g　狗　脊 12g　川续断 12g

炒杜仲 15g　巴戟天 9g　桑寄生 15g　绿梅花 5g

石决明[先] 24g　夏枯草 12g　炒麦芽 50g　蒲公英 20g

浙贝母 10g　桃　仁 10g　木贼草 15g　白蒺藜 12g

制半夏 10g　焦山栀 9g　柴　胡 6g　丹　参 12g

水煎服，每日1剂，连服12剂。

四诊（4月5日）：近日头晕。

[舌脉] 舌红苔薄，脉细弦。

[治法] 消瘿软坚，化痰散结。

[方药] 自拟消瘿汤加减。

三　棱 30g　生牡蛎[先] 30g　白茯苓 15g　制半夏 15g

石见穿 30g	制南星 30g	莪　术 30g	煅瓦楞子 30
川　芎 12g	浙贝母 27g	茺蔚子 15g	丹　参 15g
黄　芪 30g	夏枯草 30g	仙灵脾 10g	昆　布 15g
海　藻 15g	菟丝子 15g	当　归 12g	枸杞子 12g
生麦芽 60g	熟地黄 12g	知　母 9g	肉苁蓉 15g

水煎服，每日 1 剂，连服 14 剂。

后续治疗：2014 年 4 月 20 日查 PRL：56.61 ng/mL，2014 年 5 月 11 日查 PRL：52.98 ng/mL。效不更方，平时以上方续进，经期予红花 12g，桃仁 9g，鸡血藤 12g，川牛膝 15g，2014 年 9 月 24 日查 PRL：39.6 ng/mL。

孕后首诊（2015 年 10 月 18 日）：停经 39 天，Lmp：2015 年 9 月 10 日。自测尿妊娠试验（+），带下量多，质稀，纳便可。

[**辅助检查**] 6 月 25 日外院垂体 MRI 示：垂体右缘微腺瘤，大小约 0.4cm，界尚清；5 月 13 日外院查 TORCH 无殊、血生化无殊。

[**舌脉**] 舌红苔薄，脉细滑。

[**治法**] 益肾养血安胎。

[**方药**] 自拟安胎方加减。

桑寄生 15g	苎麻根 20g	太子参 12g	黄　芪 12g
杭白芍 12g	黄　芩 10g	狗　脊 12g	墨旱莲 12g
阿胶珠[烊] 10g	当　归 9g	菟丝子 15g	覆盆子 20g
生甘草 5g	炒白术 9g	杜　仲 12g	艾　叶 5g
党　参 12g	巴戟天 12g		

水煎服，每日 1 剂，连服 7 剂。另予爱乐维 1 片口服，每日 1 次。

二诊（11 月 7 日）：停经 59 天，感恶心明显，尿量可，舌红苔薄，脉细。11 月 1 日查 HCG ＞ 1000IU/L，E_2：1358.84pg/mL，P：60.51nmol/L，PRL：82.47 ng/mL。上方去黄芪，加石决明[先] 24g，紫苏叶 5g，陈皮 5g，

姜竹茹 10g。另予地屈孕酮片 10mg，每次 1 片，每日 1 次，口服。

后续治疗：以自拟安胎方加减续进，患者呕恶改善，带下量多。11 月 28 日查 HCG＞200000IU/L，E_2＞3000pg/mL，P：86.50 nmol/L，PRL：94.42 ng/mL；11 月 14 日查 HCG＞200000 IU/L，E_2：2296.30 pg/mL，P：63.31 nmol/L，PRL：88.21 ng/mL；12 月 2 日超声：顶臀径 4.6cm，NT：1.3mm。2016 年 6 月 23 日平产得一女，3600g，体健。

按语：垂体微腺瘤是指肿瘤最大径＜1 cm 的垂体腺瘤，约 75% 患垂体肿瘤的女性存在高泌乳素血症。女性患者的典型临床表现为闭经、溢乳、不孕不育、头痛、视力减退等；实验室检查表现为血清泌乳素高于正常水平（＞30ng/mL 或＞880mIU/L）。并排除其他药物、慢性疾病以及生理原因所致的高泌乳素血症；鞍区磁共振成像可进行定位诊断，表现为鞍区存在最大径＜1 cm 的腺瘤。目前西医的治疗手段主要包括药物治疗、手术治疗、放射治疗，其中药物治疗中以溴隐亭的应用最为常见。溴隐亭是一种半合成的麦角胺碱衍生物，既能兴奋多巴胺 D_2 受体，也可以作用于多巴胺 D_1 受体，能有效地抑制 PRL 的合成分泌。80% 的特发性高泌乳素血症或 PRL 瘤所引起的 PRL 水平升高患者经溴隐亭治疗后可恢复正常，90% 以上的闭经患者月经可恢复正常并出现排卵，80% 患者泌乳消失，妊娠率高达 80%。溴隐亭治疗还能使 PRL 瘤体积缩小。

2015 辅助生殖促排卵药物治疗专家公识指出：溴隐亭是治疗大多数 PRL 腺瘤的多巴胺受体激动剂的代表药物，其与正常细胞或肿瘤细胞膜上的多巴胺 2 受体结合，导致细胞内腺苷酸环化酶活性下降，细胞内合成 PRL 系统关闭，PRLmRNA 转录和 PRL 合成受到抑制，使胞质内分泌颗粒明显减少，进而使 PRL 合成和释放减少，降低血 PRL 水平，从而解除高泌乳素血症对GnRH脉冲式分泌的抑制，恢复排卵。然而常见不良反应包括恶心、头痛、头晕、鼻塞及便秘等，本案患者既往有服用溴隐亭后出现鼻衄病史，就诊期间服用溴隐亭1周余因头晕难忍停药，选择纯中医治疗。

垂体微腺瘤在中医学中并无描述，根据其疾病特征可归为“癥瘕”范畴，本案中患者的症状为溢乳、头晕、头痛、面部痤疮、便干等，结合舌红脉弦，可知其人肝胆气郁、胃气不降，弦脉主气滞、主痛，肝气不达则胆气不疏。《内经》云“凡十一脏皆取决于胆”，胆为少阳之府，少阳为枢，主一身之气，胆气不疏则脾气不升，脾气不升则不能“为胃行其津液”，又不能使津液“上归于肺，通调水道”，故津凝成痰，痰滞经络，血脉不通，久而成瘀，痰瘀互结，而成癥病；肝气不畅则肝血郁而化热，热伏血脉则舌红，血热夹痰则面生痤疮；脾气不升则胃气不降，故便干难解；冲脉之血，上为乳汁、下为经血，冲脉隶于阳明，阳明胃气不降，则冲脉之血不降反升，升则为乳，故其人溢乳；痰瘀互结于脑，脑络滞涩则头晕头痛。结合上述分析，本案患者孕前以化痰疏肝为本，活血通络为标，标本兼治，使患者多年之垂体微腺瘤得到控制，症状得到缓解，同时疏以养血益气、培本固元之品，利其受孕，胎成之后则以自拟安胎方巩固胎元，最终使患者喜得贵子，母子平安。

二、晚期先兆流产验案

1. 晚期先兆流产宫腔液性暗区之保胎案

张某，女，25岁，2014年1月11日初诊。

［主诉］孕19^{+}周，阴道漏红6天。

[现病史] 患者孕早期略感腰酸，余无明显不适，定期产检无殊。6日前因劳累后阴道出血，量多色鲜，伴腰骶酸痛，纳便可，夜寐安。当下阴道流血未止，量少，色咖啡。

[月经史] 15 $\frac{5 \sim 6}{30}$ 天，量中，无痛经史。Lmp: 2013 年 8 月 27 日，经行如前。

[婚育史] 已婚，1–0–0–1，孩 1 岁。

[辅助检查] 1 月 5 日外院 B 超示：双顶径: 4.4cm，股骨长: 3.0cm，胎心：147 次 / 分，胎盘位于子宫前壁，边缘包膜下可见液性暗区，上缘大小 5.0cm×1.3cm，下缘大小 8.1cm×1.2cm，内透声欠佳。1 月 11 日血常规：WBC：$13.2 \times 10^9/L$。

[舌脉] 舌淡红苔薄，脉细滑。

[治法] 益气固肾，养血安胎。

[方药] 自拟安胎汤加减。

桑寄生 15g	苎麻根 20g	太子参 12g	黄　芪 12g
杭白芍 12g	黄　芩 10g	狗　脊 12g	墨旱莲 12g
阿胶珠[烊] 10g	当　归 9g	生甘草 5g	炒白术 9g
海螵蛸 15g	煅龙骨 15g	藕　节 24g	桑　叶 15g
生地黄炭 12g	怀山药 12g	升麻炭 15g	

上药水煎服，每日 1 剂，连服 7 剂。另予黄体酮胶囊每片 50mg，每次 100mg，每日 2 次，口服。

二诊（1 月 18 日）：孕 20^+ 周，仍见少量出血，带下黄赤，日前外感，咳嗽夹痰。

[辅助检查] 1 月 16 日血常规示：WBC: $8.91 \times 10^9/L$，C– 反应蛋白：31mg/L。

[舌脉] 舌淡红，苔薄，脉细滑。

[治法]清热凉血，益肾安胎。

[方药]自拟安胎汤加减。

桑寄生 15g	苎麻根 20g	太子参 12g	黄　芪 12g
杭白芍 12g	黄　芩 10g	狗　脊 12g	墨旱莲 12g
阿胶珠[烊] 10g	生甘草 5g	炒白术 9g	海螵蛸 15g
煅龙骨 15g	生地黄炭 12g	椿白皮 12g	藕　节 24g
仙鹤草 24g	生地黄 24g	桑　叶 15g	鱼腥草 24g
陈　皮 5g			

上药水煎服，每日 1 剂，连服 7 剂。另予头孢呋辛酯片 250mg，每日 2 次，口服。

三诊（1 月 25 日）：孕 21$^+$ 周，漏红已净，时有腰酸，外感已除。今外院 B 超示：双顶径：4.9cm，股骨长：3.4cm，胎盘边缘距宫颈内口 8cm，宫腔下段胎膜与肌层间见液性暗区 8cm×6cm×1.4cm，宫颈长 3.6cm。前方去椿白皮、生地黄、鱼腥草、陈皮续服七剂。后无明显不适，未来就诊，随访诉妊娠期间产检无异常，于 2014 年 6 月 1 日足月顺产一健康男婴，体重 3540g，身长 50cm，母子平安。

按语：妊娠宫腔积液，系指各种原因导致绒毛和底蜕膜面或者胎盘附着面剥离出血，其临床症状主要包括：B 超检查为宫内孕，在宫腔内有不规则的液性暗区，伴或不伴有阴道出血现象。治疗时应定期复查 B 超，若液性暗区范围缩小或消失，说明宫内出血自行吸收，预后良好；若液性暗区增大，则说明出血未止。目前西医主要是止血、抑制宫缩、抗感染治疗。

该案患者宫腔暗区较大，且阴道出血量多色鲜，故以止血为要，治以清热凉血，益肾安胎。方中以椿白皮为君，取其清热固涩止血之功，邪去则血宁胎固；桑寄生、阿胶珠益肾养血安胎；桑叶性寒味甘，“甘所以益血，寒所以凉血”，取清海丸之义，合黄芩以清肝凉血；配以生地黄炭清热凉血止血；以苎麻根、炒白芍、海螵蛸、煅龙骨等凉涩之品制之，蓄血日久化瘀化热，配以生地黄、藕节凉血化瘀止血，全方使肾得补，热得清，胞宫得宁，胎气渐安。因近日兼外感，稍加鱼腥草清肺祛邪。

2. 晚期先兆流产反复漏红之保胎

案一：俞某，女，29岁，2009年8月6日初诊。

[主诉] 孕14^{+}周，阴道漏红一周。

[现病史] 患者末次月经4月27日，月经过期未至，查尿HCG阳性，孕3月内无明显不适，一周前劳累后则阴道少量出血，色粉，未在意。两天前阴道流血量渐增。外院急诊B超示：宫内中孕，单活胎（双顶径2.6cm，宫颈管分离5mm）。后来我院予收住入院。

[月经史] $16\frac{6\sim7}{30}$天，量中，痛经，需服止痛片。Lmp：4月25日。

[婚育史] 已婚，0-0-1-0。2006年孕26周胎膜早破引产。

[舌脉] 舌红苔薄脉细滑。

[治法] 益肾养血，止血安胎。

[方药] 自拟安胎汤加减。

桑寄生 15g	苎麻根 20g	炒白芍 15g	乌贼骨 15g
党　参 20g	太子参 15g	生地炭 12g	藕　节 24g
白及粉吞 6g	阿胶珠烊 10g	黄　芩 9g	艾　叶 3g
冬　术 12g	煅龙骨 15g		

水煎服，每日1剂，连服7剂。

二诊（8月12日）：孕15^{+}周，阴道出血止。8月10日床边B超示：宫内中孕，单活胎，胎盘低置状态（双顶径2.8cm，孕囊右侧方见范围约4.5cm×2.7cm×1.7cm液性暗区，孕囊左侧方见范围约4.5cm×3.4cm×2.0cm液性暗区，胎盘覆盖宫颈，胎盘后方至宫颈内口上方见范围6.0cm×3.4cm×1.9cm液性暗区，宫颈管未见明显分离）。治法同前，自拟安胎汤加减。

枸杞子12g　桑寄生15g　苎麻根炭15g　生地黄12g

熟地黄12g　旱莲草15g　阿胶珠[烊]12g　艾　叶3g

黄　芩9g　侧柏炭10g　藕　节24g　生　草5g

白及粉[吞]6g　炒白芍20g　煅龙骨15g　乌贼骨15g

水煎服，每日1剂，连服7剂。

三诊（8月26日）：孕17^+周，近日阴道出血，约5mL/日，色褐，便干，盗汗，夜寐欠安。

［辅助检查］8月21日床边B超示：宫内中孕，单活胎（双顶径3.5cm，羊膜囊下方液性暗区范围约5.2cm×4.4cm×3.6cm，宫颈管长度4.1cm，未见明显分离）。

［舌脉］舌红苔薄脉细弦。

［治法］清热养阴，化瘀止血安胎。

［方药］自拟安胎汤加减。

太子参24g　党　参15g　冬　术12g　炒白芍24g

丹　皮10g　乌贼骨15g　煅龙骨15g　生地炭15g

熟地炭15g　桑寄生24g　苎麻根炭24g　阿胶珠[烊]9g

白及粉[吞]6g　升麻炭6g　黄　芩9g　炒杜仲15g

南沙参12g　北沙参12g　旱莲草15g　桑　叶15g

制军炭9g　侧柏炭9g

水煎服，每日1剂，连服7剂。

四诊（9月10日）：孕19⁺周，近日无漏红，盗汗改善，纳欠馨。9月3日床边B超示：宫内中孕，单活胎（双顶径4.3cm，羊膜囊下方液性暗区范围约5.7cm×4.8cm×2.8cm，羊膜囊上方可见条状偏低回声区，范围约7.0cm×1.8cm，宫颈管未见明显分离）。前方去党参、丹皮、旱莲草、制军炭，加仙鹤草24g，炒玉竹15g，三七粉[吞]3g，焦谷芽9g，生甘草5g。

五诊（9月17日）：孕20⁺周，近日无漏红，便干。

[辅助检查] 9月16日床边B超示：宫内中孕，单活胎（双顶径5.1cm，羊膜囊下方液性暗区范围约5.1cm×1.1cm，羊膜囊上方见低回声区，范围约6.0cm×1.0cm，宫颈管未见明显分离）。

[舌脉] 舌红苔薄，脉细弦。

[治法] 清热养阴安胎。

[方药] 自拟安胎汤加减。

桑寄生15g	苎麻根24g	桑　叶15g	煅龙骨15g
炒白芍15g	生　草5g	菟丝子20g	银花炭12g
侧柏炭15g	藕　节24g	太子参15g	南沙参15g
北沙参15g	旱莲草12g	石　斛[另煎]9g	乌贼骨15g
炒玉竹15g	瓜蒌仁20g	制军炭9g	生地炭12g
阿胶珠[烊]10g	椿白皮12g		

水煎服，每日1剂，连服7剂。

六诊（10月7日）：孕23⁺周，时有宫缩，无漏红，纳便可。9月23日床边B超示：宫内中孕，单活胎（双顶径5.3cm，胎盘下缘距离宫颈内口3.4cm，羊膜囊下方胎盘边缘处见偏低回声区，范围3.1cm×2.8cm×1.4cm，羊膜囊右上方胎盘边缘处可见低回声区，范围5.7cm×4.9cm×1.1cm。宫颈管长度约5.0cm，宫颈内口未见明显分离）。治法同前，予自拟安胎汤加减。

生地黄 12g	熟地黄 12g	南沙参 12g	北沙参 12g
桑 叶 12g	生白芍 15g	炒白芍 15g	归 身 9g
煅龙骨 15g	桑寄生 15g	苎麻根 24g	阿胶珠[烊] 10g
黄 芩 9g	狗 脊 12g	太子参 15g	党 参 15g
麦 冬 10g	炒杜仲 15g	旱莲草 12g	

水煎服，每日 1 剂，连服 7 剂。住院部予硫酸镁注射液、盐酸利托君注射液（安宝）抑制宫缩治疗。

七诊（10 月 22 日）：孕 25^{+} 周，今晨起阴道流液 1 次，宫缩较频，便干。前方去桑叶、黄芩、狗脊、太子参、党参，加杞子 12g，炒玉竹 15g，瓜蒌仁 20g，绿梅花 6g，菟丝子 20g。目前在用安宝 100mg，静脉滴注，每日 1 次；氨茶碱 250mg，静脉滴注，每日 1 次；口服抗生素（具体不详）治疗。

八诊（11 月 12 日）：孕 28^{+} 周，自述 10 月 30 日阴道流液 1 次，阴道液涂片检查：未见羊齿植物状结晶。近来潮热汗出，带下量多，纳可便干。

[辅助检查] 11 月 11 日床边 B 超示：宫内晚孕，单活胎（双顶径 7.5cm，胎盘位置左前壁 I 级$^{+}$，羊水四区和 9.5cm）。

[舌脉] 舌红苔薄，脉细弦。

[治法] 清热养阴，固冲安胎。

[方药] 椿白皮寿胎丸加减。

生地黄 12g	熟地黄 12g	枸杞子 12g	山萸肉 9g
党 参 15g	太子参 15g	炒白芍 12g	乌贼骨 15g
菟丝子 20g	桑寄生 15g	苎麻根 20g	南沙参 12g
北沙参 12g	阿胶珠[烊] 10g	黄 芩 9g	桑 叶 12g
煅龙骨 15g	椿白皮 12g	川 柏 9g	制 军 6g

水煎服，每日 1 剂，连服 7 剂。

九诊（12月3日）：孕31⁺周，时有阴道流液。12月2日床边B超示：宫内晚孕，单活胎（双顶径7.9cm，宫颈管长约4.9cm，宫颈管内口未见明显分离）。前方去乌贼骨、菟丝子，加石斛9g，归身9g，白头翁12g，忍冬藤15g，生黄芪12g，炒杜仲12g。

十诊（12月10日）：孕32⁺周，偶有阴道流液。前方加阿胶珠[烊]10g，冬术9g。2010年1月孕36周剖宫产一男婴，体重2540g，身长48cm，母子平安。

案二：杨某，女，25岁，2013年3月13日。

［主诉］孕14⁺周，反复阴道出血2月。

［现病史］用来曲唑促排卵后，停经30余天自测尿妊娠试验阳性，孕40余天起无明显诱因阴道出血，在外院住院治疗2次。阴道出血反复未止，昨日阴道出血如月经量，偶感小腹隐痛、腰酸，外阴潮湿不适，故来就诊。

［月经史］$13\frac{5\sim10^{+}}{30}$天，量中，无痛经。Lmp：2012年12月4日，经行如前。

［婚育史］已婚，0-0-0-0。

［辅助检查］3月13日B超示：宫内孕活胎，宫腔积液（羊膜囊左下方可见片状液性暗区，范围约4.8cm×2.5cm×1.0cm）。

［舌脉］舌红苔薄，脉细滑。

［治法］补肾安胎，清热凉血。

［方药］自拟安胎汤加减。

桑寄生15g	苎麻根炭24g	太子参15g	杜　仲10g
白　芍12g	黄　芩15g	生地榆24g	炒谷芽10g
阿胶珠[烊]10g	仙鹤草24g	海螵蛸15g	椿白皮12g

煅龙骨 15g　　白及粉吞 9g　　三七粉吞 3g

水煎服，每日 1 剂，连服 7 剂。黄体酮注射液 40mg 肌注，每日 1 次。

二诊（3 月 19 日）：孕 15^+ 周，阴道少量咖啡色出血，无腹痛，无腰酸，大便 2 日未解，胃纳欠佳，夜寐尚安。上药加藕节 15g，瓜蒌仁 15g。考虑患者阴道出血日久，收住入院治疗。住院期间先后予“阿洛西林针、氨甲苯酸针、硫酸镁注射液”预防感染、止血、预防宫缩治疗。

三诊（4 月 17 日）：孕 19^+ 周，阴道出血量减少，小腹不适，腰酸偶作，胃纳可，二便调，带下夹赤。

[辅助检查] 4 月 9 日 B 超：宫内孕活胎（羊膜囊右下方和右上方分别见液性暗区范围为 2.5cm×2.6cm×0.6cm 和 7.1cm×4.1cm×1.7cm）。4 月 10 日白带常规无殊，阴道分泌物培养：解脲支原体＜1 万，血 CRP：2.5 mg/L。

[舌脉] 舌红苔薄，脉细滑。

[治法] 补肾安胎，清热凉血。

[方药] 自拟安胎汤加味。

桑寄生 15g　　苎麻根炭 20g　　太子参 12g　　黄　芪 12g

炒白芍 24g　　黄　芩 10g　　狗　脊 12g　　旱莲草 12g

阿胶珠烊 10g　　当　归 9g　　炒白术 9g　　乌贼骨 15g

生地榆 24g　　藕　节 24g　　椿白皮 15g　　白头翁 20g

煅龙骨 15g

水煎服，每日 1 剂，连服 7 剂。涤净洗剂 150ml 外洗，每日 1 次；地屈孕酮片 10mg，口服，每日 2 次；黄体酮胶囊 100mg，口服，每晚 1 次；头孢呋辛酯片 250mg，口服，每日 2 次。

四诊（4 月 24 日）：孕 20^+ 周，无明显阴道出血，无腹痛，腰酸好转，带下色黄。上方加黄柏9g。

五诊（4月30日）：孕21^+周，近日少许漏红，小腹隐痛，带下色黄，大便黏软，上方去生地榆，加白及9g，仙鹤草24g。

六诊（5月8日）：孕22^+周，无阴道出血，带下色淡黄，胃脘可，大便正常。

桑寄生15g	苎麻根炭20g	太子参12g	黄　芪12g
炒白芍24g	黄　芩10g	狗　脊12g	旱莲草12g
阿胶珠[烊]10g	当　归9g	炒白术9g	煅龙骨15g
杜　仲12g	藕　节24g	椿白皮15g	黄　柏9g

水煎服，每日1剂，连服7剂。

七诊（5月15日）：孕23^+周，无阴道出血，带下量减少，B超提示仍有宫腔液性暗区，上方加乌贼骨15g。

八诊（5月22日）：孕24^+周，带下色淡，量增，舌淡红苔薄白脉细尺弱，上方加陈皮5g，鹿角霜10g。

九诊（5月29日）：孕25^+周，带下色黄时有夹赤，舌红苔薄，脉滑。

桑寄生15g	苎麻根炭20g	太子参12g	黄　芪12g
炒白芍24g	黄　芩10g	狗　脊12g	旱莲草12g
阿胶珠[烊]10g	当　归9g	炒白术9g	煅龙骨15g
杜　仲12g	藕　节24g	椿白皮15g	黄　柏9g
桑　叶15g	乌贼骨15g	陈　皮5g	鹿角霜10g

水煎服，每日1剂，连服7剂。

十诊（6月4日）：孕26^+周，带下色黄，上方去煅龙骨、乌贼骨、陈皮、鹿角霜、桑叶，加生地榆24g，白头翁20g，白及5g。

十一诊（6月11日）：孕27^+周，带下色黄，舌光红苔薄脉弦滑，上方去藕节、杜仲、椿白皮、白头翁、白及、生地榆，加乌贼骨15g，忍冬藤 15g，蒲公英 15g，绿梅花 5g，桑叶 15g。

十二诊（6月26日）：孕 29⁺周，胎动正常，带下色黄，量中等。舌淡红苔薄脉细滑。

桑寄生 15g　苎麻根炭 20g　太子参 12g　黄　芪 12g
炒白芍 24g　黄　芩 10g　狗　脊 12g　旱莲草 12g
阿胶珠烊 10g　当　归 9g　炒白术 9g　椿白皮 12g
黄　柏 9g　乌贼骨 15g　白头翁 20g

水煎服，每日 1 剂，连服 7 剂。

十三诊（7月10日）：孕 31⁺周，带下色黄，7月4日外院 B 超示：胎盘 1 级，脐带近边缘插入。上方去白头翁、乌贼骨，加忍冬藤 15g，当归 9g，杜仲 12g，蒲公英 20g，黄柏 9g。

2013 年 9 月 4 日孕 39 周顺产一女婴，体健，体重 3250g，身长 50cm。

按语：案一患者初诊 B 超示宫颈管分离，考虑宫内感染，告知难免流产、早产风险，患者坚持保胎治疗。患者形体瘦削，素体阴虚，孕后血聚养胎，阴血不足，水不涵木，木火内扰，热迫冲任，导致反复阴道出血流液，证属肾虚肝热、冲任不固，方用椿白皮寿胎丸加减治之，意在养阴清肝，固冲安胎。临床中常以麦冬、南北沙参、生地炭、铁皮石斛、旱莲草、炒玉竹、杞子滋肝肾之阴；黄芩、黄柏、椿白皮、忍冬藤、桑叶清肝经火热；煅龙骨、乌贼骨、白及粉、仙鹤草凉涩之品收敛固冲止血；漏红日久易化瘀生热，故以制军、丹皮、生地榆、藕节、侧柏炭凉血化瘀止血。反复阴道出血流液时间长者，存在宫内感染风险，需结合血常规、血沉、前降钙素、超敏 C 反应蛋白、分泌物细菌培养等炎症指标，应用抗生素抗感染治疗。

案二患者平素有崩漏病史，此次妊娠后阴道出血 2 月余，察舌红苔薄脉细滑。肾虚冲任失固，系胎无力，胎元不固有欲堕之势故感腰酸，腹痛下坠。血为热灼则色鲜红，质稠。孕后血热下扰血海，迫血下行，阴血离经而妄行，故漏红不止，瘀血留而不去，故见宫腔暗区。《景岳全书》云“妇人肾以系胞，而腰为肾腑”，肾虚故见腰酸；阴道出血日久，内外交通，易致外邪、湿邪侵入，加之热性体质，湿邪易从热化，湿热下注，故见带下、阴部潮湿不适。方用桑寄生补肾稳固胎元，杜仲补益肝肾，太子参补中益气以系胎元，白芍和里缓急，阿胶养血止血，且因出血日久，患者情绪紧张焦虑，气血耗伤，气郁化火，故在补肾安胎之药中加入黄芩清热凉血，生地榆、苎麻根凉血止血，乌贼骨、煅龙骨收敛止血。椿白皮清热燥湿，又能收敛止带。“白及味苦气寒，能内清肺胃邪热，而外以凉血止痛”，为收敛止血之要药。患者宫腔暗区较大，遵循“有故无殒，亦无殒也”治疗原则，少佐活血化瘀之三七粉，动静结合，祛瘀生新以安胎。二诊诉阴道出血由鲜红色转为褐色，大便二日未解，守前方再进7剂，加藕节凉血止血，瓜蒌仁润肠通便。考虑患者阴道出血时间长，孕激素有缓解子宫平滑肌紧张、止血作用，故继续予黄体酮注射液肌注，宫腔暗区较大，出血日久恐有感染，住院后予青霉素针、止血芳酸针静滴预防感染止血治疗，加中药补肾养血安胎以除胎漏之根本。中西合璧，标本同治。三诊患者已出院门诊观察，阴道出血基本已止，偶感小腹不适，腰酸偶作，胃纳可，二便调，带下夹赤。妇检阴道分泌物培养提示支原体感染，方药以自拟安胎汤加减，加黄芪、白术益气健脾，加旱莲草、藕节凉血收敛止血，加狗脊补肝肾，强腰膝，又有温补固摄作用，能治疗带下过多，椿白皮味苦涩，性寒，归大肠、肝经，苦可燥湿，寒以清热，涩能收敛，即可清热燥湿，又能收敛止带，为止带之常用药物，擅治湿热下注，带脉失约而致赤白带下者。

白头翁清热解毒，配合椿白皮治疗阴痒带下，效果甚佳。外用涤净洗剂 150mL 外洗，每日 1 次，西药继续予地屈孕酮片 10mg，口服，每日 2 次。黄体酮胶囊 100mg，口服，每晚 1 次。出血日久，予头孢呋辛酯片 250mg，口服，每日 2 次，预防感染治疗。四诊诉阴道出血基本停止，带下色黄。加黄柏清热燥湿，长于清泻下焦湿热，用治湿热下注之带下黄浊臭秽。五诊诉又见少许漏红，小腹隐痛，带下色淡黄，大便软，上方去苦寒生地榆，加白及收敛止血、仙鹤草止血补虚。湿与热结，如油和面，胶结难解，前人有渗湿于热下，湿祛热自孤只论，也有说“热去湿除”，则赤白带下，脐下痛病自除。用药及至六、七、八诊，带下诸证改善，阴道出血亦止，察舌淡红苔薄白脉细尺弱，湿热渐衰，邪去正虚，且在孕后，减白头翁等苦寒之品，去白及、仙鹤草等止血药，转用扶正兼祛余滞，则无伐正兴邪之弊。用药苦寒，恐伤脾肾阳，故少加陈皮理气健脾，鹿角霜血肉有情，温煦奇经。九诊时，患者已孕 6 月余，胎像渐稳，带下黄时有夹赤，加桑叶、藕节清热凉血止血。及至孕中晚期，患者无早孕期之妊娠反应，喜食甜食、油炸之物，且素体有湿，易从热化，故见带黄、漏红，去温热之鹿角霜，去煅龙骨、乌贼骨等收敛之品，加生地榆、白头翁清热凉血化湿止带，加白及止血。用药 1 周后，无漏红，带下仍色黄，小腹不适，舌光红苔薄脉弦滑，前方去收敛止血之藕节、白及、生地榆等，热重于湿，故加蒲公英、忍冬藤、桑叶、黄柏等，加绿梅花疏肝和胃。蒲公英苦甘寒，归肝胃经。能清热解毒，消肿散结，利湿通淋。入肝经，能泄降滞气，疏肝解郁。黄柏清热燥湿，泻火除蒸，解毒疗疮。主入肾经而善泻相火。苦寒沉降，长于清泻下焦湿热，用治湿热下注之带下黄浊臭秽。药后带下减少，诸症渐减。之后遵前方，根据症状、舌脉判断湿重于热或热重于湿，加减用药再进半月而收功。

3. 晚期先兆流产之胎盘低置状态案

案一：陶某，女，28岁，2012年10月11日初诊。

［主诉］孕23^{+}周，发现胎盘位置偏低1天。

［现病史］停经30余天自测尿妊娠试验阳性，孕早期无明显不适，今B超提示：胎盘下缘近宫颈内口，胃纳可，二便尚调。

［月经史］$13\frac{5\sim6}{30}$天，量偏少，无痛经。Lmp：4月30日，经行如前。

［婚育史］已婚，0-0-1-0，2008年4月孕40余天难免流产清宫术。

［舌脉］舌淡红，苔薄欠润，脉细滑。

［治法］补肾安胎，益气升提。

［方药］自拟安胎汤合举元煎加减。

党　参24g	太子参15g	生晒参9g	怀山药15g
桑寄生15g	苎麻根20g	阿胶珠烊10g	升　麻9g
南沙参12g	北沙参12g	炒白芍12g	柴　胡9g
山茱萸9g	桔　梗9g	黄　芩9g	菟丝子20g
覆盆子20g	生地黄12g	熟地黄12g	枸杞子12g

水煎服，每日1剂，连服7剂。

二诊（10月24日）：孕25^{+}周，无阴道出血，无明显腹痛，腰酸偶作，口干。上方去山药、南沙参、北沙参、炒白芍、柴胡，加黄芪15g，石斛12g，炒杜仲15g，狗脊12g，续断12g，麦冬10g，墨旱莲12g。

三诊（11月7日）：孕27^{+}周，无阴道出血，腰酸、腹坠偶作，口干好转，略口苦。B超提示：胎盘下缘距宫颈内口12mm，上方加柴胡9g。

四诊（11月21日）：孕29^{+}周，无阴道出血，腰酸、口干好转，腹坠偶作，口苦仍有。予方：

党　参 24g　　太子参 15g　　生晒参 9g　　怀山药 15g
桑寄生 15g　　苎麻根 20g　　阿胶珠[烊] 10g　　升　麻 9g
黄　芪 15g　　炒白芍 12g　　柴　胡 9g　　炒杜仲 15g
山茱萸 9g　　桔　梗 9g　　黄　芩 9g　　枸杞子 12g
狗　脊 12g　　麦　冬 10g　　墨旱莲 12g　　当　归 10g
炒白术 9g　　郁　金 9g

水煎服，每日 1 剂，连服 7 剂。

后续治疗经过：腰酸、腹坠、口干、口苦等症状好转，补肾安胎，益气升提方再进 7 剂，至 35 周复查 B 超提示：胎盘位置距宫颈内口 3.4cm，2013 年 2 月 5 日，剖宫产一男孩（宫口开到 7 指，提示胎儿缺氧），3250g 重，50cm 长，健康。

案二：朱某，女，30 岁，2011 年 3 月 4 日初诊。

[主诉] 孕 18^+ 周，阴道出血 2 次，发现胎盘位置偏低 10 天。

[现病史] 停经 30 余天自测尿妊娠试验阳性，孕早期无明显不适，2 月 22 日无明显诱因阴道出血，有腰酸，腹痛不明显，外院住院保胎，2 月 23 日 B 超提示：胎盘位置偏低，宫腔积血。予硫酸镁注射液、黄体酮注射液保胎治疗，抗生素预防感染，3 天前出院。现无阴道出血，腰酸仍有，胃纳可，便稀质粘，带下色黄。

[月经史] $14\frac{5\sim6}{30}$ 天，量中，无痛经。Lmp：2010 年 10 月 27 日，经行量中等，无痛经。

[婚育史] 已婚，0-0-0-0。

[辅助检查] 2 月 23 日 B 超：宫内孕，宫腔积液（双顶径 3.8cm，股骨长 2.2cm，胎膜下液性暗区 5.7cm×6.8cm×1.3cm，胎盘下缘距宫颈内口 1.1cm）。

[舌脉]舌红苔薄，脉细滑。

[治法]补肾安胎，益气升提。

[方药]椿白皮寿胎丸加减。

党　参 15g	太子参 9g	黄　芪 12g	海螵蛸 15g
桑寄生 15g	苎麻根 20g	南沙参 12g	北沙参 12g
桑　叶 12g	椿白皮 12g	白头翁 12g	阿胶珠[烊] 10g
狗　脊 12g	藕　节 20g	黄　芩 9g	煅龙骨 15g
炒白芍 15g	牡丹皮 10g	生甘草 5g	

水煎服，每日 1 剂，连服 7 剂。

二诊（3 月 11 日）：孕 19^+ 周，无阴道出血，无明显腹痛，腰酸偶作，口干，二便调，带下正常。予方：

党　参 15g	炒杜仲 15g	黄　芪 12g	海螵蛸 15g
桑寄生 15g	苎麻根炭 20g	南沙参 12g	北沙参 12g
橘　皮 5g	阿胶珠[烊] 10g	白及粉[吞] 6g	参三七[吞] 3g
狗　脊 12g	藕　节 20g	生甘草 5g	

水煎服，每日 1 剂，连服 7 剂。

三诊（3 月 18 日）：孕 20^+ 周，无阴道出血，无明显腹痛，腰酸偶作，口干好转，小便调，大便黏，夜寐一般。上方去狗脊、橘皮、南沙参、北沙参，加黄芩 9g，白头翁 20g，炒白术 9g，炒白芍 15g，牡丹皮 10g，煅龙骨 15g。

四诊（3 月 25 日）：孕 21^+ 周，无阴道出血，无明显腹痛，腰酸偶作，口干，胃脘不适，二便调。3 月 23 日 B 超：胎盘下缘距宫颈内口 1.9cm。上方去白头翁、炒杜仲、炒白术，加升麻炭 9g，太子参 9g，八月札 10g，石斛 9g，橘皮 5g，橘络 5g。

后续治疗经过：2011 年 1 月，足月剖宫产一女孩，3400g，50cm，健康。

按语：胎盘低置状态是指妊娠28周以前胎盘附着于子宫下段，其下缘达到甚至覆盖宫颈内口，往往会出现腹痛、阴道出血等症状，治疗不当易发展为前置胎盘。2013年中华医学会发布临床指南，将低置胎盘定义为胎盘下缘距宫颈内口＜20mm。其病因包括：①子宫内膜损伤或病变：多次刮宫、多次分娩、产褥感染、子宫瘢痕等损伤子宫内膜，或引起子宫内膜炎，或子宫萎缩性病变，再次妊娠时子宫蜕膜血管形成不良，胎盘血供不足，刺激胎盘增大面积伸展到子宫下段。②双胎或多胎妊娠：胎盘的面积较单胎的胎盘面积增大而达到子宫下段。③胎盘形态异常：如副胎盘、膜状胎盘均易发生胎盘低置。④受精卵滋养层细胞发育迟缓：受精卵达到宫腔时，滋养层尚未发育到能着床的阶段，继续下移，着床于子宫下段。妊娠中期时胎盘约占宫壁一半面积，邻近或覆盖宫颈内口的机会较大。妊娠12周以后子宫狭部逐渐伸展、拉长、变薄，扩展为子宫下段的一部分，随着子宫下段形成并向上扩展成宫腔的一部分，大部分原附着在子宫下段的胎盘可随之上移而成为正常位置胎盘，研究证实妊娠中期部分胎盘低置状态会逐渐转归，少部分发展为前置胎盘。现代医学对妊娠中期胎盘低置状态尚无有效治疗方法，往往采取期待疗法，定期B超检查了解胎盘与宫颈内口的关系。

如果得不到适当的治疗，胎盘低置状态在妊娠晚期则会发展为前置胎盘，严重危害胎儿和孕妇的生命安全。因此，早期预防和治疗具有重要意义。本病属中医学的“胎漏”“胎动不安”“胞阻”等范畴。中医学认为，妊娠中期胎盘低置状态的发生，多系冲任气血不调，胎元不固所致，其病因主要为肾虚和脾虚气陷。父母先天禀赋不足，或房劳多产，或孕后房事不节伤肾耗精致冲任损伤，伤精损肾致肾气不固，带脉失约，无力固摄胞胎而胞胎下移。正如《女科经纶》曰：“女之肾脉系于胎，是母之真气，子之所赖也。”若肾气亏损，便不能固摄胎元。胞络系于肾，冲任之本在于肾，肾虚则冲任不固，胎失所系。《校注妇人良方》曰：“夫人以胃气壮实，冲任荣和，则胎得所，如鱼处渊。若气血虚弱，无以滋养，其胎终不能成也。”又气以载胎，血以养胎，若气虚血亏，濡养不足，胎气不固，则胎盘低置而出现阴道下血、腰酸腹坠等现象。受孕后，血聚于子宫以养胎，肝血偏虚，肝失所养，肝气郁结，肝木过旺克脾土故脾虚，脾主升清，脾虚则清阳不升，中气下陷，亦可见胎盘低置。

对于胎盘前置状态，临床认为妊娠中期可通过益气升阳，健脾固肾为法，因为随着孕龄的增加，胎盘存在迁移现象。早期干预能降低妊娠晚期孕产妇前置胎盘发生几率，临床上根据中医病因病机进行辨证，寿胎丸合补中益气汤或举元煎加减治疗胎盘前置状态取得了良好的疗效。方中菟丝子补肾益精，固摄冲任，续断补益肝肾，养血安胎，杜仲补肝肾，固冲任，安胎，咸入肾故盐杜仲补肾力堪。黄芪补中益气，升阳固表，配伍太子参，炙甘草、白术补气健脾，与黄芪合用增强补益中气之功。并以少量升麻、柴胡升阳举陷，协助黄芪升提下陷之中气，助胎盘逐渐恢复到正常位置。《本草纲目》谓：升麻引阳明清气上升，柴胡引少阳清气上行，此乃脾胃引经要药也。全方共奏补肾益气，升阳举陷之功。助胎盘逐渐恢复到正常位置。

案一患者因孕 23^{+} 周，B 超提示胎盘位置偏低来诊，予自拟安胎汤合举元煎加减，方中菟丝子补肾益精，固摄冲任，续断补益肝肾，养血安胎，盐杜仲补肝肾，固冲任，安胎。生晒参大补元气，配伍党参、太子参，合用增强补益中气之功。并以少量升麻、柴胡升阳举陷，协助升提下陷之中气，助胎盘逐渐恢复到正常位置。患者自觉口干，苔薄欠润，加阿胶珠、山茱萸、熟地黄滋肾阴，白芍养血敛阴，南沙参、北沙参、生地黄清热养阴生津。二诊时患者诉腰酸、口干，腰为肾之府，肾者主蛰，封藏之本，精之处也，精盛则肾充，肾充则腰健，故腰酸一症可验肾精之足与不足、肾气之充与不充，阴虚水亏，水亏津伤则咽干口燥。加杜仲、狗脊、续断补肾气，肾中精气充足，则血液化生有源，去沙参、白芍，改用石斛、麦冬等养阴生津效果更佳。三诊口干腰酸略好转，前方加少量柴胡疏肝解郁，升阳举陷再进7剂，四诊时自诉腰酸、口干好转，腹坠偶作。在前方基础上去滋阴清热之药，加阿胶珠滋阴养血。妇女孕后，胎需血养，如精血不足，阴承于阳，水气胜土，脾郁不伸，中焦气血不调，故腹坠痛，加白芍养血缓急止痛，白术健脾化湿，当归养肝血等，取当归芍药散之义。

案二患者因孕18周，阴道出血2次，B超提示：胎盘位置偏低来诊，腰酸，便稀质黏，带下色黄。胞络者系于肾，肾虚则根怯无力系胎。肾气不足，胞胎失于固摄，可见胎盘低置。阴虚生内热，热扰冲任，胞脉受损，血热妄行，致胎漏下红。肝经郁火亢盛，克制脾土，土湿不运而化火，湿热下注，故见带下色黄，水谷传导失司，清浊不分，故大便不爽，质黏。该患者为肾虚血热，虚实夹杂，故治宜补肾安胎，益气升提，凉血止血，清热燥湿。予自拟安胎汤基础上，取黄芪、党参、太子参大补元气，使无形之气得以速固，以防下陷，不致气虚失摄，漏红不止。南沙参、北沙参养阴生津，牡丹皮清热，海螵蛸收敛止血，桑叶清热凉血止血，椿白皮清热燥湿，收敛止带，白头翁清热解毒，配合椿白皮治疗阴痒带下，效果甚佳。二诊带下、二便调，B超提示：宫腔积液，去桑叶、椿白皮、白头翁之类，加杜仲补肾强腰膝，橘皮、橘络理气和胃，同时嘱患者吞服三七粉，活血化瘀止血，尤适于孕3月以上出血，宫内有暗区者，所谓“有故无殒亦无殒也”。三诊诉口干好转，便黏又见，考虑素体脾虚，仍有湿热不化，复投黄芩、白头翁清热燥湿，白术健脾燥湿，煅龙骨重镇安神，固神止血。四诊二便调，胃脘不适，复查B超提示：胎盘位置较前略上升，但仍属偏低状态。患者目前湿热之象不显，常用清热之品恐伤脾胃，故去白头翁。肝木克脾土，脾土胜可侮肝木，因此在健脾胃的同时需注重疏肝，故加八月札、橘皮、橘络疏肝理气和胃，加升麻升阳举陷。

4. 晚期先兆流产伴ABO血型不合之保胎案

陈某，女，24岁，2010年2月25日初诊。

[主诉] 孕16周，阴道出血1次，小腹隐痛1周。

[现病史] 1周前患者无明显诱因阴道少许出血，感小腹隐痛，似有宫缩，休息后阴道出血止，腹痛仍有。血型O型，丈夫B型，RH均阳性。

[月经史] $14\frac{5}{30}$天，量中，无痛经。Lmp：2009年11月6日，经行如前。

[婚育史] 已婚，0-0-0-0。

[辅助检查] IgG抗B抗体1∶128。

[舌脉] 舌红苔薄，脉细滑。

[治法] 补肾养血安胎。

[方药] 寿胎丸合当归芍药散加减。

桑寄生15g	阿胶珠烊10g	艾　叶3g	苎麻根20g
党　参24g	炒白术12g	仙鹤草24g	炒白芍24g
炒杜仲15g	怀山药12g	当　归6g	生甘草5g

水煎服，每日1剂，连服7剂。

二诊（3月10日）：孕17^{+}周，无漏红，腹痛好转，时有宫缩感，手脚乏力，舌红苔薄，脉细滑偶有结脉，补肾养血清湿安胎。前方去艾叶，加焦山栀 9g，制大黄 10g，太子参 15g，生晒参 9g，绵茵陈 24g，菟丝子 20g。

三诊（3 月 17 日）：孕 18⁺ 周，时有少腹隐痛，寐欠安，口干，偶有心悸不适，带下色黄。

［辅助检查］3 月 10 日血沉：46mm/h。

［舌脉］舌红苔薄，脉细滑偶有结脉。

［辨证］阴虚火旺，水不济心

［治法］滋肾养血，清热除烦。

［方药］寿胎丸合黄连阿胶汤加减。

桑寄生 15g	菟丝子 20g	阿胶珠烊 10g	覆盆子 20g
川黄连 5g	黄　芩 9g	当归身 9g	炒白芍 15g
太子参 15g	生黄芪 12g	苎麻根 20g	石　斛 9g
忍冬藤 15g	蒲公英 20g	生甘草 5g	煅龙骨 15g

四诊（3 月 24 日）：孕 19⁺ 周，寐欠安，偶有恶心，心悸不适较前好转，无漏红，小腹隐痛好转。3 月 24 日血常规：中性粒细胞比率 74.6%、血沉 53mm/h、血红蛋白 104g/L、红细胞计数 3.4×10^{12}/L。舌淡红苔薄，脉细滑而结，滋肾安胎，养血安神。前方去黄芪、覆盆子、石斛、忍冬藤、蒲公英、煅龙骨，加绿梅花 6g，炒枣仁 15g，首乌藤 30g，五味子 9g，麦冬 10g

后续治疗经过：患者有心律不齐，考虑心肌炎可能。4 月 23 日复查 IgG 抗 B 抗体 1∶64，4 月 26 日心脏 B 超提示：左房增大。予滋肾养血宁心安神之药调补 1 月，遵医嘱平素注意休息，避免情绪激动，心悸症状不明显，夜寐尚安。

按语：患者初诊已孕 15 周，时属孕中期，此时胎体长大，一方面极需血气之滋养，而胎体又会阻碍孕妇气机之升降。患者素体肾虚、气血不足。肾虚胞脉失养，冲任不固，故阴道漏红。孕后血以养胎，气以载胎，而血赖气以运行，血虚则胞脉失养，气虚则胞脉运行不畅，气血阻滞，不通则痛，故小腹隐痛，治宜补肾养血止痛安胎。桑寄生、杜仲补肾益精，党参、白术、山药益气健脾，加阿胶珠养血止血，当归、白芍养血柔肝，缓急止痛；苎麻根凉血止血，仙鹤草补虚止血。二诊诉腹痛好转，查体舌质红有热象，且ABO血型抗体略偏高，去温性之艾叶，加绵茵陈、焦山栀、制大黄清热利湿，加太子参、生晒参大补元气。三诊诉夜寐欠安，心悸不适，予寿胎丸合黄连阿胶汤加减。黄连阿胶汤出自《伤寒论》少阴病篇："少阴病，得之二三日以上，心中烦，不得卧，黄连阿胶汤主之。"论述的为少阴病热化证，在正常生理情况下，心火必须下降于肾，使肾水不寒，肾水必须上济于心，使心火不旺，心肾相济，阴平阳秘。方由黄连、黄芩、芍药、阿胶、鸡子黄组成，其中黄连、黄芩泻心火，阿胶、鸡子黄滋心肾之阴；芍药配黄芩、黄连，酸苦泄热；配阿胶、鸡子黄，酸甘化阴。诸药配伍，清热除烦，滋阴降火，敛阴和阳。四诊诉心悸好转，仍夜寐欠安，加炒枣仁、首乌藤养血安神助眠五味子滋肾收敛，麦冬养阴清心除烦。

5. 晚期先兆流产伴湿疹之保胎案

耿某，女，31岁，2010年3月12日初诊。

[主诉]停经42天，伴腰酸、小腹隐痛半月。

[现病史]停经42天，半月前无明显诱因下感腰酸、小腹隐痛，无阴道流血，略感乏力，二便尚可。

[月经史] $12\frac{5\sim6}{30^{+}}$ 天，量中，痛经，Lmp：1月30日，经行如前。

[婚育史]0-0-2-0，早孕人流2次，末次妊娠2008年。

[舌脉]舌红苔薄，脉细滑。

[治法] 益肾养血安胎。

[方药] 自拟安胎汤加减。

熟地黄 12g	枸杞子 12g	当归身 9g	炒白芍 12g
阿胶珠[烊] 10g	艾 叶 3g	桑寄生 15g	苎麻根 20g
菟丝子 24g	覆盆子 24g	紫河车[吞] 6g	生黄芪 15g
党 参 15g	太子参 15g		

二诊（3 月 19 日）：停经 49 天，腰酸缓解，时有小腹隐痛，近日感中脘不适。3 月 15 日血 HCG：2999IU/L，E_2：172pg/mL，P：39.1nmol/L；3 月 19 日 血 HCG：18608IU/L，E_2：258pg/mL，P：31.6nmol/L。前方去黄芪，易橘皮 5g，橘络 5g，黄芩 9g，进 7 剂。予地屈孕酮片，每次 10mg，每日 3 次，口服。

三诊（3 月 26 日）：停经 56 天，小腹痛已缓解。3 月 25 日血 HCG：44384IU/L，E_2：439pg/mL，P：56.3nmol/L。因恶心反应暂停中药，予以紫苏叶 5g，绿梅花 5g，砂仁[杵后入] 3g，八月札 6g，7 剂代茶饮。

四诊（4 月 2 日）：停经 63 天，4 月 1 日血 HCG：65477IU/L，E_2：815pg/mL，P：61.7nmol/L，B 超示：宫内孕，单活胎，宫腔积液（胚芽 15mm，胚囊右侧方见 12mm×10mm×11mm 液性暗区）。予院内制剂安胎合剂 1 瓶。

五诊（4 月 9 日）：停经 70 天，近日小腹胀感，呕恶显。4 月 8 日血 HCG：83370IU/L，E_2：990pg/mL，P：76.6nmol/L。仍予三诊方 7 剂代茶饮，续服安胎合剂。

六诊（4 月 21 日）：孕 11^+ 周，感小腹胀，背胸部有红疹，伴瘙痒。4 月 13 日 血 HCG：89204IU/L，E_2：1546pg/mL，P：68.1nmol/L；4 月 21 日血 HCG：81952IU/L，E_2：1790pg/mL，P：50.9nmol/L，改地屈孕酮片，每次 10mg，每日 2 次，口服，并予中药补肾养血祛风安胎：党

参 15g，白术 12g，橘皮 5g，橘络 5g，砂仁杵后入 5g，紫苏叶 5g，桑寄生 15g，当归身 9g，苎麻根 20g，菟丝子 20g，生黄芪 15g，黄芩 9g，地肤子 12g，荆芥 9g，防风 9g，进 7 剂。

七诊（6 月 4 日）：孕 4^+ 月，近日全身多发湿疹，伴瘙痒，痔疮，纳可，便软次增。4 月 30 日 B 超示：宫内孕，单活胎（顶臀 6.0cm，双顶 2.0cm，胎心搏动正常，羊水前后径 3.2cm，NT：1.2mm）。查血型：O 型，5 月 8 日查 IgG 抗 B 抗体：1：64。予益肾养血，祛风清湿安胎：绵茵陈 20g，焦山栀 9g，川黄连 5g，黄芩 9g，白术 12g，淮山 12g，茯苓 12g，桑寄生 15g，苎麻根 20g，生草 5g，当归身 9g，赤芍 10g，白芍 10g，杜仲 15g，太子参 15g，生黄芪 12g，进 7 剂。嘱查血甘胆酸。

八诊（6 月 11 日）：孕 4^+ 月，全身有湿疹，瘙痒，痔疮疼痛好转。便软次增，甘胆酸无殊。拟益肾运脾，祛风清湿安胎：党参 15g，牡丹皮 10g，太子参 15g，生黄芪 12g，淮山 12g，白术 12g，黄芩 9g，黄连 5g，桑寄生 15g，苎麻根 20g，桑叶 12g，地肤子 12g，无花果 15g，生地黄 20g，杜仲 15g，进 7 剂。

随访药后湿疹消退，余药未用。于 2010 年 11 月 1 日因胎位不正剖宫产一健康男婴，2550g，50cm。

按语：湿疹主要表现为皮肤渗出倾向的炎症反应，慢性期可表现为浸润及肥厚变化，同时伴有瘙痒。其病因不明，可能是多种内外因素共同作用所致。湿疹在中医学属于“湿疮”范畴，在全身各个部位均可发病。《内经》“地之湿气感，则害皮肉筋脉”是对其病机的认识;《医宗金鉴》曰:“此证由肝、脾二经湿热，外受风邪，袭于皮肤，郁于肺经，致遍身生疮。形如粟米，瘙痒无度…日轻夜甚。”中医将湿疹病机归纳为禀赋不足、饮食不节或嗜酒过度，导致脾失运化，内生湿热，或外感湿邪，导致风、湿、热阻于皮肤所致；或湿热时久，阴血暗耗，化燥生风致血虚，因此发病。治疗在中药补肾安胎基础上加荆芥、防风疏风解表，胜湿消疹，地肤子清热燥湿、祛风止痒，茵陈、焦山栀、川黄连、黄芩清利湿热，当归身、白芍养血补血。

患者孕后痔疮、湿疹时发，予桑叶、无花果、生地黄、地肤子。无花果健胃清肠，消肿解毒，《纲目》言无花果："治五痔，咽喉痛。"配合桑叶、生地黄、地肤子凉血止血，祛风利湿，一治痔疮出血，二治湿疹瘙痒。四诊呕恶明显，暂停中药，予院内制剂安胎合剂。安胎合剂系杭州市中医院院内制剂，为何子淮老先生经验方，融张仲景泰山磐石散，张锡纯寿胎丸于一体，具有补肝肾、益气血、固冲任、止血安胎之效。方中党参、黄芪、白术、炒白芍、甘草、地黄、阿胶益气养血。地黄用炭、阿胶用珠配白芍、墨旱莲加强敛阴止血之功；苎麻根凉血止血安胎；菟丝子、桑寄生、川续断补肝肾、固冲任、强腰以系胎；黄芩清热、白术固脾以安胎。紫苏梗理气解郁、主胎气不和。全方之用，赅括胎动不安的常发病机。该制剂颇适合各种因素导致的胎漏、胎动不安，甚至滑胎，尤其适合素体偏热，大便干结的患者。经加工成合剂后，服用方便，功效稳定。经试验表明：安胎合剂对兴奋的子宫有抑制作用，能增加血小板计数，缩短出血时间。

6. 妊娠腹泻之保胎案

陈某，女，28 岁，2009 年 8 月 24 日初诊。

[主诉] 停经 86 天，发热腹泻一天。

[现病史] 停经 86 天，昨日不洁饮食后腹痛泄泻交作，大便色黄而臭，泻而不爽，自觉身热，体温 38.3℃，口干口渴，时有胸闷气急，夜寐梦扰欠安。

[月经史] 15 $\frac{5\sim6}{28\sim30}$ 天，量中，无痛经史。Lmp：5 月 31 日，经行如前。

[婚育史] 已婚，0–0–0–0。

[辅助检查] 8 月 24 日血 HCG：94789mIU/mL，E_2：1990pg/mL，P：82ng/mL；血常规：白细胞：11.3×10^9/L，中性粒细胞：92.1%。

[舌脉] 舌红苔黄腻，脉滑数。

[治法] 清热利湿，泄浊安胎。

[方药] 葛根芩连汤合不换金正气散加减。

葛　根 20g　黄　芩 12g　川　连 6g　广木香 9g

藿　香 9g　佩　兰 9g　蒲公英 20g　制半夏 10g

川　朴 9g　生甘草 3g　苍　术 9g　桑寄生 15g

苎麻根 15g　柴　胡 15g

水煎服，每日 1 剂，连服 3 剂。

二诊（8 月 27 日）：停经 89 天，身热已退，腹泻止，少量阴道出血 1 次，时有小腹隐痛。

[舌脉] 舌红苔薄白，脉滑。

[治法] 益肾健脾，止血安胎。

[方药] 自拟安胎汤加减。

党　参 15g　太子参 15g　冬　术 9g　怀山药 12g

狗　脊 12g　川　断 12g　桑寄生 15g　苎麻根炭 15g

乌贼骨 15g　艾　叶 3g　仙鹤草 24g　川　朴 6g

砂　仁^杵后入^ 5g

水煎服，每日 1 剂，连服 7 剂。

三诊（9 月 28 日）：孕 17^+ 周，漏红止，偶感腰酸。

[辅助检查] 今 B 超示：双顶径：4.1cm，股骨长 2.3cm，肱骨长

2.2cm，胎盘下缘覆盖宫颈内口。

［舌脉］舌红苔薄，脉细滑。

［治法］补气升提，益肾安胎。

［方药］补中益气汤加减。

党　参 15g	生黄芪 15g	冬　术 12g	怀山药 12g
升麻炭 9g	山萸肉 9g	狗　脊 12g	菟丝子 20g
覆盆子 20g	阿胶珠[烊] 10g	桑寄生 15g	苎麻根 20g
炒杜仲 10g			

水煎服，每日 1 剂，连服 7 剂。

按语：《杂病源流犀烛·泄泻源流》言："湿盛则飧泄，乃独由于湿耳？不知风寒热虚，虽皆能为病，苟脾强无湿，四者均不得而干之，何自成泄？是泄虽有风寒热虚之不同，要未有不源于湿者也。"临床认为妊娠泄泻病机关键亦在于湿邪偏盛，或因起居不时，或因饮食不洁，或因劳倦伤脾，脾喜燥而恶湿，外感湿邪，内生湿滞，困阻脾土，脾运失司，清浊不分，水谷混杂而下则为泄泻。

患者因不洁饮食后腹痛泄泻交作，身热口渴，此时表证未解，里热已炽。经云"暴注下迫，皆属于热"，正此类也，治宜外解肌表之邪，内清肠胃之热，方用葛根芩连汤合不换金正气散加减。方中重用葛根为君，甘辛而凉，入脾胃经，既能解表退热，又能升发脾胃清阳之气而治下利；以苦寒之黄芩、黄连为臣，清热燥湿，厚肠止泻；蒲公英强清热解毒燥湿之功；藿香、佩兰芳香化湿解暑；苍术入中焦燥湿健脾，合以芳香苦燥之厚朴行气除满化湿、半夏燥湿化痰；柴胡引少阳清气上行，升阳止泻，乃脾胃引经要药也；桑寄生、苎麻根固肾安胎；生草甘缓和中，调和诸药。我们临床认为妊妇泄泻，胎动欲堕，究其根本乃脾胃虚极而然也。脾胃气虚，则胞胎无力，必有崩坠之虞。况又上吐下泻，则脾与胃之气，因吐泻而愈虚，故邪去泻止后，应续以补肾健脾安胎之常法以冀巩固，则胎固而安矣。

7. 妊娠瘙痒性荨麻疹性丘疹及斑块之保胎案

案一：潘某，女，31岁，2010年1月4日初诊。

[主诉] 孕18$^+$周，腹痛10天，四肢红疹瘙痒2天。

[现病史] 患者10天前无明显诱因下出现腹胀腹痛，无阴道流血流液，1周前住院予硫酸镁注射液治疗3天后腹胀腹痛改善。来诊皮肤红疹瘙痒2天，夜间尤甚，纳可便溏，夜寐难安，四肢见大小不等鲜红色红斑、丘疹，高出皮肤。

[月经史] $13\frac{5\sim6}{30}$天，量中，痛经史。Lmp：8月30日。

[婚育史] 已婚，0-0-1-0，2008年难免流产行清宫术。

[舌脉] 舌红苔根腻，脉细滑。

[治法] 运脾燥湿，益肾安胎。

[方药] 自拟安胎汤加减。

苍　术 9g	白　术 9g	茯苓皮 15g	地肤子 12g
党　参 15g	太子参 15g	生黄芪 9g	荆　芥 9g
防　风 9g	丹　皮 10g	阿胶珠^{烊} 10g	赤　芍 10g
白　芍 10g	桑寄生 15g	苎麻根 20g	狗　脊 12g
生甘草 5g	蒲公英 15g	炒杜仲 15g	

水煎服，每日1剂，连服7剂。另予炉甘石洗剂外用。

二诊（1月12日）：孕19$^+$周，湿疹消退，瘙痒明显缓解，自述孕后体重增加10kg。前方出入求固：桑寄生15g，苎麻根20g，地肤子12g，生黄芪12g，茯苓皮15g，苏叶5g，狗脊12g，川断12g，炒杜仲

15g，橘皮 5g，橘络 5g，黄芩 9g，党参 15g。水煎服，每日 1 剂，连服 7 剂。

三诊（1 月 20 日）：孕 20^+ 周，腹痛缓解，便干，口干，略有瘙痒，余无明显不适。

[舌脉] 舌红苔薄，脉细滑。

[治法] 养阴清热，益肾安胎。

[方药] 自拟安胎汤加减。

归　身 9g	炒白芍 12g	赤　芍 6g	生甘草 5g
桑　叶 15g	地肤子 12g	石　斛 9g	桑寄生 15g
苎麻根 20g	炒杜仲 15g	旱莲草 12g	炒玉竹 15g
黄　芩 9g	八月札 9g		

水煎服，每日 1 剂，连服 7 剂。

四诊（1 月 26 日）：孕 21^+ 周，始觉胎动，大便干，诉服药后中脘不适。瘙痒偶有，新疹未发。

[舌脉] 舌红苔薄，脉细滑。

[治法] 补血养阴，清湿安胎。

[方药] 自拟安胎汤加减。

生地黄 12g	枸杞子 12g	地肤子 12g	麦　冬 9g
焦山栀 9g	黄　芩 9g	太子参 15g	苍　术 9g
制　军 6g	石　斛 9g	全瓜蒌 12g	桑寄生 15g
白　术 9g			

水煎服，每日 1 剂，连服 7 剂。

五诊（2 月 2 日）：孕 22^+ 周，目前口舌生疮，带下略多。

[舌脉] 舌红苔薄，脉细滑。

[治法] 养阴清热，益肾安胎。

[方药] 自拟安胎汤加减。

桑寄生 15g	苎麻根 20g	归　身 9g	炒白芍 10g
椿白皮 12g	黄　芩 9g	制　军 6g	炒杜仲 15g
地肤子 12g	太子参 15g	狗　脊 12g	桑　叶 12g
八月札 10g	石　斛 9g	枸杞子 9g	

水煎服，每日 1 剂，连服 7 剂。2010 年 6 月 11 日剖宫产一女婴，体重 4200g，身长 52cm。

案二：蒋某，女，32 岁，2015 年 5 月 5 日初诊。

[主诉] 孕 33^+ 周，反复红疹瘙痒 3 月，加重 20 余天。

[现病史] 2015 年 2 月患者孕 5 月余无明显诱因下皮肤红疹瘙痒，查甘胆酸正常范围内，于皮肤科就诊，诊断为湿疹，予硼酸软膏外用、中药口服治疗后皮疹瘙痒减退。20 天前患者复感瘙痒难忍，伴四肢、臀部、腹部大小不等红斑、丘疹、丘疱疹，局部皮肤苔藓样变，皮肤科予复方苦参洗剂、炉甘石洗益外用，症状改善不明显，嘱加用氢化可的松软膏，患者拒。复求诊于外院中医，服用汤药 20 余剂，效果不明显。刻诊自诉夜间寐差，烘热瘙痒难耐，伴手足心热，便软，见腹部大片鲜红色皮疹，高出皮肤。

[月经史] $13\frac{5\sim6}{30\sim40}$ 天，量中，无痛经史。Lmp：2014 年 9 月 11 日，经行如前。

[婚育史] 已婚，0–0–0–0。

[辅助检查] 4 月 20 日外院查甘胆酸：198.7μg/dl（正常参考值＜270μg/dl）。4 月 29 日查过敏原提示：尘螨过敏 3.4IU/mL。

[舌脉] 舌淡胖边微红，脉弦滑。

[治法] 清热燥湿，凉血安胎。

[方药] 自拟三黄汤加减。

丹　皮 12g　　焦山栀 12g　　桑　叶 15g　　地肤子 15g

白鲜皮 15g　　银　花 12g　　紫　草 12g　　忍冬藤 15g

苦　参 15g　　生地黄 12g　　麦　冬 10g　　黄　芩 15g

黄　柏 15g　　黄　连 9g　　苎麻根 24g　　甘　草 5g

石　斛 9g

水煎服，每日 1 剂，连服 7 剂。另取少许中药汁湿敷。嘱饮绿豆汤，服铁皮石斛，着宽松棉质衣服，忌辛辣刺激性食物。

二诊（5 月 19 日）：孕 35⁺ 周，瘙痒明显缓解，未见新发皮疹，感夜间手心热，寐尚安，便软不爽，见腹部鲜红色皮疹已消。

[舌脉] 舌淡红苔薄，脉细滑。

[治法] 清热燥湿，凉血安胎。

[方药] 自拟三黄汤加减。

丹　皮 12g　　焦山栀 12g　　桑　叶 15g　　地肤子 15g

白鲜皮 15g　　银　花 12g　　紫　草 6g　　忍冬藤 15g

苦　参 15g　　生地黄 12g　　麦　冬 10g　　黄　芩 15g

黄　柏 15g　　黄　连 9g　　甘　草 5g　　石　斛 12g

白茅根 20g

水煎服，每日 1 剂，连服 7 剂。嘱中药湿敷续用。2015 年 6 月 9 日电话回访：现孕 38⁺ 周，妊娠痒疹好转，无明显痒感，皮疹消退。2015 年 6 月 23 日患者孕 40⁺ 周足月顺产一男婴，母子平安，婴儿体重 3400g，身长 50cm。

首诊：

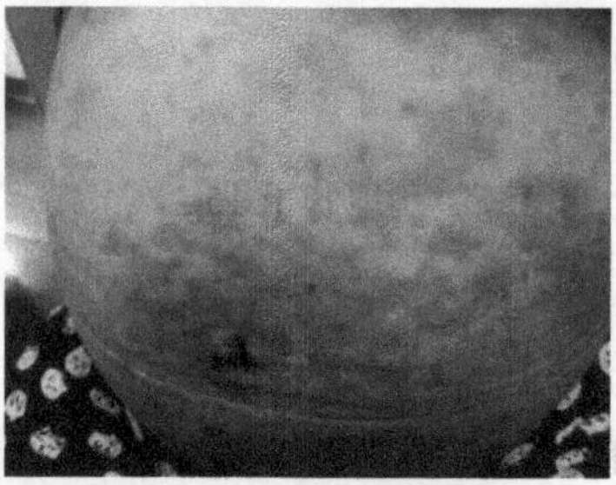

二诊：

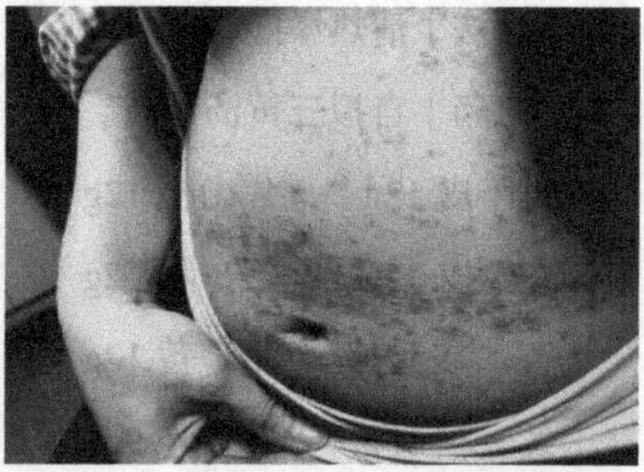

按语：妊娠瘙痒性荨麻疹性丘疹及斑块，简称 PUPPP。是怀孕期间常见的瘙痒性皮肤病，发病率约 1∶200。一旦发生，会持续整个孕期，典型特点是红色，瘙痒性包块在腹部沿张力线分布，再往大腿、手脚等其他部位扩散。通常在怀孕中后期发生，在产后几周内自然缓解，不会影响到产妇和婴儿健康。但是如果未加以治疗，准妈妈或产妇往往会因瘙痒而严重影响睡眠，非常痛苦。治疗上西医多采用分级上属于 B 级的口服抗组织胺或局部类固醇药膏涂抹，以缓解症状。

中医古籍中无此病名，依据临床症状和体征可归属于中医学的“湿疮”“瘾疹”等病证范畴。中医认为“湿疮”“瘾疹”乃风、湿、热搏结，蕴于肌肤所致，多以清热、燥湿、祛风之法治之，然治妊娠病需虑妇女妊娠之病理、生理特点，《沈氏女科辑要笺正》云：“妊娠病源有三大纲：一曰阴亏。精血有限，聚以养胎，阴分必亏。二曰气滞，腹中增一障碍，则升降之气必滞。三曰痰饮，人身脏腑接壤，腹中遽增一物，脏腑之机括为之不灵，津液聚为痰液。”妊娠身痒病机多为阴虚血热，化燥生风，肌肤失养；或胎气壅滞，气机不畅，水湿内停，郁久化热，湿热郁于肌肤；或孕后体虚，感外界之风湿热邪，内外之邪相互搏击于肌肤。治病之时需审症求因明辨湿热虚实之偏盛。

案一患者四肢红疹瘙痒，夜间尤甚，纳可便溏，诊得舌红苔根腻脉细滑，此为脾虚湿蕴肌肤，治以运脾燥湿，益肾安胎。方中党参、太子参、黄芪益气健脾；二术苦温燥湿以祛湿浊，辛香健脾以和脾胃；茯苓皮味甘而淡，甘则能补，淡则能渗，利水渗湿，健脾宁心；地肤子、蒲公英清热燥湿止痒，荆芥、防风、赤白芍、阿胶珠仿当归饮子之意养血祛风；丹皮清热凉血；桑寄生、苎麻根、狗脊、炒杜仲益肾安胎护胎，服用此剂后，症状大减而收告成功。

案二患者皮疹鲜红灼热，遍布丘疹、丘疱疹，皮肤潮湿抓破后津水流溢，辨为血热夹湿。自拟三黄汤加减，方中黄芩、黄连、黄柏清热燥湿，泻火解毒，分清三焦热；丹皮、山栀清泻肝火，入血分，除烦热；地肤子、白鲜皮、苦参、桑叶祛风渗湿止痒；忍冬藤清热解毒，疏风通络，解肌肤之湿蕴；紫草凉血活血，解毒透疹；生地黄、麦冬、石斛凉血养阴，以护阴液；苎麻根安胎护胎，甘草和诸药。医家多识湿热痒疹以清热燥湿、疏风止痒为常，然妊娠血聚养胎，阴分多亏，清热燥湿易伤阴，护阴之品不可少；又母胎密切关联，胎赖母养，母病及胎，护胎之品亦不可疏。紫草虽为妊娠禁忌，此用其凉血解毒透疹之功乃遵《内经》“有故无殒，亦无殒也”之说。

8. 妊娠合并尿潴留之保胎案

施某，女，29岁，2014年6月7日初诊。

［主诉］孕17⁺周，阴道出血、尿急不畅半月余。

［现病史］停经30⁺天时自测尿HCG阳性，早期无明显不适，孕13⁺周，劳累后阴道少量漏红，予黄体酮胶囊保胎治疗后血净。孕15⁺周复见阴道出血，量多，色鲜红，伴尿急不畅，小腹胀满而痛，（在他院住院）于5月24日导尿后排尿约1000mL，导尿管保留至6月5日。

来诊时有小便频数不畅，漏红仍未净，无明显腰酸腹痛，便干。

［月经史］$12\frac{5\sim7}{30\sim60}$天，量中。Lmp：2月4日，经行如前。

［婚育史］已婚，0-0-0-0。

［辅助检查］5月12日外院B超示：宫内孕，活胎，孕母宫腔少量积液（宫颈内口上方宫腔线分离约1cm）。

［舌脉］舌红苔薄，脉细弦。

［治法］养阴清热，益肾安胎。

［方药］自拟安胎汤加减。

桑寄生 15g	苎麻根 20g	太子参 12g	黄　芪 12g
杭白芍 12g	黄　芩 10g	狗　脊 12g	墨旱莲 12g
阿胶珠烊 10g	生甘草 5g	炒白术 9g	生地黄炭 12g
忍冬藤 15g	白茅根 24g	海螵蛸 15g	桑　叶 15g
仙鹤草 24g	陈　皮 5g	南沙参 12g	北沙参 12g
麦　冬 10g	石　斛 9g		

水煎服，每日1剂，连服7剂。另嘱铁皮枫斗颗粒1包，每日2次。

二诊（6月14日）：孕18⁺周，近日尿解畅，时有少量漏红，纳可。上方去生地黄炭、白茅根、南沙参、北沙参、石斛，加煅龙骨15g，藕节24g，椿白皮12g，白及6g，党参12g。

三诊（6月21日）：孕19⁺周，近日尿行不畅，漏红量少呈水状，纳欠馨。6月18日外院B超示：宫内孕，单活胎（双顶径3.9cm，股骨长2.3cm，宫腔下段见6.5cm×2.7cm×6.1cm无回声暗区）。上方去白及、党参、麦冬，加三七粉吞 1.5g，炒谷芽10g。另予头孢呋辛酯片，每次250mg，每日2次，口服。

四诊（7月5日）：孕21⁺周，尚有少量漏红，色不鲜，小便频数，无淋漓涩痛，纳可。妇科检查：外阴无殊，阴道内中等量黄褐色分泌物，宫颈轻糜，口闭，内诊未查。

[辅助检查] 7 月 5 日白带常规：清洁度Ⅱ度，霉菌（–），滴虫（–）；衣支原体均＜ 500 拷贝。

[舌脉] 舌红苔薄，脉细滑。

[治法] 清热燥湿，益肾安胎。

[方药] 椿白皮寿胎丸加减。

桑寄生 15g	苎麻根 20g	太子参 12g	黄　芪 12g
杭白芍 12g	黄　芩 10g	狗　脊 12g	墨旱莲 12g
炒白术 9g	当　归 9g	生甘草 5g	阿胶珠烊 10g
椿白皮 12g	忍冬藤 15g	黄　柏 9g	蒲公英 20g
金银花炭 10g	海螵蛸 15g	煅龙骨 15g	桑　叶 12g
川黄连 6g			

水煎服，每日 1 剂，连服 7 剂。另予阿奇霉素 0.25g，每日 2 次，口服。

五诊（7 月 19 日）：孕 23^+ 周，仍见少量漏红，带下色黄，尿解畅，胎动频，诊得舌红苔薄，脉弦滑。上方加麦冬 9g，生地榆 24g。

六诊（8 月 2 日）：孕 25^+ 周，漏红已净，诊得舌红苔白脉弦滑。前方续进七剂，以冀巩固。后无明显不适，随访诉妊娠期间产检无异常，2014 年 7 月 4 日足月顺产一健康男婴，体重 3235g，身长 50cm，母子平安。

按语：妊娠小便不通最早记载于《金匮要略・妇人杂病脉证并治》：“妇人病饮食如故，烦热不能卧，而反倚息者何也，此名转胞，不得溺也，以胞系了戾，故致此病，但利小便则愈，宜肾气丸主之。”朱丹溪认为：“转胞病，胎妇禀受弱者，忧闷多者，性躁急者，食厚味者，大率有之。古方皆用滑利疏导药，鲜有应效。因思胞为胎所堕，展在一边，胞系了戾不通耳。胎若举起，悬之中央，胞系碍疏，水道自行……”故多数医家认为转胞一症或因妊妇脾胃虚弱，中气不足，气虚无力举胎，胎重下坠，压迫膀胱，尿不得出；或因妇人素体肾气不足，胞脉者系于肾，肾虚系胞无力，胎压膀胱，膀胱不利，水道不通，溺不得出。

该案患者转胞症，导尿虽可解除暂时痛苦，但内因未除，旋愈旋发。怀妊期间，阴血下聚养胎，易致精血亏损，肾阴不足，肾与膀胱相表里，《内经》云：“膀胱者，州都之官，津液藏焉，气化则出矣。”肾阴不足，影响膀胱的气化功能，膀胱不利则为癃。方中以白茅根为君，清热利尿，导热下行。《医学衷中参西录》言：“白茅根其性微凉，其味甘而且淡。为其凉也，故能去实火。为其甘也，故能清虚热。为其淡也，故能利小便。又能宣通脏腑，畅达经络，兼治外感之热，而利周身之水也。”佐以南沙参、北沙参、麦冬、石斛、墨旱莲养阴清热，以资肾水；太子参、黄芪、炒白术益气健脾；桑寄生、苎麻根、阿胶珠、杭白芍益肾养血安胎；黄芩、桑叶、忍冬藤清肝凉血，诸药合用，共奏补肾滋阴、利尿安胎之效。

9. 宫颈锥切术后妊娠保胎案

宣某，女，39 岁，2010 年 4 月 19 日初诊。

[主诉] 孕 15 周，阴道反复漏红半月。

[现病史] 孕 30^+ 天时自测尿 HCG 阳性，孕早期无明显不适。半月前起阴道反复出血，尤 4 月 9 日量较月经量多，色红，伴小腹隐痛、腰酸。当下仍有阴道少量出血，色暗，胃纳可，夜寐安，二便尚调。

[月经史] $13\frac{6\sim7}{30}$ 天，量中。Lmp：1 月 5 日，经行如前。

[婚育史] 0–0–1–0，早孕药流 1 次。

[既往史] 2009 年 3 月因阴道镜检查，(宫颈) 病检提示：CIN Ⅲ，

行宫颈冷刀锥切术＋诊刮术。病检：宫颈鳞状上皮内瘤变 2～3 级，切缘阴性。

［辅助检查］4 月 19 日查血常规：中性粒细胞百分比 72.6% ↑（参考范围 50%–70%），血沉 69mm/h ↑（参考范围 0–20），CRP：1.5mg/L。

［舌脉］舌红苔薄，脉细滑。

［治法］益肾清肝安胎。

［方药］自拟安胎汤加减。

生地黄 12g	熟地黄 12g	枸杞子 12g	炒玉竹 15g
墨旱莲 12g	太子参 15g	生黄芪 12g	桑寄生 15g
苎麻根 20g	杜　仲 15g	海螵蛸 15g	绿梅花 5g
仙鹤草 24g	黄　芩 9g	白　术 9g	炒白芍 15g
川续断 15g	当归身 9g		

水煎服，每日 1 剂，连服 7 剂。

二诊（4 月 26 日）：孕 16 周，大便后赤带少许，舌红苔薄，脉细滑。4 月 26 日血常规：中性粒细胞百分比 81.2% ↑，血沉 69mm/h ↑。予益肾养血，清肝安胎：

党　参 15g	桑　叶 15g	生地黄炭 10g	椿白皮 10g
大黄炭 9g	海螵蛸 15g	狗　脊 12g	桑寄生 15g
苎麻根 20g	白头翁 10g	生黄芪 12g	牡丹皮 10g
藕　节 20g	黄　芩 9g	川黄连 5g	仙鹤草 24g

水煎服，每日 1 剂，连服 7 剂。

三诊（5 月 3 日）：孕 17 周，漏红已净 7 天，带下无殊，口干，纳便可。今查血常规：中性粒细胞 73.9% ↑，血沉 64mm/h ↑。续予益肾养血，清肝安胎：

熟地黄 12g	枸杞子 12g	山茱萸 9g	墨旱莲 12g

石　斛 9g　　麦　冬 9g　　太子参 15g　　生黄芪 12g
阿胶珠烊 10g　　海螵蛸 15g　　牡丹皮 10g　　生甘草 5g
桑　叶 12g　　南沙参 12g　　北沙参 12g　　桑寄生 15g
苎麻根 20g

水煎服，每日 1 剂，连服 7 剂。

四诊（5 月 10 日）：孕 18 周，阴道漏红已净，舌红苔薄，脉细。予益肾养血安胎：

熟地黄 12g　　枸杞子 12g　　炒白芍 12g　　桑寄生 15g
苎麻根 20g　　绿梅花 5g　　狗　脊 12g　　川续断 12g
杜　仲 15g　　黄　芩 9g　　阿胶珠烊 10g　　党　参 15g
太子参 15g　　海螵蛸 15g

后症情稳定，患者回当地，一般情况良好，在当地产检及分娩。

按语：宫颈锥切术是在宫颈切除鳞柱交界移行带周同和其下的部分锥形组织，切除范围包括移行带外周围 3 ～ 5mm 的正常组织。由于部分宫颈组织的切除可能降低宫颈的承托力和缩短宫颈的长度，导致宫颈弹性不足从而引起妊娠期间宫颈功能不全；部分分泌黏液的组织破坏后，病原微生物易于侵入，从而增加早产、胎膜早破、流产的风险。因此此类患者孕妇更易出现胎漏、胎动不安等情况，当密切观察，如有不适需及时治疗。中医认为此类患者病因病机较为复杂，多虚实夹杂，主要病机为肾虚受胎不实，冲任不固。也可出现气血亏损，源流不继；瘀血内阻，胎元不固；外受创伤，冲任受损等情况，治疗时当审症求因，灵活变通。

10. 妊娠伴梦交宫缩之保胎案

陈某，女，34 岁，2015 年 10 月 14 日初诊。

[主诉]孕24周，梦交后时有宫缩腹痛2天。

[现病史]2015年5月18日在外院移入冻融胚胎1枚，术后予常规保胎治疗，一般情况良好。2008年怀妊一胎时孕12周至孕22周夜寐时有梦交，宫缩频，心烦失眠，盗汗，来我处予中药治疗后症状改善。今梦交又现，时有宫缩腹痛，夜寐欠安，心烦汗出，纳可便干。

[月经史]14 $\frac{5\sim6}{30}$ 天，量中，无痛经史。Lmp：4月30日，经行如前。

[婚育史]已婚，1-0-0-1。2008年冻融胚胎移植术后平产一女婴。

[舌脉]舌红少苔脉滑细数。

[治法]滋阴清热，养血安神

[方药]黄连阿胶汤加减。

麦 冬10g	玄 参10g	桑 叶15g	生白芍15g
川黄连6g	黄 芩12g	南沙参12g	北沙参12g
首乌藤30g	百 合12g	焦山栀10g	杜 仲12g
酸枣仁15g	柏子仁15g	炒白芍12g	桑寄生15g
苎麻根30g	阿胶珠^烊^10g		

水煎服，每日1剂，连服7剂。

二诊（10月21日）：孕25周，已无梦交，夜寐改善，矢气多，纳可便软，偶有咳嗽，舌红苔薄，脉细滑。前方去玄参、南沙参、北沙参、焦山栀，加砂仁^杵后入^5g，前胡10g，麦冬10g。2015年10月30日电话回访近来夜寐安，无梦交宫缩，口干便干亦除，胎动正常。2016年2月5日患者孕39$^+$周因“巨大儿”剖宫产一女婴，婴儿体重4300g，身长50cm，体健。

按语：梦交之症见于《金匮要略·血痹虚劳第六》：“男子失精，女子梦交。”《石室秘录》：“肾，水藏也；心，火藏也。是心肾二经为仇敌，似乎不宜牵连而一治之。不知心肾虽相克，其实相须。无心之火，则成死灰，无肾之水，则成冰炭，心必得肾水以滋养，肾必得心火而温暖。”妊娠梦交腹痛多由房事不节，或劳思多度，肾阴过耗，心火独亢，扰动胞宫所致。该案患者夜寐梦交后宫缩腹痛，兼心烦汗出，证属肾阴亏虚，心火亢盛，方用黄连阿胶汤加减。此方出自《伤寒论》少阴病篇，原主治“少阴病，得之二三日以上，心中烦，不得卧”，由黄连、黄芩、芍药、阿胶、鸡子黄组成。仲景设本方为治少阴肾水亏虚、心火独亢之证，有泻心火、滋肾阴、交通心肾之功。方中黄连、黄芩泻心火而除烦热，正所谓“阳有余，以苦除之”；阿胶甘平色黑入肾，滋肾阴，养肝血，即亦“阴不足，以甘补之”；芍药之酸，收也，泄也，收阴气而泄邪热；又加麦冬、南沙参、北沙参、玄参养阴清热；百合、酸枣仁、柏子仁、首乌藤宁心养血安神；服用此剂后，则心火得以下降，而肾水得以上承，心肾相交，水火既济，则梦交自止，胎得安宁。

11. 妊娠脏躁之保胎案

陈某，女，33岁，1992年5月23日初诊。

［主诉］孕23周，烦躁汗出失眠半个月。

［现病史］现孕5月余，因时时担忧腹内胎儿是否健康，渐至寐食不香，近半月来彻夜不得眠，烦躁汗出，惊恐多疑，自言自语，时时悲伤欲哭，由丈夫、母亲陪同来院。刻诊：精神恍惚，面部有痤疮样红疹。产前检查无殊。

［月经史］$14\frac{4\sim5}{30}$天，量中。Lmp：12月15日。

［婚育史］已婚，1-0-0-0。1988年曾平产一女婴，养至9个月时患肺炎夭亡。

［舌脉］舌红苔腻，脉弦滑。

［治法］开郁化痰、除烦安神，兼顾胎元。

［方药］温胆汤合甘麦大枣汤加减。

茯　苓 12g	橘　皮 5g	橘　络 5g	淡竹茹 10g
合欢皮 12g	全瓜蒌 12g	太子参 12g	焦白术 10g
平地木 15g	淮小麦 30g	黄　芩 6g	桑寄生 12g
苎麻根 15g	炙甘草 5g		

水煎服，每日 1 剂，连服 5 剂。

二诊（5 月 30 日）：孕 24 周，服上药后纳转馨，夜能入寐 4 ～ 5 小时，烦躁减轻。

［舌脉］舌红苔薄，脉弦滑。

［治法］开郁化痰、宁心安神，兼顾胎元。

［方药］温胆汤合甘麦大枣汤加减。

茯　苓 12g	橘　皮 5g	橘　络 5g	淡竹茹 10g
合欢皮 12g	枸杞子 12g	太子参 12g	焦白术 10g
炒白芍 10g	淮小麦 30g	黄　芩 6g	桑寄生 12g
苎麻根 15g	炙甘草 5g	酸枣仁粉 3g	

水煎服，每日 1 剂，连服 7 剂。另酸枣仁粉 3g，睡前吞服，每晚 1 次。

三诊（6 月 10 日）：孕 25^+ 周，药后惊恐烦躁续减轻，夜能寐 6 ～ 7 小时，大便软。

［舌脉］舌苔薄根微腻，脉弦滑。

［治法］运脾养心，滋肝安胎。

［方药］甘麦大枣汤加减。

党　参 12g	焦白术 10g	炒白芍 10g	乌　梅 6g
麦　冬 10g	淮小麦 30g	炙甘草 6g	炒枣仁 10g

怀山药 12g　　桑寄生 12g　　苎麻根 12g

水煎服，每日 1 剂，连服 7 剂。

四诊（7 月 7 日）：孕 29^+ 周，诉服上药后诸恙安，纳寐转馨，面部红疹消退。近日因天气转热，加之住处附近新开一建筑工地，夜寐不宁，复见烦躁，心悸怔忡，口干咽燥。

[查体] 心率 112 次 / 分，率齐，各瓣膜听诊未闻及杂音。

[辅助检查] 心电图示：窦性心动过速。产前检查：孕 29 周，宫高 29cm，腹围 78cm，先露：头，胎心在下腹正中，150 次 / 分，规则。

[舌脉] 舌红苔薄，脉细滑稍数。

[治法] 凉肝宁心，滋阴安胎。

[方药] 甘麦大枣汤加减。

生地黄 12g　　麦　冬 10g　　生白芍 12g　　淡竹茹 10g

莲子心 5g　　炒枣仁 10g　　地骨皮 10g　　黄　芩 6g

淮小麦 30g　　茯　苓 12g　　苎麻根 12g　　大枣 7 枚

水煎服，每日 1 剂，连服 7 剂。

平时猪心煮后切片做菜。以上方调治二个月，诸症安。于 1992 年 9 月 17 日足月分娩一健康男婴，产后二月随访，母子俱安。

按语：《金匮·妇人杂病》说：“妇人脏躁，喜悲伤欲哭，象如神灵所作，数欠伸，甘麦大枣汤主之。”本症属妊娠合并脏躁之症。妊后血聚养胎，体内阴血原本相对不足，须赖脾胃运化水谷源源不断充养之，而患者由数年前殒一婴，本次妊后触发旧痛，悲忧过度，劳伤心脾，脾不能运化精微反酿湿生痰，阻闭清窍而成诸症。治先用温胆汤合甘麦大枣汤除痰运脾、宁心安神，去温胆汤中半夏枳壳温燥破气，去大枣壅中；加用合欢皮、全瓜蒌增开郁化痰之功；子芩凉肝安胎，诸恙轻后改用运脾养心法。后因天气炎热等因变生由营阴不足、木火内扰之烦躁不寐，用滋营清心剂，加用百合功专养液宁心；合并猪心血肉有情之品以脏补脏而告愈，母子安康。

三、体外受精－胚胎移植术后先兆流产验案

1. 鲜胚移植术后出血量大之保胎案

曹某，女，37岁，已婚。2011年7月9日初诊。

［**主诉**］胚胎移植术后82天，反复阴道出血1月余。

［**现病史**］因“原发不孕4年，多囊卵巢综合征”于2011年4月19日在外院行鲜胚移植术（取卵28枚，可供移植胚胎15枚，鲜胚移植3枚）。术后一直予“黄体酮注射液、地屈孕酮片”治疗。6月1日起劳累后阴道少量出血，暗红色，无血块及肉样物下，伴腰酸，无下腹痛及肛坠感，用药后阴道出血仍有，量多时似月经。即入住当地医院，予加用“硫酸镁注射液”保胎治疗，治疗后阴道出血仍多，伴血块，需用尿不湿。家人认为保胎无望，恐大人有危险由120送诊，患者孕来胃纳及夜寐可，近半月来精神焦虑，时时哭泣，虽有多量出血，当下腰酸腹痛不明显，口干口渴喜饮。

［**月经史**］$13\frac{5\sim7}{30\sim90^{+}}$天，量中。Lmp：3月21日，经行如前。

［**婚育史**］已婚，0–0–0–0。

［**辅助检查**］7月1日外院B超：宫内孕，单活胎（宫内见34mm×18mm液性暗区，胎盘下缘覆于宫颈内口处）；7月9日复查B超：宫内单活胎，中孕（绒毛膜与后壁之间见115mm×33mm液性暗区，胎盘下缘覆于宫颈内口处）。

[舌脉]舌红苔薄，脉弦滑。

[中医辨证]肾虚夹热，胎元不固。

[治法]益肾养血，清热安胎。

[方药]自拟安胎汤加减。

桑寄生 20g	菟丝子 20g	熟地黄 15g	枸杞子 15g
杜　仲 15g	生白术 15g	苎麻根 15g	黄　芩 9g
生地黄炭 12g	升麻炭 6g	仙鹤草 24g	党　参 30g
三七粉吞 3g	白及粉吞 6g	生甘草 5g	

水煎服，每日 1 剂，连服 3 剂。嘱铁皮枫斗晶 2 包，每日 2 次；黄体酮注射液 40mg，每日 2 次，肌注；地屈孕酮片 10mg，每日 3 次，口服。予收住入院。

二诊（7 月 12 日）：胚胎移植术后 12+ 周，患者时有阴道出血，近日阵发性出血共 4 次，色鲜红，伴血块，无肉样物下，有腰酸，小腹隐痛。7 月 10 日查血常规：白细胞计数 14.4×10^9/L，中性粒细胞 80.5%，淋巴细胞 14.0%，红细胞计数 2.9×10^{12}/L，血红蛋白 93g/L，红细胞压积 0.27L/L，血小板计数 193×10^9/L；生化：谷丙转氨酶 144IU/L，谷草转氨酶 54IU/L，谷氨酰转肽酶 118IU/L，甘油三酯 1.95mmol/L；高敏 C 反应蛋白 17.32mg/L（正常值 0–3mg/L）；凝血功能：纤维蛋白原 535.3mg/dL，D- 二聚体 2150μg/L；性激素：E_2：2851.96pg/mL，P：161.30nmol/L。7 月 10 日查 B 超：单活胎，中孕（顶臀径 8.1cm，囊胚后方可见范围 83mm×104mm×28mm 不规则液性暗区）。予益肾清肝佐以化瘀止血安胎：

生地黄炭 12g	藕　节 20g	煅牡蛎先 30g	黄　芪 30g
太子参 30g	蒲公英 18g	大黄炭 9g	绿梅花 6g
墨旱莲 30g	黄　芩 10g	玄参炭 10g	煅龙骨 30g

升麻炭 10g　　党　参 30g　　生白术 20g　　牡丹皮 10g

忍冬藤 10g　　海螵蛸 12g　　仙鹤草 20g　　苏　梗 6g

水煎服，每日 1 剂，连服 5 剂。予维铁缓释片 1 片，每日 1 次，口服；生血宁片，每次 2 片，每日 2 次，口服以纠正贫血；护肝片 4 片，每日 2 次，口服改善肝功能；7 月 10 日起加用头孢曲松钠（罗氏芬），每次 2.0g，每日 1 次，静滴；奥硝唑针，每次 0.5g，每日 2 次，静滴以抗感染。

三诊（7 月 18 日）：胚胎移植术后 13 周，阴道出血较前减少，色暗红，小腹隐痛不明显，无肛坠感，胃纳尚可，7 月 13 日 B 超：单活胎，中孕（囊胚后方可见范围约 123mm×61mm×39mm 不规则液性暗区，宫颈管长 2.6cm）。诸症改善，续予益肾清肝：

桑寄生 15g　　阿胶珠烊 10g　　南沙参 12g　　北沙参 12g

海螵蛸 15g　　白及粉吞 6g　　党　参 15g　　黄　芪 15g

墨旱莲 15g　　煅龙骨 15g　　椿白皮 12g　　三七粉吞 3g

白头翁 20g　　苎麻根 20g　　炒白芍 15g　　升麻炭 9g

藕　节 24g　　太子参 15g　　桑　叶 15g　　仙鹤草 24g

水煎服，每日 1 剂，连服 7 剂。

四诊（7 月 25 日）：胚胎移植术后 14 周，患者阴道出血较前明显减少，仅少量咖啡色分泌物，无明显腰酸、腹痛及肛坠感，患者心情好转，面带笑容。复查血常规、肝功能、高敏 C 反应蛋白好转。三诊方加忍冬藤 10g，5 剂。7 月 23 日停用罗氏芬及奥硝唑针，改黄体酮注射液 60mg，每日 1 次，肌注。

五诊（7 月 30 日）：胚胎移植术后 14^{+} 周，患者阴道尚有少量咖啡色分泌物，夜寐欠安，梦多。今查 B 超：单活胎，中孕，羊水偏少。B 超示液性暗区消失，肾得补，热得清，胎气渐安，予益肾清肝，宁心安胎求固：

桑寄生 15g	苎麻根 24g	党　参 15g	太子参 15g
椿白皮 12g	黄　芪 12g	阿胶珠烊 10g	炒白芍 10g
海螵蛸 5g	白头翁 20g	藕　节 20g	墨旱莲 15g
仙鹤草 20g	杜　仲 15g	升麻炭 9g	桑　叶 12g
煅龙骨 15g	白　术 12g	黄　芩 9g	酸枣仁 20g
川黄连 5g	白及粉吞 3g		

水煎服，每日 1 剂，连服 7 剂。

六诊（8 月 6 日）：胚胎移植术后 15+ 周，8 月 1 日患者阴道再次出血，色鲜，量约 2/3 片卫生巾，无明显腰酸腹痛，纳寐可。当日查肝功能正常，高敏 C 反应蛋白 7.31mg/L，血红蛋白 103g/L，血沉 51mm/h。改白及粉吞 6g/ 日，黄体酮注射液改为 40mg，每日 1 次，肌注；8 月 1 日起加用罗氏芬 2.0g，每日 1 次，静滴；硫酸镁注射液抑制宫缩。今患者阴道出血止，无腰酸腹痛及肛坠感，纳寐可，便软，舌红苔薄，脉细滑。益肾宁心胎元得固，前意再进：

桑寄生 15g	苎麻根炭 20g	党　参 15g	太子参 15g
炒白术 12g	怀山药 12g	桑　叶 15g	海螵蛸 15g
仙鹤草 24g	炒白芍 15g	黄　芪 15g	阿胶珠烊 10g
藕　节 24g	椿白皮 12g	白头翁 15g	生地黄 12g
熟地黄 12g	煅龙骨 15g	酸枣仁 30g	绿梅花 5g

水煎服，每日 1 剂，连服 7 剂。

后续治疗：此后患者阴道出血止，无腰酸腹痛及肛坠感，贫血纠正，炎症指标较前好转，中药予前方加减治疗。8 月 8 日停罗氏芬，改黄体酮注射液 20mg，每日 1 次，肌注 7 天保胎治疗。8 月 20 日查解脲支原体＞ 1 万拷贝，予阿奇霉素针 0.5g，每日 1 次，静滴抗感染治疗 7 天。

胚胎移植术后19周（8月29日）：患者无阴道出血、腰酸腹痛。今查B超：单活胎，中孕（羊水正常范围，胎盘位置前壁0级，下缘距宫颈内口约5.6cm）。患者病情好转，今日出院返家。予益肾清热安胎：

桑寄生15g	生黄芪12g	墨旱莲12g	苎麻根20g
菟丝子24g	黄　芩9g	生甘草5g	阿胶珠烊10g
覆盆子24g	仙鹤草24g	金银花15g	太子参15g
炒白芍12g	川黄柏9g	南沙参12g	北沙参12g

水煎服，每日1剂，连服7剂。

随访诉妊娠期间产检无异常，孕26^{+}周无明显诱因下早产顺产一女婴，1080g，宝宝放保温箱70余天，出院时2250g，2015年10月随访时身高达87cm，体健。

按语：患者鲜胚移植术后反复出血漏红，究其可能原因：①患者高龄，久不受孕，经辅助生殖技术得子，情绪易于紧张，情志不遂，肝失条达，使气血失调，致冲任不能相资，肝郁化火，热迫冲任，更加重了胎元失养的状态，导致妊娠胎漏、胎动不安的出现；②患者形丰，素有多囊卵巢综合征，乃痰湿阻滞、脾肾阳虚之症，胚胎移植促卵之际应用大剂量促性腺激素，阴血肝肾耗损，体内阴阳失于平衡，导致胎漏、胎动不安；③患者为鲜胚移植，进出阴道、宫腔的操作有引起感染的可能，易导致先兆流产、破水及胎停等。有研究表明经辅助生殖治疗获得的妊娠结果，存在较高的早孕、晚孕流产率以及围产期死亡率；④患者支原体感染，也可引起出血；⑤是否存在母胎免疫问题，封闭抗体及抗心磷脂抗体、淋巴细胞亚群等指标的异常均可引起妊娠期间的出血，甚至导致难免流产。患者宫内暗区较大，治以凉血化瘀止血，出血量大时可应用大黄炭、白及粉，三七粉化瘀止血。临床不可纯用收敛止血之辈，以免“闭门留寇”，当“通因通用”，瘀去则胎元得安。

2. 冻融胚胎移植术后、绒毛膜下血肿、反复漏红之保胎案

徐某，女，36岁，2013年8月21日初诊。

［主诉］胚胎移植术后107天，阴道少量出血3月余。

［现病史］2013年1月因"双侧输卵管梗阻"在外院行IVF–ET术，取卵11枚，可供移植胚胎3枚。2013年5月6日移入冻融胚胎3枚，术后予黄体酮注射液、地屈孕酮片、戊酸雌二醇片雌孕激素支持治疗。术后13天测血HCG提示"早早孕"，同时见阴道少量出血，色咖啡。2013年7月3日无明显诱因下阴道出血量骤增，多如月经，伴小腹隐痛，即于扬州市中医院住院保胎治疗。当日妇科检查：外阴无殊，阴道畅，宫颈尚光，内见大量阴道积血，内诊未查。即查B超示：宫内早孕，双活胎，宫腔积血（宫腔积液大小约8.0cm×7.9cm×3.9cm）。刻下：阴道少量出血，色暗红，小腹隐痛，口干口渴喜饮，大便干结。

［月经史］$13\frac{5\sim7}{26\sim30}$天，量中，无痛经史。Lmp：4月19日，经行如前。

［婚育史］已婚，0–0–1–0。2006年早孕人流1次。

［辅助检查］8月20日查B超示：宫内中孕，双活胎（约18周）；宫腔积液（单绒毛膜双羊膜囊绒毛膜下血肿，大小10.9cm×10.1cm×1.8cm）。血常规示：白细胞计数$8.1\times10^9/L$，中性粒细胞75.8%，血小板$280\times10^9/L$，血红蛋白93g/L，C反应蛋白：0.34mg/dl。

［舌脉］舌红苔薄，脉弦滑。

［治法］清热凉血，益肾安胎。

［方药］椿白皮寿胎汤加减。

桑寄生15g	苎麻根24g	桑　叶15g	黄　芩15g
椿白皮12g	菟丝子20g	覆盆子20g	炒白芍15g
仙鹤草24g	蒲公英15g	忍冬藤15g	海螵蛸15g

煅龙骨 15g	牡丹皮 10g	陈　皮 5g	藕　节 24g
瓜蒌仁 24g	生地黄 24g	黄　柏 9g	八月札 10g

水煎服，每日 1 剂，连服 7 剂。并嘱服铁皮石斛 2 包，每日 2 次。住院期间予黄体酮注射液 40mg，每日 1 次，肌注；地屈孕酮片 10mg，每日 3 次保胎治疗；硫酸镁注射液 30mL，每日 1 次，静脉滴注抑制宫缩；氨茶碱针 250mg，每日 1 次，静脉滴注改善胎盘循环；头孢唑肟钠针 2.0g 联合奥硝唑针 0.5g，每日 2 次，静脉滴注预防感染；维铁缓释片 1 片，每日 1 次纠正贫血。

二诊（8 月 28 日）：孕 18^+ 周，自诉服药期间仍有阴道少量出血，色咖啡，偶感小腹隐痛腰酸，纳欠馨，舌红苔薄，脉弦滑。8 月 27 日查 B 超示：宫内中孕，双活胎（约 19 周）；宫腔积液（单绒毛膜双羊膜囊绒毛膜下血肿，大小 10.3cm×6cm×1.7cm）。治以清热凉血，益肾安胎。前方去黄柏、椿白皮，加炒谷芽 10g，太子参 15g，黄芪 15g。

三诊（9 月 10 日）：孕 20 周，漏红未净，量少色咖啡，偶有腹痛，便干或溏。

［辅助检查］9 月 5 日查 B 超示：宫内中孕，双活胎；宫腔积液（单绒毛膜双羊膜囊绒毛膜下血肿，大小 10.7cm×7.4cm×2.0cm），宫颈长径 2.9cm，宫颈内口可见 V 型分离。

［舌脉］舌红苔薄，脉弦滑。

［治法］益肾清肝，凉血安胎。

［方药］椿白皮寿胎汤加减。

桑寄生 15g	苎麻根 24g	仙鹤草 24g	麦　冬 10g
生甘草 5g	太子参 15g	黄　芪 15g	煅龙骨 15g
制大黄 9g	椿白皮 12g	藕　节 24g	海螵蛸 15g
炒白芍 15g	桑　叶 15g	生地黄 24g	艾　叶 5g

阿胶珠烊 10g

水煎服，每日 1 剂，连服 7 剂。

四诊（9 月 30 日）：孕 22^{+} 周，近日阴道漏红止，带下色黄，无明显腹痛腹胀感，纳可便干。

［辅助检查］9 月 17 日查 B 超示：宫内中孕，双活胎；宫腔积液（5.5cm×2.7cm×0.8cm），宫颈长度 2.5cm，宫颈内口闭合。9 月 26 日血常规示：白细胞计数 10.8×10^{9}/L，中性粒细胞 77.2%，血红蛋白 94g/L，C 反应蛋白 0.27mg/dl。

［舌脉］舌红苔薄，脉弦滑。

［治法］养阴清热，益气升提。

［方药］椿白皮寿胎丸加减。

党　参 24g	麦　冬 10g	苎麻根 24g	桔　梗 9g
南沙参 12g	北沙参 12g	太子参 24g	石　斛 12g
椿白皮 12g	菟丝子 24g	黄　芩 15g	黄　芪 15g
桑寄生 24g	升　麻 9g	覆盆子 24g	生白芍 12g
墨旱莲 12g	海螵蛸 15g	白　术 9g	忍冬藤 15g

水煎服，每日 1 剂，连服 7 剂。

五诊（10 月 24 日）：孕 26^{+} 周，近日无阴道出血流液，无下腹阵痛，纳欠馨便软。

［辅助检查］10 月 22 日查 B 超示：宫内孕，双活胎；宫腔积液（绒毛膜下血肿大小 5.4cm×2.7cm×0.8cm），宫颈长径 2.6cm，宫颈内口未见明显分离。

［舌脉］舌红苔薄，脉细滑。

［治法］益气养血，固肾安胎。

［方药］自拟安胎汤加减。

党　参 24g　芒麻根 24g　藕　节 24g　菟丝子 20g
太子参 15g　陈　皮 5g　黄　芩 10g　覆盆子 20g
海螵蛸 15g　煅龙骨 15g　杜　仲 12g　桑寄生 15g
仙鹤草 24g　绿梅花 5g　白　术 12g

水煎服，每日 1 剂，连服 7 剂。11 月 3 日孕 28 周$^{+}$，患者病情稳定，予出院回家安胎。

六诊（11 月 26 日）：孕 31 周，纳可便软，矢气频，双腿略肿，诊得舌红苔薄，脉细滑。自拟安胎汤加味。

桑寄生 15g　苎麻根 20g　太子参 12g　黄　芪 12g
杭白芍 12g　黄　芩 10g　狗　脊 12g　墨旱莲 12g
阿胶珠烊 10g　当　归 9g　菟丝子 15g　生甘草 5g
炒白术 12g　覆盆子 20g　生晒参 9g　砂　仁杵后入 5g
陈　皮 5g　葫芦壳 12g　玫瑰花 5g

水煎服，每日 1 剂，连服 7 剂。

七诊（12 月 17 日）：孕 34 周，腰酸，纳可便干，舌红苔薄，脉弦滑。12 月 14 日外院 B 超提示：宫内孕，双活胎，未探及绒毛膜下血肿。前方去生晒参、砂仁、陈皮、葫芦壳、玫瑰花，加麦冬 10g，石斛 9g，南沙参 12g，北沙参 12g，杜仲 12g，当归 9g，赤芍 9g。2014 年 1 月 3 日足月剖宫产分娩两女婴，分别重 2800g，3050g，母子平安。

按语：《妇人规》曰："气有虚而不安者，最费调停，然有先天虚者，有后天虚者，胎元攸系，尽在于此。先天虚者，由于禀赋，当随其阴阳之偏，渐加倍补，万无欲速，以其保全；后天虚者，由于人事，凡色欲劳倦饮食七情之类，皆能伤及胎气。" IVF-ET 术后先兆流产以冲任虚损、胎元不固为主要病机，涉及肾、脾、肝三脏。接受 IVF-ET 受孕的患者多为多年不孕，肾气本虚，冲任失养，导致肾 - 天癸 - 冲任 - 胞宫轴失调，胎元不固。孕后或忧思过度，损伤脾胃，失于健运，气血不充，无以养胎；或情志不遂，肝失疏泄，郁而化热，冲任不资，扰动胎元。

该案患者高龄，形体瘦小，素为肝肾亏虚之体，患者为鲜胚移植，即当月促排移植，常易耗损肝肾阴精，阴虚内热，而致扰动胎元。患者为双胎妊娠，初诊时已阴道少量出血3月余，伴口干口渴喜饮，大便干结之症，证属肾虚血热型。《内经》云："五七阳明脉衰，面始焦，发始堕。"患者年过五七，肝血肾精已亏，冲任失养，胎元不固；妇人久不受孕，经IVF-ET高龄得子，易于情志不遂，肝失条达，郁而化火，灼阴伤津，血枯液竭，致冲任不能相资，热迫冲任，致漏红反复。方用椿白皮寿胎汤加减治之，意在清热凉血，益肾安胎。方中以椿白皮为君，取其清热固涩止血之功，配黄柏以清热燥湿，忍冬藤、蒲公英以增清热之效，邪去则血宁胎固；桑寄生、菟丝子、覆盆子仿寿胎丸之意以安胎；桑叶性寒味甘，"甘所以益血，寒所以凉血"，取清海丸之义，合黄芩以清肝凉血；配以牡丹皮"泻阴胞中之火"；以苎麻根、炒白芍、海螵蛸、煅龙骨等凉涩之品制之，蓄血日久化瘀化热，配以生地黄、藕节凉血化瘀止血，全方使肾得补，热得清，胞宫得宁，胎气渐安。二诊时诉仍有阴道出血，然绒毛膜下血肿较前减小，续进前方加减，巩固治疗。三诊加强凉血化瘀止血之力，四诊后漏红止，毛膜下血肿逐渐减小，故以常法益气养血，固肾安胎治之。六诊患者双腿略肿，予葫芦壳利水消肿。

3. 冻融胚胎移植术后反复漏红4月余、晚期先兆流产之保胎案

丁某，女，34岁，2013年8月9日初诊。

[主诉] 孕28⁺周，反复漏红4月余。

[现病史] 患者2013年2月6日因"不避孕未孕1年，丈夫精液畸形率99%"于外院行FET，3月30日起无明显诱因下漏红至今未愈，量

不多，色鲜。刻下大便不畅，余无殊。因甲状腺功能低下，目前左甲状腺素钠片（优甲乐），每次1/2片，每日1次口服。曾妇科检查无阴道炎症及宫颈赘生物。

［月经史］14 $\frac{5\sim6}{30}$ 天，量中，无痛经史。Lmp：1月21日，经行如前。

［婚育史］已婚，0–0–1–0，2010年孕60余天难免流产行清宫术。

［舌脉］舌淡红，苔白，脉细滑。

［中医辨证］肾气不足，冲任失固。

［治法］益肾固冲止血安胎。

［方药］椿白皮寿胎丸加减。

桑寄生 15g	苎麻根 20g	太子参 12g	黄　芪 12g
杭白芍 12g	黄　芩 10g	狗　脊 12g	墨旱莲 12g
阿胶珠[烊] 10g	当　归 9g	菟丝子 15g	生甘草 5g
炒白术 9g	覆盆子 20g	海螵蛸 15g	煅龙骨 15g
桑　叶 15g	椿白皮 12g	瓜蒌仁 24g	石　斛 12g
藕　节 24g	生地黄 24g	牡丹皮 9g	

水煎服，每日1剂，连服7剂。另予院内自制涤净洗剂每日清洗外阴，嘱查血常规及C反应蛋白。

二诊（8月16日）：家属代诉，无明显漏红，诸症安。舌脉类前，拟前方去瓜蒌仁、石斛、藕节、生地黄、牡丹皮，加白头翁20g，忍冬藤15g，蒲公英20清热利湿，继服7剂。涤净洗剂外洗。

三诊（8月23日）：家属代诉，近几日稍有漏红，大便略干，自觉偶皮肤瘙痒。余类前，拟前方去桑叶、忍冬藤、蒲公英，加杜仲12g，黄柏9g，瓜蒌仁15g，地肤子12g，牡丹皮10g，生地黄24g，续服7剂。涤净洗剂外洗。

后续诊疗：此后继以椿白皮寿胎丸加减续进，一周后漏红止，予巩固2周，后患者未再就诊，2013年9月30患者孕35⁺周剖宫产一女婴，母女平安。

按语：对于妊娠后期（28⁺周）的出血，临床认为首先需排除前置胎盘、胎盘早剥等产科凶险并发症作祟，若是此类情况，应立即产科就诊甚至急诊手术。另当注意除外阴道炎症及宫颈病变，中药拟补肾清肝止血安胎治疗。

椿白皮寿胎丸是治疗晚期先兆流产出血常用方，于大队补肾凉肝药中酌加仙鹤草、地榆、藕节等止血安胎及忍冬藤、蒲公英、椿白皮、白头翁等清热燥湿解毒药物。椿白皮是治疗妇科赤白带下的效药，《本草汇言》云："故孟氏方治妇人血崩或产后血行不止，并平常月信来多及赤白带下，取椿根煎汁服即止，则知性之止涩可知矣。"《本草拾遗》谓椿白皮"主赤白久痢，疳虫，去疥，主下血"。在治疗先兆流产出血时间较长及大月份出血时常常用椿白皮12g，另加入忍冬藤、蒲公英、白头翁之属清热解毒、凉血止血，获效迅捷。

4. 鲜胚移植术后、宫腔积液、胎盘低置状态之保胎案

孙某，女，28岁，2015年4月15日初诊。

［**主诉**］胚胎移植术后90天，阴道少量出血半月余。

［**现病史**］2015年1月12日因"子宫内膜异位症、原发不孕"在外院行IVF-ET术，取卵10枚，可供移植胚胎9枚，2015年1月16日移入新鲜胚胎2枚，术后予黄体酮注射液、地屈孕酮片、戊酸雌二醇片保胎治疗。4月6日因"停经13⁺周，阴道少量出血1周"入院保胎治疗，来诊阴道出血半月余，量时多时少，伴块，纳欠馨，口干咽燥。

[月经史] 13 $\frac{7\sim8}{28\sim30}$ 天，量中，无痛经史。Lmp：2014 年 12 月 30 日，经行如前。

[婚育史] 已婚，0–0–0–0。

[辅助检查] 4 月 6 日妇科检查：外阴无殊，阴道畅，见少量褐色分泌物，宫颈尚光，无活动性出血，内诊未查。4 月 14 日 B 超示：宫内中孕，双活胎（A 胎儿双顶径 3.4cm，股骨长 1.8cm；B 胎儿双顶径 3.3cm，股骨长 1.7cm）；宫腔积液（孕囊前方可见一大小 10.9cm×7.8cm×1.8cm 条状液性暗区），宫颈长径 3.2cm，宫颈管未见明显分离。血常规示：白细胞计数 7.5×10^9/L，中性粒细胞 75.7%，血小板 180×10^9/L，血红蛋白 87g/L，C 反应蛋白 1.07mg/dl。

[舌脉] 舌边红，苔白腻，脉细弦。

[治法] 清热凉血，益肾安胎。

[方药] 椿白皮寿胎汤加减。

桑寄生 15g	太子参 20g	黄　芪 12g	杭白芍 12g
黄　芩 10g	狗　脊 12g	墨旱莲 12g	阿胶珠[烊] 10g
生甘草 5g	炒白术 12g	桑　叶 15g	海螵蛸 15g
生地黄炭 12g	炒白芍 20g	煅龙骨 15g	椿白皮 15g
白　及 9g	藕节炭 24g	苎麻根炭 20g	仙鹤草 24g
炒谷芽 10g			

水煎服，每日 1 剂，连服 7 剂。住院期间予黄体酮注射液 40mg，每日 1 次、地屈孕酮片 10mg，每日 4 次，口服保胎治疗；安宝，每次 100mg，每日 1 次，静脉滴注抑制宫缩；拉氧头孢，每次 2.0g，每日 2 次，静脉滴注预防感染；氨茶碱片，每次 100mg，每日 3 次，口服改善胎盘循环；维铁缓释片，每次 1 片，每天 1 次口服；生血宁片，每次 2

片，每天2次，口服纠正贫血。4月20日患者自行要求出院。

二诊（5月6日）：孕18⁺周，近日漏红已净，尚有黄带，胎动频繁，时有小腹隐痛，纳可便干。

［舌脉］舌红苔薄，脉细滑。

［治法］养阴清热，益肾安胎。

［方药］椿白皮寿胎丸加减。

桑寄生15g	苎麻根30g	太子参12g	黄　芪12g
杭白芍12g	黄　芩10g	墨旱莲12g	阿胶珠烊10g
生甘草5g	炒白术9g	海螵蛸15g	煅龙骨15g
忍冬藤15g	椿白皮15g	麦　冬9g	石　斛9g
绿梅花5g			

水煎服，每日1剂，连服14剂。用安宝片，每次10mg，6小时1次，口服共服10天。

三诊（5月20日）：孕20周⁺，带下色黄量多，时有小腹隐痛，纳可便软。

［辅助检查］今B超示：宫内中孕，双活胎（A胎儿双顶径5.0cm，股骨长3.1cm；B胎儿双顶径5.0cm，股骨长3.2cm）；胎盘下缘距宫颈内口1.7cm。

［舌脉］舌红苔薄白，脉细滑。

［治法］清热燥湿，益肾安胎。

［方药］椿白皮寿胎丸加减。

桑寄生15g	苎麻根20g	太子参24g	黄　芪15g
黄　芩10g	狗　脊12g	阿胶珠烊10g	当　归6g
生甘草5g	炒白术15g	炒白芍24g	椿白皮15g
忍冬藤15g	黄　柏9g	杜　仲12g	艾　叶5g

砂　仁杵后入5g　党　参15g　怀山药15g　麦　冬9g

水煎服，每日1剂，连服14剂。

四诊（6月30日）：孕26周⁺，时有胸闷，腰酸，纳便可。

［辅助检查］6月17日B超示：宫内中孕，双活胎（A胎儿双顶径6.2cm，股骨长4.2cm；B胎儿双顶径6.0cm，股骨长4.3cm）；胎盘下缘距宫颈内口2.4cm。

［舌脉］舌红苔薄，脉细滑。

［治法］补气升提，益肾安胎。

［方药］自拟安胎汤合补中益气汤加减。

桑寄生15g　苎麻根20g　太子参12g　黄　芪12g

杭白芍20g　黄　芩10g　狗　脊12g　墨旱莲12g

阿胶珠烊10g　当　归6g　菟丝子15g　覆盆子20g

生甘草5g　炒白术9g　杜　仲12g　佛　手5g

升　麻9g　桔　梗9g　党　参24g　麦　冬10g

水煎服，每日1剂，连服14剂。另予小捻子10g+西洋参10g，分次炖服。

五诊（7月15日）：孕28周⁺，时有胸闷不适，夜寐欠安，便软不畅。

［辅助检查］7月15日B超示：宫内中孕，双活胎（A胎儿双顶径7.5cm，股骨长5.4cm；B胎儿双顶径7.5cm，股骨长5.1cm）；胎盘下缘距宫颈内口3.9cm。

［舌脉］舌红苔薄，脉细滑。

［治法］补气宽胸，益肾安胎。

［方药］自拟安胎汤合补中益气汤加减。

桑寄生15g　苎麻根20g　太子参12g　黄　芪12g

杭白芍 24g　　黄　芩 10g　　狗　脊 12g　　当　归 9g
菟丝子 15g　　覆盆子 20g　　生甘草 5g　　炒白术 15g
生晒参 9g　　薤　白 6g　　砂　仁[杵后入] 3g　　酸枣仁 20g
陈　皮 5g　　杜　仲 15g

水煎服，每日 1 剂，连服 14 剂。另予小捻子 10g，分次炖服。

六诊（8 月 12 日）：孕 32 周$^{+}$，偶有宫缩，日 4 ～ 5 次，持续 1min，近日带下量多色白，纳欠馨，便次增。

[辅助检查] 今 B 超示：双活胎，晚孕。（A 胎儿双顶径 7.9cm，股骨长 5.8cm；B 胎儿双顶径 8.2cm，股骨长 5.9cm）；胎盘附着于子宫后壁，成熟度Ⅱ级。

[舌脉] 舌红苔薄，脉细滑。

[治法] 益气养血，固肾安胎。。

[方药] 椿白皮寿胎丸加减。

桑寄生 15g　　苎麻根 30g　　太子参 12g　　黄　芪 12g
杭白芍 24g　　黄　芩 10g　　狗　脊 12g　　墨旱莲 12g
阿胶珠[烊] 10g　　当　归 9g　　菟丝子 15g　　覆盆子 20g
生甘草 5g　　炒白术 15g　　杜　仲 15g　　紫苏叶 5g
炒谷芽 10g　　海螵蛸 15g　　椿白皮 15g　　忍冬藤 15g
陈　皮 5g

水煎服，每日 1 剂，连服 14 剂。2015 年 9 月 9 日足月剖宫产两男婴，分别重 2950g，3050g，母子平安。

按语：该案患者亦为胚胎移植术后为双胎妊娠，首诊阴道出血半月余，证属肾虚血热，仍以椿白皮寿胎丸加减清热凉血，益肾安胎。三诊漏红已净，B 超示：胎盘下缘距宫颈内口 1.7cm，方用寿胎丸合补中益气汤加减，意在补气升提，益肾安胎，助胎盘逐渐恢复到正常位置。四诊、五诊续进前方加减，巩固治疗，胎盘位置逐渐上升。孕 12 周～ 16 周胎盘低置状态者可结合病症辨证用药，孕 16 周以上一般情况稳定者，可独用单方小捻子，小捻子系小野山参，价廉效佳。人参，《本草纲目》曰：“治男妇一切虚证，发热自汗，眩晕头痛，反胃吐食，痎疟，滑泻久痢，小便频数，淋沥，劳倦内伤，中风，中暑，痿痹，吐血，嗽血，下血，血淋，血崩，胎前产后诸病。”小捻子既有益气升提之功，又无辛燥之弊。便溏者可独用小捻子，便干者可小捻子配伍西洋参 1 ：1 使用，临床效果显著。

5. 宫腔息肉史、子宫小肌瘤、封闭抗体低下中药治疗、冻融胚胎移植术后之保胎案

陈某，女，34 岁，2013 年 5 月 23 日初诊。

[主诉] FET 术前调理。

[现病史] 5 月 2 日因丈夫“弱精症”行辅助生殖技术，在外院取卵 12 枚，可供移植胚胎 10 枚，冻存。3 月 7 日曾在外院行宫腔镜下宫腔息肉摘除术。近日觉腰酸，腰骶部疼痛，胃纳尚可，大便偏软，日 1 ～ 2 行。

[月经史] $15\frac{7\sim8}{30}$ 天，量中，无痛经史。Lmp：5 月 15 日，经行同前。

[婚育史] 已婚，0–0–1–0，2012 年 10 月孕 2 月难免流产清宫术。工具避孕。

[舌脉] 舌红边有齿痕，脉细弦。

[中医辨证] 气血不足，脾肾两亏。

[治法] 益肾健脾，养血调冲。

[方药] 养血试孕方合四君子汤加减。

熟地黄 12g	枸杞子 12g	当　归 12g	川　芎 9g
紫石英先 20g	覆盆子 20g	狗　脊 12g	川续断 12g
炒杜仲 15g	巴戟天 9g	桑寄生 15g	绿梅花 5g
党　参 15g	太子参 15g	黄　芪 15g	白　术 12g
怀山药 12g	茯　苓 12g	路路通 12g	皂角刺 12g
石见穿 15g	鹿角霜 10g	陈　皮 5g	

上药水煎，日 1 剂，连服 7 剂。

二诊（5 月 30 日）：患者诉腰酸、腰骶部不适，今日 B 超示 EM：0.6cm（双层），子宫肌瘤 1.0cm×0.7cm×0.5cm（后壁肌层）。舌红苔薄，脉细弦，拟益肾毓麟汤加减。

紫石英先 20g	当　归 12g	菟丝子 24g	川　芎 10g
熟地黄 12g	香　附 15g	紫河车吞 3g	覆盆子 24g
生甘草 5g	枸杞子 12g	仙灵脾 12g	肉苁蓉 12g
巴戟天 12g	党　参 15g	黄　芪 15g	丹　参 12g
路路通 12g	皂角刺 12g	郁　金 12g	鹿角片先 9g
赤　芍 9g	陈　皮 5g	八月札 10g	

上药水煎，日 1 剂，连服 7 剂。

三诊（6 月 6 日）：诸症悉减，纳尚可，夜寐安，便较次增，上方去路路通、皂角刺、郁金、鹿角片，加补骨脂 15g，胡芦巴 12g，杜仲 9g，太子参 15g，白术 15g，怀山药 12g，再进 7 剂。

后续诊疗：此后患者平素继以养血试孕方及益肾毓麟汤加减益肾养血调冲，经期以桃红四物汤加味活血化瘀生新。7 月 10 日查封闭抗体三项负值（CD3–BE：–2.6、CD4–BE：–1.7、CD8–BE：–1.0），未予淋巴细胞免疫治疗，予中药益肾运脾，温阳调冲调治，10 月 14 日复查封闭抗体已转为正值（CD3–BE：0.4、CD4–BE：0.6、CD8–BE：0.7）。

孕后首诊（2013年11月28日）：FET术后16天，在用戊酸雌二醇片3mg，每日2次，口服；地屈孕酮片10mg，每日3次，口服；黄体酮注射液，每次40mg，每日1次，肌注支持治疗。刻下大便次数增多，略有畏寒，时感体倦乏力，余无殊。

［**辅助检查**］11月24日血HCG：153IU/L；11月26日血HCG：285IU/L；11月28日血HCG：577IU/L。

［**舌脉**］舌淡红，边有齿痕，苔薄，脉细滑。

［**中医辨证**］脾肾不足。

［**治法**］益肾健脾，养血安胎。

［**方药**］自拟安胎汤加减。

桑寄生15g	苎麻根20g	太子参12g	黄　芪12g
杭白芍12g	黄　芩10g	狗　脊12g	墨旱莲12g
阿胶珠烊10g	当　归9g	菟丝子15g	生甘草5g
炒白术9g	覆盆子20g	紫河车吞3g	陈　皮5g
砂　仁杵后入5g	防　风9g		

上药水煎服，日1剂，连服7剂。另加予HCG针2000U，隔日1次，肌注；蛤蟆油每日2g隔水蒸服。

二诊（12月6日）：昨日外院查血HCG：11666IU/L，P：96.38nmol/L。近日略有恶心，偶感腰酸，舌脉同前，余无殊。拟前法续进。

熟地黄12g	枸杞子12g	桑寄生15g	苎麻根24g
阿胶珠烊10g	党　参15g	太子参15g	生　芪15g
炒白芍12g	当　归9g	巴戟天12g	菟丝子20g
覆盆子20g	子　芩9g	紫苏叶5g	杜　仲12g
紫河车吞3g			

上药水煎服，日1剂，连服7剂。

三诊（12月12日）：近日便软、干呕、鼻塞，舌脉类前。拟前法续进。

紫河车[吞] 3g	陈　皮5g	绿梅花5g	紫苏叶5g
当　归9g	巴戟天12g	桑寄生15g	苎麻根20g
太子参12g	黄　芪12g	杭白芍12g	黄　芩10g
狗　脊12g	墨旱莲12g	阿胶珠[烊] 10g	杜　仲12g
菟丝子15g	生甘草5g	炒白术9g	覆盆子20g

上药水煎服，日1剂，连服7剂。

后续诊疗：此后中药继以补肾安胎法续进，HCG针用至FET术后48天，蛤蟆油每日2g服至FET术后2月余。后患者回当地产检，2014年7月26日因“巨大儿”剖宫产下一子，4250g，体健。

按语：本案患者子宫内膜息肉术后合并子宫肌瘤，因此在平素温补脾肾之大法中特意避开滋腻血肉有情之品（如紫河车、鹿角片等），即便使用亦是少量，中病即止。叶天士谓：“血肉有情，栽培身内精血。”血肉有情之品内含女性激素较多，补益作用强，“以肉补精”，易使原有之息肉肌瘤再发，应尽量避免使用，然此患者难免流产清宫术后内膜薄，无以容受胚胎发育，故间或仍用少量紫河车以填精。此外，于大队补养药中酌加石见穿、丹参、赤芍、川芎、路路通、皂角刺、桃仁等具有活血通络、攻坚化瘀作用的草木无情之品，以达“补而不壅、软坚防癥”之目的。两相结合，疗效显著。

多年积累的经验提示对于封闭抗体低下的患者采用温补脾肾之阳的治法治疗2～3月，能使封闭抗体转阳无须行淋巴细胞免疫治疗。此案陈某孕前封闭抗体三项皆为负值，经过治疗三项负值皆转阳。2011年在对111例封闭抗体低下性复发性流产患者的研究中发现，中医药孕前调治可明显提高封闭抗体水平，改善其妊娠结局，其中中药治疗组成功率92.31%，中药加淋巴细胞免疫治疗成功率组90.00%，空白组成功率68.75%。

6. 曾宫腔镜手术7次、封闭抗体低下、冻融胚胎移植术后之保胎案

高某，女，32岁，2013年10月3日初诊。

［主诉］清宫术后月经量少、不避孕未孕4年，FET术前调理。

［现病史］4年前行清宫术，术后月经量少、性生活正常，不避孕至今未孕。2010年外院取卵6枚，可供移植胚胎4枚，移植2次均生化（术前曾行4次宫腔粘连分离术）。2013年3月、5月各行1次宫腔镜下宫腔粘连分离术，9月30日外院超长方案取卵30枚，受精22枚，可供移植胚胎15枚，拟FET。欲求调理，刻下纳寐、二便均可。

［月经史］$15\frac{5\sim7}{30\sim90^{+}}$天，量少，无痛经史。Lmp:8月9日，量少，仅用护垫。

［婚育史］已婚，0-0-1-0，2009年孕2月余难免流产行清宫术。工具避孕。

［辅助检查］5月15日封闭抗体：CD3-BE：-2.5，CD4-BE：-1.7，CD8-BE：-1.4。

［舌脉］舌淡红，苔薄，脉细弦。

［中医辨证］肾气不足，络脉不通。

［治法］益肾养血，通络调冲。

［方药］益肾毓麟汤加减。

紫石英先 20g	当　归 12g	菟丝子 24g	川　芎 10g
熟地黄 12g	香　附 15g	紫河车吞 3g	覆盆子 24g
生甘草 5g	枸杞子 12g	仙灵脾 12g	肉苁蓉 12g

巴戟天 12g　党　参 15g　黄　芪 15g　丹　参 12g
路路通 12g　皂角刺 12g　炮山甲先 2g　玉　竹 15g
黄　精 15g　马鞭草 15g

上药水煎服，日 1 剂，连服 7 剂。

二诊（10 月 10 日）：无明显不适，舌脉同前，前方去炮山甲，加鹿角霜 10g 续进 7 剂。

三诊（10 月 24 日）：偶感下腹不适，时有吊痛，舌淡红苔薄黄腻，脉同前，前方去鹿角霜、玉竹、黄精、马鞭草，加炮山甲 2g，红藤 24g，蒲公英 24g，八月札 9g，续进 7 剂。

后续诊疗：此后平素继以益肾毓麟汤加减调治；2013 年 11 月 21 日外院行宫腔镜下粘连分离术 + 输卵管通液术，术后予益肾毓麟汤加减；经期拟桃红四物汤加减；口干加石斛、麦冬养阴生津，咽痒干咳加款冬、百部之属润肺止咳，荆芥、防风之属疏散表邪。

FET 术前（1 月 16 日）：近日略有咳嗽，余无殊。拟 1 月 20 日行 FET。舌脉类前。拟养血试孕方加减。

熟地黄 12g　枸杞子 12g　当　归 12g　川　芎 9g
覆盆子 20g　狗　脊 12g　川续断 12g　太子参 15g
炒杜仲 15g　巴戟天 9g　桑寄生 15g　绿梅花 5g
款冬花 10g　紫　菀 10g　百　部 10g　阿胶珠烊 10g
赤　芍 9g　陈　皮 5g　黄　芪 15g

上药水煎服，日 1 剂，连服 7 剂。

FET 术后（1 月 23 日）：1 月 20 日外院行 FET，今术后第三天，无明显不适，在用地屈孕酮片 1 片，每日 2 次，口服；黄体酮注射液 60mg，每日 1 次，肌注；戊酸雌二醇片 3 片，每日 2 次，口服。1 月 14 日复查封闭抗体：CD3-BE：0.5、CD4-BE：-1.0、CD8-BE：0.3。舌脉类前，自拟安胎汤加减。

桑寄生 15g　苎麻根 20g　太子参 12g　黄　芪 12g
杭白芍 12g　黄　芩 10g　狗　脊 12g　墨旱莲 12g
阿胶珠[烊] 10g　当　归 9g　菟丝子 15g　生甘草 5g
炒白术 9g　覆盆子 20g　紫河车[吞] 6g　杜　仲 12g
熟地黄 12g　枸杞子 12g　赤　芍 9g　川　芎 6g

上药水煎服，日 1 剂，连服 7 剂。

孕后首诊（2 月 5 日）：FET 术后 16 天。2 月 1 日外院查血 HCG：165 IU/L，P：45.21ng/mL；2 月 3 日复查血 HCG：478IU/L，P：32.27ng/mL。刻下时有腹胀，易腹泻，舌淡红苔薄，脉细滑。拟益肾养血安胎，自拟安胎汤加减，具体如下：

桑寄生 15g　苎麻根 20g　太子参 12g　黄　芪 12g
杭白芍 12g　黄　芩 10g　当　归 9g　佛　手 5g
阿胶珠[烊] 10g　当　归 9g　菟丝子 15g　生甘草 5g
炒白术 9g　覆盆子 20g　砂　仁[杵后入] 5g　陈　皮 5g
绿梅花 5g　熟地黄 12g　枸杞子 12g　紫苏叶 5g

上药水煎服，日 1 剂，连服 7 剂。余药同前。

二诊（2 月 20 日）：2 月 10 日 B 超示：宫内早孕（孕囊 11mm×6mm）。刻下时感腰酸、中脘不适，余无殊。舌脉同前，拟前法续进，前方去砂仁、绿梅花、熟地黄、枸杞子、当归，加巴戟天、杜仲各 12g。西药同前。

三诊（2 月 27 日）：2 月 22 日查血 HCG：163418IU/L，B 超示：宫内孕，单活胎。纳便尚可，舌脉同前，一诊方去砂仁、当归、佛手，续进 7 剂。患者情况稳定，戊酸雌二醇片减量至 2mg，每日 1 次，口服，余同前。

后续诊治：此后继续上法调治1月，戊酸雌二醇片、地屈孕酮片及黄体酮注射液皆逐渐减量至停用，后患者回当地产检。2014年9月19日，患者因“头盆不称”当地剖宫产1女，2800g，50cm，身体健康。

按语：本案患者既往行宫腔镜手术7次，胞宫冲任受损、奇经亏虚、瘀血内阻。奇经亏损，非血肉有情之品峻补，难以挽回，故用紫河车、阿胶珠、鹿角霜等补肾益精、填补奇经。《本草纲目》中记载紫河车：“儿孕胎中，脐系于母，胎系母脊，受母之荫，父精母血，相合而成。虽后天之形，实得先天之气，显然非他金石草木之类所比。其滋补之功极重，久服耳聪目明，须发乌黑，延年益寿”。《本草纲目拾遗》指出，阿胶能“治内伤腰痛，强力伸筋，添精固肾”，《圣济总录》言鹿角霜治肾寒羸瘦，生阳气，补精髓。辅以当归、丹参、穿山甲、赤芍等，当归其气最雄，辛而动，走而不守；丹参、赤芍活血祛瘀，穿山甲破气行血，通利冲任二脉，疏通奇经瘀滞。上药合用，共奏补养奇经，疏通瘀滞之效。现代研究亦证明，补肾活血周期疗法联合西药能改善宫腔粘连术后患者子宫内膜厚度，增加子宫内膜血流，有利于月经恢复，预防宫腔再次粘连。宫腔环境改善，子宫内膜容受性提高，则FET成功率大大提升。调理时注重温补肾阳（菟丝子、仙灵脾、紫石英等），未行淋巴细胞免疫治疗封闭抗体值亦是有所提高。多元配合，双管齐下，患者最终成功受孕并且诞下一女。

7. 难免流产5次、鲜胚移植术后之保胎案

陈某，女，36岁，2009年7月30日初诊。

［主诉］IVF-ET术后45天，阴道反复流血伴腹痛1月。

［现病史］夫妻双方染色体正常，患者6月16日外院行新鲜胚胎移

植术，6 月 29 日无明显诱因下阴道少量流血，色褐，伴小腹隐痛，外院查血 HCG：331.58 IU/L，予黄体酮注射液 40mg，每日 2 次，肌注；地屈孕酮片 10mg，每日 2 次，口服。7 月 6 日查血 HCG：5065IU/L，E_2：1630pmol/L、P：60.64nmol/L，7 月 20 日外院 B 超示：宫内早孕，单活胎（胚芽 1.1cm，胚囊外见一大小约 1.2cm×0.6cm×0.8cm 液性暗区）。刻下患者阴道仍有少量流血，伴小腹隐痛不舒。患者平素高血压、高血糖病史，性情急躁易怒，刻下服盐酸拉贝洛尔片 2 片，每日 2 次，血糖通过饮食控制。

[月经史] 15 $\frac{6\sim7}{30}$ 天，量中，无痛经。Lmp:5 月 30 日，经行如前。

[婚育史] 已婚，0-0-6-0，人流 1 次，2003 年至 2008 年孕 30+ 天自然流产 4 次，难免流产清宫术 1 次。

[舌脉] 舌淡红，苔薄，脉细滑。

[中医辨证] 肾气不足，精血亏虚。

[治法] 填精养血，固肾安胎。

[方药] 自拟安胎汤加减。

熟地黄 12g	枸杞子 12g	当归身 9g	狗　脊 12g
川续断 12g	炒杜仲 15g	海螵蛸 15g	阿胶珠[烊] 10g
艾　叶 3g	菟丝子 20g	仙鹤草 24g	藕　节 24g
黄　芩 9g	桑寄生 15g	苎麻根 24g	

上药水煎服，日 1 剂，连服 5 剂。

二诊（8 月 4 日）：ET 术后 7 周，阴道出血仍有，近日感乏力，胃纳不佳，便溏软，7 月 31 日查血 HCG：70164 IU/L，E_2：1424pg/mL，舌脉类前，拟前法续进，前方去川续断、炒杜仲、海螵蛸、仙鹤草、藕节，加炒白芍 10g 养肝和血，党参 15g，太子参 15g，白术 12g 健脾益气，续服7天，另予白及粉每日3g吞服止血。

三诊（8月11日）：ET术后8周，阴道流血已止4天，近日略外感，仍觉乏力，查封闭抗体：CD3-BE：1.9、CD4-BE：-2.5、CD8-BE：0.8。拟前法续进，前方去白术、艾叶、黄芩，加生黄芪12g，生草5g，紫河车[吞]3g，海螵蛸15g，续服7剂。

后续诊疗：8月18日复查B超示：宫内孕，单活胎。此后继拟益肾安胎法续进，便干加瓜蒌仁润肠通便，乏力、纳少加党参、黄芪、白术等健脾益气，后回当地产检，血糖及血压一直控制良好，2010年2月17日剖宫产诞下一女婴，3800g，母女平安。

按语：患者年过五七，《内经》云"女子五七，阳明脉衰，面始焦，发始堕"，且其反复流产5次，可知肝肾精血亏虚为本，然此次孕后，肾气不固，胎不得养，反复漏红腹痛，阴血下聚养胎，精血本虚，水不涵木，肝阳上扰，治当在益肾安胎基础上滋补肝肾。妊娠高血压疾病在临床中十分常见，目前按国际有关分类，妊娠期高血压疾病包括：妊娠期高血压、先兆子痫、子痫、原发高血压并妊娠及因肾病、肾上腺疾病等继发高血压并妊娠等。因其常合并产科出血、感染抽搐等，是孕产妇及围生儿死亡的主要原因。本案患者属原发高血压合并妊娠，孕后服盐酸拉贝洛尔片血压控制良好，尚属乐观，此类患者孕期需时常关注血压，及时干预，以防疾病加重。

8. 子宫腺肌瘤术后、冻融胚胎移植术后之保胎案

李某，女，30岁，2011年3月16日初诊。

［主诉］不避孕未孕4年余，FET术前。

［现病史］4年前起不避孕，性生活正常，至今未孕。期间痛经进行性加重，2年前起经量增多，每月需用15～20片卫生巾。2010年

8月15日外院行IVF术，取卵15枚，受精8枚，可供移植胚胎8枚。2010年11月因“痛经进行性加重4年，经量增多2年”外院行宫腔镜探查+腹腔镜下子宫腺肌瘤部分剔除术。宫腔镜下见：前壁内膜略厚，双侧输卵管开口膜状封闭。腹腔镜下见：盆腹腔未见明显粘连，子宫前位如孕2个月大，后壁饱满，前壁见一大小4.0cm×4.0cm×4.0cm的肿块突起，边界与肌层分界不清，双卵巢及输卵管外观正常，予剪除宽2.0cm、深2.0cm腺肌瘤。Lmp：2011年2月27日，经行如前。2月28日起用戊酸雌二醇片3mg，每日2次，口服；3月15日起用黄体酮注射液80mg，每日1次，肌注；拟3月18日行FET术。平素腰酸，经行尤甚，神倦，纳可，便溏，日行1～2次。

[月经史] $14\frac{5}{40\sim45^{+}}$天，量中，痛经明显，需卧床。Lmp：2月27日，经行如前。

[婚育史] 已婚，0-0-1-0，早孕药流1次。工具避孕。

[舌脉] 舌黯红，苔薄，脉细弦。

[中医辨证] 肾气亏虚。

[治法] 益肾养血。

[方药] 养血试孕方加减。

熟地黄12g	当　归9g	川　芎6g	赤　芍10g
白　芍10g	菟丝子20g	覆盆子20g	紫河车[吞]3g
橘　皮5g	橘　络5g	桑寄生15g	狗　脊12g
炒杜仲15g	川续断12g	党　参15g	生黄芪12g

水煎服，每日1剂，连服7剂。另予蛤蟆油10g，隔水炖，一周分服。余药同前。

二诊（3月24日）：FET术后6天，时有腰膝酸软，食欲减退，大便溏薄。

[舌脉]舌黯红，苔薄，脉细弦。

[中医辨证]脾肾不足。

[治法]益肾健脾，养血安胎。

[方药]自拟安胎汤加减。

熟地黄 12g	枸杞子 12g	当　归 9g	赤　芍 9g
白　芍 9g	菟丝子 20g	覆盆子 20g	紫河车[吞] 3g
白　术 9g	橘　皮 5g	橘　络 5g	党　参 15g
太子参 9g	生黄芪 12g	阿胶珠[烊] 10g	桑寄生 15g
狗　脊 12g	炒杜仲 15g		

水煎服，每日 1 剂，连服 7 剂。余药同前。

孕后首诊（4 月 8 日）：FET 术后 22 天，腰酸缓，无漏红，二便可。

[辅助检查]4 月 6 日查血 HCG：2567.8IU/L，E_2：246.27pg/mL，P：172.5nmol/L。

[舌脉]舌黯红，苔薄，脉沉细滑。

[中医辨证]肾气亏虚。

[治法]益肾养血安胎。

[方药]自拟安胎汤加减。

熟地黄 12g	枸杞子 12g	当归身 9g	炒白芍 10g
菟丝子 20g	覆盆子 20g	紫河车[吞] 6g	橘　皮 5g
橘　络 5g	党　参 15g	生黄芪 12g	巴戟天 9g
肉苁蓉 12g	桑寄生 15g	苎麻根 20g	阿胶珠[烊] 10g

水煎服，每日 1 剂，连服 7 剂。另予蛤蟆油 10g，用法同上。余药同前。

二诊（4 月 14 日）：FET 术后 28 天，晨起口苦，胃纳可，二便常，舌边红苔薄，脉细滑。4月13日测血HCG：16356.10IU/L，E_2：346.76pg/mL，P：164.75nmol/L。中药续予益肾养血，酌以清肝，前方入黄芩9g，太子参9g，7剂。

三诊（4月20日）：FET术后34天，药后口苦瘥，近日腰酸时有，动则尤甚，食后中脘胀，诊得舌红苔薄腻脉细滑，前方去巴戟天、苁蓉、黄芩，加狗脊12g，炒杜仲15g，紫苏叶5g。

四诊（4月27日）：FET术后42天，服前药后腰酸大减，现口干欲饮，纳可，二便尚调。前方去杜仲，加黄芩9g，制黄精15g，7剂。

五诊（5月5日）：FET术后49天，症情稳定，稍有中脘胀，中药继予益肾养血之品，以冀巩固。前方去阿胶珠，紫河车减至3g，7剂。每3日减戊酸雌二醇片、地屈孕酮片、黄体酮注射液三分之一量，至停药。

六诊（5月10日）：FET术后54天，食后呕恶，口苦，胃纳欠馨，二便调。

［辅助检查］5月6日B超示：宫内孕，单活胎（胚芽长约14.8mm，子宫腺肌瘤大小约38.2mm×26.8mm），5月8日测血HCG：97374IU/L，E_2 > 1000pg/mL，P > 190.80nmol/L。

［舌脉］舌淡红，苔薄，脉细滑。

［中医辨证］肾气亏虚。

［治法］益肾养血安胎。

［方药］自拟安胎汤加减。

熟地黄12g	枸杞子12g	当归身9g	炒白芍10g
菟丝子20g	覆盆子20g	桑寄生15g	苎麻根24g
炒杜仲15g	党　参15g	太子参9g	生黄芪12g
黄　芩9g	生甘草5g	陈　皮5g	绿梅花5g

水煎服，每日1剂，连服7剂。

七诊（5月16日）：FET术后60天，药后呕恶减，纳增，前方去陈皮、绿梅花、黄芩，入橘皮5g，橘络5g，阿胶珠烊10g，7剂。

八诊（5月23日）：FET术后67天，近日时有黄带，外阴瘙痒，舌边红苔薄腻，前方去菟丝子、覆盆子、橘皮、橘络，入绿梅花5g，黄芩9g，椿白皮12g。戊酸雌二醇片、黄体酮注射液均已停用。

九诊（6月1日）：FET术后76天，服前药后阴道瘙痒除，黄带减。近日夜寐不安梦扰，畏热汗出，腰酸，胃纳可，二便调。

[舌脉]舌红，苔薄腻，脉细滑。

[中医辨证]肾虚肝热。

[治法]益肾养血，兼清肝热。

[方药]自拟安胎汤加减。

桑寄生15g	苎麻根20g	当归身9g	炒白芍10g
狗　脊12g	川续断12g	炒杜仲15g	黄　芩9g
首乌藤30g	阿胶珠烊10g	太子参9g	生甘草5g

水煎服，每日1剂，连服7剂。

随访至分娩，无阴道漏红、腰酸等不适。2011年11月，妊娠37^{+6}w，行剖宫产分娩一女婴，2800g，49cm，母女平安。

按语：该患者腺肌症史，平素痛经明显，系癥瘕为患。《诸病源侯论·癥瘕病诸候》："病不动者，直名为癥。若虽病有结癥而可推移者，名为癥瘕。"胞脉血气阻滞，两精不能相会，难以受孕。患者素有癥瘕，瘀血内阻，往往存在子宫内膜容受性问题而不易着床，且较正常妊娠更易殒堕。在胚胎移植术后一周内，在益肾养血的基础上，小剂量运用当归、川芎、赤芍养血活血，养血而不留瘀，活血而不伤胎，不必拘泥。患者孕后诉腰膝酸软，食欲减退，大便溏薄，此为脾肾两虚之象。虽合并腺肌瘤，但气滞血瘀之象不显，故治疗从益肾运脾着手，先后天双补，以自拟安胎汤加减治之，临床治疗虽有故无殒，仍需细细辨证。二诊时晨起口苦，此为胆火上炎之象，加黄芩苦以清降，清少阳胆火。三诊时患者腰酸明显、脘胀，腰者肾之府，肾虚不固，入狗脊、杜仲补肾强腰；中焦气滞，入紫苏叶行气和胃。四诊腰酸缓，口干显，加黄精滋肾润肺，养阴生津。六诊时食后呕恶，口苦，胃纳欠馨，去紫河车、阿胶珠，恐补血填精滋腻之品壅滞中焦，入陈皮、绿梅花疏肝和胃，调畅气机。八诊时有黄带，外阴瘙痒，孕后血聚以养胎，肝血不足，血燥生热，投椿白皮、黄芩清热除带止痒。九诊瘙痒除，黄带减，夜寐欠安，梦扰，亦为肝血不足之象，去菟丝子、覆盆子、党参、黄芪等温补之品，加首乌藤养肝血，宁心神。

9. 盆腔内异电凝术史、冻融胚胎移植术后之保胎案

谢某，女，27岁，2010年3月25日初诊。

［主诉］不避孕未孕2年，FET术前调理。

［现病史］2009年3月外院行腹腔镜下盆腔内异病灶电凝术＋美兰通液术，术中见左侧输卵管通畅，右侧不通。评估为盆腔内异Ⅲ期，建议试孕半年，不孕则行辅助生殖。2010年1月外院行IVF术：取卵16枚，受精12枚，可供移植胚胎11枚，鲜胚移植1次未成功，现存冻胚9枚。平素时有少腹隐痛，带下色黄，经行少腹痛明显，乳胀，腰酸。纳可，便溏烂。

［月经史］$14\frac{5\sim6}{30\sim40^{+}}$天，量中，痛经明显。Lmp：3月24日，经行如前。

［婚育史］0-0-1-0，2年前早孕人流1次。工具避孕。

［舌脉］舌淡红苔薄，脉细滑。

[中医辨证] 气滞血瘀。

[治法] 养血活血调冲。

[方药] 桃红四物汤合失笑散加减。

当　归 15g　川　芎 10g　赤　芍 10g　白　芍 10g
丹　参 15g　失笑散包煎 10g　桃　仁 15g　川牛膝 12g
焦山楂 20g　生甘草 5g　炮　姜 5g　乌　药 6g
白　术 12g　红　藤 24g　蒲公英 24g　败酱草 15g

水煎服，每日 1 剂，连服 6 剂。

二诊（3 月 31 日）：近日肠鸣较多，时有小腹痛，胃纳不馨，大便溏烂。

[舌脉] 舌淡红苔薄边略有齿痕，脉细。

[中医辨证] 脾肾两亏。

[治法] 运脾疏理调冲。

[方药] 参苓白术散合痛泻要方加减。

党　参 20g　怀山药 12g　炒扁豆 12g　广木香 9g
砂　仁杵后入 5g　狗　脊 12g　川续断 12g　杜　仲 15g
川　芎 10g　赤　芍 10g　白　芍 10g　当　归 12g
茯　苓 12g　白　术 12g　防　风 9g

水煎服，每日 1 剂，连服 6 剂。

药后症缓，三诊、四诊继以补肾健脾调治。

五诊（4 月 26 日）：月经后期未至，少腹时有吊痛感，带下色黄。

[舌脉] 舌红苔薄边略有齿痕，脉细弦。

[中医辨证] 肝脾不和。

[治法] 运脾养血，清肝调冲。

[方药] 培土毓麟汤加减。

党　参 15g	太子参 15g	八月札 10g	生黄芪 12g
菟丝子 20g	覆盆子 20g	当　归 12g	川　芎 10g
赤　芍 10g	白　芍 10g	川楝子 10g	蒲公英 20g
生甘草 5g	茯　苓 12g		

水煎服，每日 1 剂，连服 10 剂。

试孕月首诊（5 月 6 日）：Lmp：5 月 5 日，量中，有小血块，经行少腹胀痛，乳胀。拟本月行 FET 术。

[舌脉] 舌淡红，苔薄，脉细弦。

[中医辨证] 气滞血瘀。

[治法] 养血活血调冲。

[方药] 桃红四物汤合失笑散加减。

当　归 15g	川　芎 10g	赤　芍 10g	白　芍 10g
失笑散[包煎] 10g	益母草 24g	桃　仁 10g	败酱草 15g
蒲公英 20g	马齿苋 20g	川楝子 10g	徐长卿 9g
八月札 10g	焦山楂 20g		

水煎服，每日 1 剂，连服 6 剂。

二诊（5 月 12 日）：今经已净，患者自诉服上次中药后有腹泻。

[舌脉] 舌淡红苔薄，脉细弦。

[中医辨证] 肾气亏虚。

[治法] 补肾益气，养血调经。

[方药] 益肾毓麟汤加减。

熟地黄 12g	枸杞子 12g	当　归 12g	川　芎 10g
菟丝子 24g	覆盆子 24g	紫石英[先] 24g	紫河车[吞] 6g
橘　皮 5g	橘　络 5g	黄　芪 15g	丹　参 9g
党　参 15g	绿梅花 5g		

水煎服，每日1剂，连服7剂。

三诊（5月25日）：拟5月29日行FET术，刻下无明显不适。

［**舌脉**］舌淡红苔薄，脉细。

［**中医辨证**］肾气亏虚。

［**治法**］益肾养血助孕。

［**方药**］养血试孕方加减。

熟地黄12g	枸杞子12g	当　归9g	炒白芍10g
菟丝子20g	覆盆子20g	川　芎5g	阿胶珠^烊^10g
党　参15g	桑寄生15g	紫河车^吞^6g	杜　仲15g
太子参15g	陈　皮5g		

水煎服，每日1剂，连服7剂。

孕后首诊（6月10日）：FET术后13天，腰酸。

［**辅助检查**］6月10日查血HCG：411.0IU/L，P：75.44nmol/L。

［**舌脉**］舌红苔薄，脉细滑。

［**中医辨证**］肾气亏虚。

［**治法**］益肾养血安胎。

［**方药**］自拟安胎汤加减。

熟地黄12g	枸杞子12g	炒白芍10g	党　参15g
太子参15g	桑寄生15g	苎麻根20g	生黄芪12g
菟丝子20g	覆盆子20g	阿胶珠^烊^10g	杜　仲15g
紫河车^吞^9g			

水煎服，每日1剂，连服7剂。并予戊酸雌二醇片2mg，每日2次，口服；地屈孕酮片10mg，每日3次，口服；黄体酮注射液60mg，每日1次，肌注。

二诊（6月17日）：FET术后20天，阴道少量出血1天，色鲜红，腰酸，口干欲饮，胃纳尚可，便干。

［辅助检查］6月17日查血HCG：5798.0IU/L，P：127.8nmol/L。

［舌脉］舌红苔薄，脉细滑。

［中医辨证］肝肾不足。

［治法］益肾清肝安胎。

［方药］自拟安胎汤加减。

熟地黄12g	枸杞子12g	南沙参12g	北沙参12g
麦　冬10g	菟丝子20g	覆盆子20g	桑寄生15g
苎麻根20g	当　归9g	党　参15g	生黄芪12g
紫河车[吞]6g	杜　仲15g	黄　芩9g	炒白芍10g

水煎服，每日1剂，连服10剂。余药同前。

三诊（6月28日）：FET术后31天，药后漏红已净7天，仍略有腰酸。

［辅助检查］6月28日外院B超示：宫内早孕，单活胎（胚芽长约3mm）。

［舌脉］舌淡红苔薄，脉细滑。

［中医辨证］肾气亏虚。

［治法］益肾养血安胎。

［方药］自拟安胎汤加减。

熟地黄12g	枸杞子12g	当　归9g	炒白芍12g
菟丝子20g	覆盆子20g	桑寄生15g	苎麻根20g
生甘草5g	狗　脊12g	杜　仲15g	仙鹤草24g
海螵蛸15g	紫河车[吞]3g	太子参15g	

水煎服，每日1剂，连服10剂。患者情绪紧张，腰酸仍有，予收治入院。

后续治疗：入院完善相关检查，中药续服，西药戊酸雌二醇片、地屈孕酮片、黄体酮注射液续用。7月9日经腹部B超检查示：宫内孕，单活胎（胚芽长约21mm）。患者一般情况可，无腰酸、腹痛、漏红，胃纳可，二便常，予出院。

四诊（8月2日）：FET术后66天，近日咽干口燥，目干涩，畏热，嘈杂如饥，大便偏干。

［舌脉］舌红苔薄，脉细滑。

［中医辨证］肺胃阴虚。

［治法］滋阴生津。

［方药］自拟安胎汤加减。

桑寄生 15g	苎麻根 20g	当归身 9g	炒白芍 12g
阿胶珠[烊] 10g	党　参 12g	太子参 12g	生地黄 12g
熟地黄 12g	麦　冬 10g	南沙参 12g	北沙参 12g
黄　芩 9g	炒玉竹 15g	墨旱莲 12g	生地榆 20g
生甘草 5g	炒杜仲 15g		

水煎服，每日1剂，连服10剂。西药已减量至停用。

随访至分娩，无阴道漏红、腰酸等不适。2011年2月14日足月剖宫产一男婴，3900g，51cm，母子平安，无妊娠并发症。

按语：盆腔炎症或子宫内膜异位症造成子宫的内环境不佳，使受精卵不易着床或即使着床，也容易致宫内出血，影响胚胎发育而导致流产。该患者子宫内膜异位症术后，右侧输卵管不畅，平素少腹吊痛，带下色黄。本病多为湿热之邪与冲任之气血相搏结，凝聚不去，耗伤气血，虚实错杂。FET术前，在补肾健脾的基础上，酌加清热化湿祛瘀之品。药用红藤、蒲公英、败酱草、马齿苋等清热化湿，解郁调冲。

FET当月予自拟养血试孕方，方中覆盆子、熟地黄、枸杞子益肾养血，菟丝子、桑寄生、杜仲益肾助孕安胎，当归、川芎、白芍养血活血、耕耘胞宫，助胚着床，阿胶珠、紫河车补肾填精助胚胎长养，党参、太子参、陈皮益气运脾。孕后患者见阴道少量出血，色鲜红，腰酸痛，口干欲饮，便干，舌红，此为肾虚血热。肾为先天之本，藏精而主生殖；肝为女子先天，藏血而主疏泄；肝肾同居下焦，乙癸同源。FET术后先兆流产患者大多肾精不足，水不涵木，日久化火，扰动胎元，而致胎漏、胎动不安。《景岳全书·妇人规》曰："凡胎热者，血易动，血动者，胎不安。"故临床遣方用药以滋补肝肾为主，稍佐清热之品，凉血安胎。方中熟地黄、枸杞滋养肾中之阴，麦冬、南沙参、北沙参滋阴生津，肝肾同源，亦取"虚则补其母"之意，黄芩、苎麻根凉肝清热安胎，朱丹溪谓黄芩乃安胎妙药。菟丝子、覆盆子、桑寄生、杜仲补肾安胎，服药4剂后漏红即净。四诊时口咽干，胃中嘈杂，此乃肺胃之阴不足，阳明阳土，得阴自安，故入生地黄、麦冬、沙参、玉竹等甘凉濡润之品，取沙参麦冬汤之意甘寒滋阴生津。

10. 冻融胚胎移植术后双胎、一胎偏宫角案

王某，女，27岁，2010年12月20日首诊。

[主诉] 胚胎移植术后42天，阴道少量流血1天。

[现病史] 患者因"双侧输卵管切除"于2010年11月9日外院行胚胎移植术，移植新鲜胚胎2枚。11月22日查血HCG：749IU/L，12月13日B超示：宫内早孕，双活胎（宫内见2个胚囊，大小分别为30mm、35mm，均可及胚芽、心搏）。昨日起无明显诱因下阴道出血，暗褐色，量少，无腹痛，无腰酸，未见肉样物排出。患者为胚胎移植术后，情绪甚为紧张，前来求诊。

［月经史］13 $\frac{5\sim6}{30}$ 天，量中，无痛经。Lmp：10 月 25 日，经行如前。

［婚育史］已婚，0–0–2–0，2 次异位妊娠史。双侧输卵管均已切除。

［舌脉］舌红苔薄，脉细滑。

［辨证］肾虚精亏，胎元不固。

［治法］益肾养血安胎。

［方药］自拟安胎汤加减。

桑寄生 15g　苎麻根 20g　太子参 15g　生黄芪 12g
海螵蛸 15g　藕　节 20g　党　参 15g　阿胶珠烊 10g
橘　皮 5g　橘　络 5g　绿梅花 5g　菟丝子 20g
覆盆子 20g　仙鹤草 24g　黄　芩 9g

水煎服，每日 1 剂，连服 7 剂。

二诊（12 月 28 日）：胚胎移植术后 50 天，患者阴道出血已止 6 天，自觉口干，余无明显不适。

［辅助检查］12 月 28 日外院查血 HCG ＞ 200000IU/L，E_2：6119pmol/L，P ＞ 190nmol/L；B 超示：宫内孕，双活胎（均可及心搏，一胚胎偏右宫角）。

［舌脉］舌红苔薄，脉细滑。

［辨证］肾虚血热。

［治法］补肾益精，清热安胎。

［方药］自拟安胎汤加减。

熟地黄 12g　枸杞子 12g　当归身 9g　炒白芍 10g
菟丝子 20g　桑寄生 15g　苎麻根 20g　黄　芩 9g
党　参 15g　太子参 15g　生黄芪 12g　阿胶珠烊 10g
麦　冬 10g　石　斛 9g　绿梅花 5g

水煎服，每日1剂，连服7剂。嘱一周内复查B超，如有突发剧烈腹痛、阴道出血等及时就医；另嘱左侧卧位。

三诊（2011年1月4日）：胚胎移植术后57天，患者无阴道出血，无腹痛、腰酸，便稀，日1行，寐差，面色苍白。

［辅助检查］1月1日外院复查B超示：宫内孕，双活胎（其中一个胚囊偏右宫角。宫颈内口上方见1.7cm×0.7cm×1.7cm暗区）。

［舌脉］舌红苔薄，脉细滑。

［辨证］肾精亏虚，气血不足，胎元不固。

［治法］滋肾养血，宁神安胎。

［方药］自拟安胎汤加减。

党　参15g　太子参15g　白　术12g　怀山药12g

砂　仁杵后入5g　当归身9g　阿胶珠烊10g　桑寄生15g

苎麻根15g　炙甘草5g　首乌藤30g　炒枣仁15g

炒白芍12g　川黄连5g　炒扁豆12g

水煎服，每日1剂，连服7剂。嘱左侧卧位。

四诊（1月12日）：胚胎移植术后65天，患者无阴道出血，无腹痛、腰酸，寐欠安，纳欠馨，二便无殊。

［辅助检查］1月11日外院查血HCG＞200000IU/L，E_2：6296.4pmol/L，P＞190nmol/L；B超示：宫内双活胎。

［舌脉］舌边红苔薄，脉细滑。

［辨证］肾精亏虚，脾不健运，胎元不固。

［治法］补肾健脾安胎。

［方药］自拟安胎汤加减。

党　参15g　太子参15g　白　术9g　砂　仁杵后入5g

紫苏叶5g　桑寄生15g　苎麻根20g　阿胶珠烊10g

菟丝子 20g　狗　脊 12g　川续断 12g　炒杜仲 15g

水煎服，每日 1 剂，连服 5 剂。

按语：患者因胚胎移植术后，阴道出血 1 天来院就诊，当时 B 超提示为宫内孕，双活胎，结合患者舌脉，诊断为胎漏，肾虚证，予自拟安胎汤补肾安胎，加用海螵蛸、藕节、仙鹤草止血安胎。二诊时患者阴道出血已止，复查 B 超，提示其中一胎位置偏宫角，即有宫角妊娠的风险，由于患者为双侧输卵管切除术后的继发不孕患者，保胎心切，迫切要求继续保胎，故定期密切监测 B 超，同时予中药治疗，在原方基础上加用熟地黄补血养阴、当归身、杭白芍养血安胎，患者自觉口干，血热易伤津耗血，又有动血之虞，加用麦冬、石斛清热养阴生津。3 天后复查 B 超，一胚囊仍偏右宫角，且有宫腔内积血，三诊时自诉情绪紧张，夜寐不安，心火偏盛。辨为肾精亏虚，气血不足。中药在原方补肾养血安胎的基础上，加用黄连泻心经之火，合阿胶珠，取黄连阿胶汤之义，首乌藤养血安神，白术、怀山药、砂仁、炒扁豆等健脾行气之品，配伍原方中的党参、太子参等补气药，脾健则生化有源，气血充足则可养胎。气为血帅，气行则血行，血行则不易结，方能化宫内之瘀血。四诊复查 B 超，胎位已正，且宫内瘀血已消，为巩固疗效，继续予中药补肾健脾安胎。

辅助生育技术的发展导致双（多）胎妊娠、异位妊娠等的发生率有了较大幅度的提高。双（多）胎均为活胎情况下，其中一胎位于偏宫角的情况时有发生，这时如何处理这个不在其位的胚胎成了保胎过程中最关键的问题。这类患者往往求子心切，而中医在保证孕妇生命安全的前提下，密切关注患者腹痛、阴道出血症状，适时的进行辅助检查，灵活运用补气、理气药，有时可以达到不错的保胎疗效，使偏于宫角的胚胎逐渐移向宫内而妊娠成功。

11. 冻融胚胎移植术后多胎妊娠、大便不畅之保胎案

汪某，女，31岁，2009年9月14日首诊。

[主诉] 胚胎移植术后38天，阴道出血7天。

[现病史] 患者因“双侧输卵管阻塞”行辅助生殖助孕，于2009年8月7日行胚胎移植术，7天前无明显诱因下阴道出血，量少，色鲜红，无明显腰酸、腹痛，未见肉样物下，至今出血未止。胃纳可，大便干结，夜寐安。今来院要求中药保胎治疗，在用戊酸雌二醇片，2片，每日2次，口服；地屈孕酮片，每次1片，每日2次，口服；黄体酮注射液40mg，每日1次，肌注治疗。

[月经史] $14\frac{5}{28\sim30}$天，量中，无痛经。Lmp：7月23日，经行如前。

[婚育史] 已婚，0-0-3-0，早孕人流3次。

[辅助检查] 2009年9月8日外院B超示：宫内早孕，双活胎（报告未见）。

[舌脉] 舌红苔薄，脉细滑。

[辨证] 肾虚血热，胎元不固。

[治法] 补肾益精，清热安胎。

[方药] 自拟安胎汤加减。

熟地黄 12g	枸杞子 12g	炒玉竹 15g	当归身 9g
炒白芍 10g	桑寄生 15g	苎麻根 20g	菟丝子 20g
炒杜仲 15g	太子参 15g	黄　芩 9g	海螵蛸 15g
藕　节 20g	绿梅花 9g	瓜蒌仁 15g	阿胶珠烊 10g

水煎服，每日1剂，连服5剂。

后续治疗： 9月14日起住院保胎治疗，服用上方及安胎合剂，西药同前不变，因阴道出血时间较长，予阿莫西林，每次3g，每日2次，静

脉滴注预防感染治疗。

二诊（11 月 5 日）：孕 15 周，患者无阴道出血，时有腹痛，大便偏干。

[**辅助检查**] 2009 年 11 月 5 日 B 超示：宫内活胎，三胎妊娠。

[**舌脉**] 舌红苔薄，脉细滑。

[**辨证**] 肾虚血热。

[**治法**] 补肾益精，清热安胎。

[**方药**] 安胎合剂 2 瓶，每次 50mL，每日 3 次。

后续治疗：患者阴道出血止，但因情绪紧张，仍要求中药保胎治疗，予安胎合剂继续口服，药量可自行根据大便干结程度加减，如大便干结，则可每日 3 次，每次 50mL，如大便稀软，减量为每日 1 次，每次 50mL。

妊娠结局：2010 年 3 月 20 日（孕 33^{+} 周）因“多胎妊娠”行剖宫产：一女 1650g，一女 2000g，一男 2500g，回访时 6 岁，均体健。

按语：便秘是孕妇的一种常见病，是由于孕后孕激素增多，致胃肠道肌张力减弱、肠蠕动减慢；怀孕后饮食过于精细，粗纤维摄入过少，加上偏食，加重便秘；怀孕后活动量减少，致胃肠蠕动更差。孕期便秘可以导致孕妇腹痛、腹胀，胎儿早产，分娩时产程延长和难产，严重影响孕妇和胎儿的健康。因此孕妇要积极防治便秘，合理膳食结构，避免煎炒燥热之品，多食粗粮及含纤维食物的蔬菜水果；多饮开水及汤水，亦可用蜂蜜 30g 晨起凉开水冲服，根据自身情况，适当增加活动，养成定时排便的良好习惯。

临床认为妊娠期间大便秘结不通，或欲便而艰涩不畅，其病因主要是大肠传导受阻。《素问点灵兰秘典论》：“大肠者传导之官，变化出焉。”其受阻的原因有虚实两端。虚者多因孕妇血虚津亏或气虚不运，实者则为大肠燥热、热灼津液。患者因输卵管阻塞行胚胎移植术，术前促排卵，易耗伤阴液，阴虚内热，加之情绪紧张，郁而化热，热伤冲任，血海不固，致阴道出血。热伤阴津，故肠燥便秘、舌红。既往多次人工流产手术史，伤精耗血，胞络受损，肾虚血亏，冲任失养，胎气系于肾而有赖冲任之气血流注，肾精、气血匮乏，胎元失其所系，无所依附，易于产生滑脱之兆。故治宜补肾益精、清热安胎、润肠通便。在自拟安胎汤基础上，加用炒玉竹养阴润燥生津；瓜蒌仁润肺燥，降火，润肠通便；藕节收敛止血；绿梅花疏肝解郁，防肝不藏血。配之安胎合剂前后调治，达益气血、补肝肾、止血安胎之功。

12. 5次移植失败史，封闭抗体低下、冻融胚胎移植术后案

王某，女，34岁，2011年5月17日初诊。

[主诉]不避孕未孕4年。

[现病史]近4年夫妻同居，性生活正常，未避孕至今未孕，期间行胚胎移植术5次，均未成功。尚余冻胚1枚。拟近期再次行胚胎移植术，为提高移植成功率，来诊要求中药调理。患者末次月经2011年4月15日，偶感腰酸，无其余不适。

[月经史]13$\frac{5\sim6}{30}$天，量中，无痛经。Lmp:4月15日，经行如前。

[婚育史]已婚，0-0-5-0。人流2次，异位妊娠2次（2006、2007年），难免流产1次（2006年，具体不详）。未避孕。

[辅助检查]外院查封闭抗体低下（具体不详）。

[舌脉]舌淡红苔薄，脉细弦。

[辨证]肾精不固，冲任失养。

[治法]补肾养血。

[方药]益肾毓麟汤加减。

熟地黄 12g　　枸杞子 12g　　当　归 12g　　川　芎 9g
菟丝子 20g　　覆盆子 20g　　紫河车[吞] 3g　　橘　皮 5g
橘　络 5g　　丹　参 15g　　生黄芪 12g　　巴戟天 12g
肉苁蓉 12g　　生甘草 5g

水煎服，每日 1 剂，连服 7 剂。预约淋巴细胞免疫治疗。

二诊（6 月 27 日）：Lmp：6 月 22 日，经行如前。6 月 24 日行第 1 次淋巴细胞免疫治疗。现患者自觉腰酸，余无明显不适，拟下月行胚胎移植术。

[舌脉] 舌红苔薄，脉细。

[辨证] 肾精不固，冲任失养。

[治法] 补肾养血。

[方药] 益肾毓麟汤加减。

熟地黄 12g　　枸杞子 12g　　当　归 12g　　川　芎 9g
菟丝子 24g　　覆盆子 24g　　紫石英[先] 24g　　紫河车[吞] 6g
党　参 15g　　太子参 9g　　生黄芪 12g　　橘　皮 5g
橘　络 5g

水煎服，每日 1 剂，连服 7 剂。

后续治疗：继续予上方补肾养血中药加减以及戊酸雌二醇片行移植前准备，每隔 3 周行淋巴细胞免疫治疗。

孕后首诊（7 月 25 日）：2011 年 7 月 13 日于外院行冻融胚胎移植术，今为术后第 12 天，昨起患者阴道出血，量少，偶感腰酸及腹痛、腹泻，余无明显不适。

[辅助检查] 7 月 22 日外院测血 HCG：367IU/L，P > 40ng/L。

[舌脉] 舌暗红苔薄，脉细滑。

[辨证] 肾精不足，胎元不固，脾失健运。

[治法] 益肾养血运脾安胎。

[方药] 寿胎丸合参苓白术散加减。

党　参 15g	太子参 9g	生黄芪 12g	白　术 12g
怀山药 12g	菟丝子 20g	覆盆子 20g	桑寄生 15g
苎麻根 20g	仙鹤草 24g	砂　仁杵后下 5g	海螵蛸 15g
生甘草 5g	紫河车吞 3g	橘　皮 5g	橘　络 5g
阿胶珠烊 10g			

水煎服，每日 1 剂，连服 7 剂。戊酸雌二醇片 2mg，每日 2 次，口服；地屈孕酮片 10mg，每日 2 次，口服；黄体酮注射液 40mg，每日 1 次，肌注。

二诊（8 月 3 日）：胚胎移植术后 21 天，阴道出血已止，腹泻停，胃纳可，夜寐安。

[辅助检查] 2011 年 8 月 3 日血 HCG：57415IU/L，E_2：568pg/mL，P：109nmol/L；夫妻双方封闭抗体：CD3-BE：0.5，CD4BE：-2.1，CD8-BE：1.3。

[舌脉] 舌红苔薄，脉细滑。

[辨证] 肾虚胎元不固。

[治法] 补肾养血安胎。

[方药] 自拟安胎汤加减。

菟丝子 20g	桑寄生 15g	苎麻根 20g	阿胶珠烊 10g
覆盆子 20g	狗　脊 12g	杜　仲 15g	党　参 15g
太子参 9g	生黄芪 12g	紫河车吞 6g	橘　皮 5g
橘　络 5g	熟地黄 12g	枸杞子 12g	

水煎服，每日 1 剂，连服 7 剂。蛤蟆油 10g，隔水炖，一周分服。西医治疗方案同前。

后续治疗：继续予中药补肾养血安胎治疗，2011 年 8 月 9 日外院复查血 HCG：180751IU/L，E_2 > 1000pg/mL，P > 40ng/L。8 月 30 日外院 B 超示：宫内早孕，双胎（顶臀径分别为 2.69cm、2.51cm）。9 月 8 日血 HCG > 200000IU/L，E_2:5710pg/mL，P:182nmol/L。患者偶有阴道出血，予加用藕节 20g，煅龙骨 15g，白及粉[吞] 3g 收敛止血，后阴道出血渐止。淋巴细胞免疫治疗持续至孕满 3 个月，共治疗 5 次。

妊娠结局：2012 年 3 月 2 日，36^+ 周，剖宫产（高血压，双胞胎），男 A，2200g，46cm；男 B，2600g，47cm，回访均体健。

按语：《圣济总录》曰："妇人所以无子，由于冲任不足，肾气虚寒故也"。该患者既往 5 次流产史，后又行 5 次胚胎移植术，均未成功，冲任虚衰，平时自觉腰酸，腰为肾之府，反映其肾气亏虚。一诊时患者处于经前期，予益肾毓麟汤加减：熟地黄甘、微温，归心、肝、肾经，填精髓、生精血，《本草纲目》谓之善治"女子胎产百病"，为君药。现代药理学研究证明熟地黄可以增强免疫功能。菟丝子辛、甘、平，归肾、肝、脾经，辛以润燥，甘以补虚，为平补阴阳之品，可以补肾阳、益肾精。覆盆子甘、酸、微温，入肝、肾经，可益肾脏而固精，补肝虚而明目，《本草正义》谓之为"滋养真阴之药"。研究发现，覆盆子的提取组分有明显的促进淋巴细胞增殖作用。菟丝子、覆盆子一平补肾阴肾阳，一滋养肾中真阴，为臣药，大助熟地黄益肾之功。当归甘、辛、温，为补血圣药，补血调经，活血止痛；川芎辛、温，为血中之气药，与当归合用，补血不滞血，活血不破血。党参甘，平，善补中气，和脾胃，除烦渴，尚能补血；黄芪甘，微温，可健脾补中，升阳举陷，与党参配伍则补气之功倍。当归、川芎、党参、黄芪为佐药，四药气血双补，使欲孕之体气血调和。枸杞子甘，平，入肝、肾经，《本草经集注》谓其能"补益肾精、强盛阴道"，亦为佐药。在服用中药同时，患者行淋巴细胞免疫治疗。二诊患者为经后期，排卵前，予紫石英温暖子宫，现代药理表明其具有兴奋性腺的作用，可促成发育不良性卵巢成熟排卵，调整妇女的生殖机能，将紫河车改为6g，紫河车为血肉有情之品，禀受精血结孕之余液，得母之气血居多，故能峻补营血，是补之以味也，紫河车中尚含有多种性激素，与西药戊酸雌二醇片，起到相辅相成的作用，增加子宫内膜容受性。移植后10天测血HCG：367IU/L，终获移植成功。第11天患者少量阴道出血并有腹泻，考虑其肾精不足，胎元不固，脾失健运，故以寿胎丸合参苓白术散补肾运脾安胎，益气健脾止泻。

13. 冻融胚胎移植术后双胎→一胎之保胎案

茹某，女，33岁，2013年8月6日初诊。

［主诉］不避孕未孕6年。

［现病史］近6年性生活正常，不避孕至今未孕，查双侧输卵管通畅，丈夫精液无殊。2012年11月外院行胚胎移植术，术后孕50^{+}天自然流产，拟本次转经后再次行胚胎移植术。要求中药孕前调理助孕，刻下偶有腰酸，无腹痛等不适，胃纳可，夜寐安，二便无殊。

［月经史］$14\frac{5\sim7}{30\sim90}$天，量不多，无痛经，Lmp：7月30日，经行如前。

［婚育史］已婚6年，0-0-1-0。未避孕。

［辅助检查］2013年4月8日外院血TSH：2.15mIU/mL；B超提示：子宫多发肌瘤，最大者35mm×39mm×33mm；2013年5月8日封闭抗体：CD3-BE：-0.9，CD4-BE：-3.0，CD8-BE：1.6。

［舌脉］舌淡红苔薄，脉细滑。

［辨证］肾虚证。

［治法］补肾养血。

［方药］养血试孕方加减。

熟地黄 12g	枸杞子 12g	当　归 12g	川　芎 9g
紫石英先 20g	菟丝子 20g	覆盆子 20g	狗　脊 12g
川续断 12g	炒杜仲 15g	巴戟天 9g	桑寄生 15g
绿梅花 5g	丹　参 12g	赤　芍 9g	

水煎服，每日 1 剂，连服 7 剂。

二诊（8 月 13 日）：偶有腰酸，余无明显不适。

［辅助检查］8 月 13 日 B 超示：子宫内膜双层厚 0.9cm。

［舌脉］舌红苔薄，脉细滑。

［辨证］肾虚证。

［治法］补肾养血活血。

［方药］益肾毓麟汤加味

紫石英先 20g	当　归 12g	菟丝子 24g	川　芎 10g
熟地黄 12g	香　附 15g	紫河车吞 3g	覆盆子 24g
生甘草 5g	枸杞子 12g	仙灵脾 12g	肉苁蓉 12g
巴戟天 12g	党　参 15g	黄　芪 15g	丹　参 12g
鸡血藤 15g	虎　杖 15g	制鳖甲先 9g	鹿角片先 9g

水煎服，每日 1 剂，连服 7 剂。

三诊（8 月 20 日）：家属代诉：患者自觉腰酸，劳累后加重，今日行冻胚移植术。

予养血试孕方加减。

熟地黄 12g	枸杞子 12g	当　归 12g	川　芎 9g
覆盆子 20g	狗　脊 12g	川续断 12g	炒杜仲 15g
巴戟天 9g	桑寄生 15g	绿梅花 5g	紫河车吞 3g
赤　芍 9g	太子参 15g	黄　芪 15g	阿胶珠烊 10g

水煎服，每日 1 剂，连服 7 剂。

移植术后首诊（8 月 27 日）：胚胎移植术后 7 天，无阴道出血，时有腰酸。

[舌脉] 舌红苔薄，脉滑。

[辨证] 肾虚证。

[治法] 补肾安胎。

[方药] 自拟安胎汤加减。

熟地黄 12g　枸杞子 12g　当　归 12g　川　芎 9g
覆盆子 20g　狗　脊 12g　川续断 12g　炒杜仲 15g
巴戟天 9g　桑寄生 15g　绿梅花 5g　太子参 15g
黄　芪 15g　丹　参 9g　阿胶珠[烊] 10g

水煎服，每日 1 剂，连服 7 剂。在用戊酸雌二醇片 4mg，每日 2 次，口服；地屈孕酮片 10mg，每日 2 次，口服；黄体酮注射液 60mg，每日 1 次，肌注；阿司匹林片 75mg，每日 1 次，口服。

二诊（9 月 3 日）：胚胎移植术后 14 天，无阴道出血，自觉腰酸，胃纳欠佳，二便无殊。

[辅助检查] 8 月 31 日血 HCG：407.3IU/L。

[舌脉] 舌红苔薄，脉细滑。

[辨证] 脾肾两虚。

[治法] 健脾益肾。

[方药] 自拟安胎汤加味。

桑寄生 15g　苎麻根 20g　太子参 12g　黄　芪 12g
杭白芍 12g　黄　芩 10g　狗　脊 12g　墨旱莲 12g
当　归 9g　菟丝子 15g　生甘草 5g　阿胶珠[烊] 10g
炒白术 9g　覆盆子 20g　陈　皮 5g　紫苏叶 5g

杜　仲 12g　　巴戟天 9g

水煎服，每日 1 剂，连服 7 剂。

三诊（9 月 10 日）：胚胎移植术后 21 天，腰酸好转，胃纳可，无明显不适。

[辅助检查] 9 月 9 日血 HCG：26430IU/L，E_2：1512pg/mL，P ＞ 190nmol/L。

[舌脉] 舌光红苔薄，脉细滑。

[辨证] 肾虚证。

[治法] 益肾安胎。

[方药] 自拟安胎汤加味。

桑寄生 15g	苎麻根 20g	太子参 12g	黄　芪 12g
杭白芍 12g	黄　芩 10g	狗　脊 12g	墨旱莲 12g
当　归 9g	菟丝子 15g	生甘草 5g	阿胶珠[烊] 10g
炒白术 9g	覆盆子 20g	当　归 9g	巴戟天 12g
杜　仲 12g	陈　皮 5g		

水煎服，每日 1 剂，连服 7 剂。余药同前。

后续治疗：9 月 12 日 B 超提示：宫内双胎，均可见卵黄囊，未见胚芽。9 月 25 日复查血 HCG：139665IU/L，E_2：1231pg/mL，P：151nmol/L，血雌二醇较前下降，次日就诊，诉近日少量阴道漏红，色鲜，量不多，自觉恶心，续予中药益肾安胎，在前方基础上加海螵蛸 15g，藕节 20g，仙鹤草 24g 止血，陈皮 5g，佛手 5g 理气和胃，另予蛤士膜 20g，隔水炖，每日清晨空腹服用 2 ～ 3g。10 月 2 日复查血 HCG：161774IU/L，E_2：1572.83 pg/mL，P：120.56 nmol/L，阴道漏红净，仍感恶心，原方去止血之品，加绿梅花 5g，紫苏叶 5g 理气和胃。10 月 10 日 B 超提示：宫内早孕，可见两枚胚芽，一胚芽长 25mm，可见胎心，另一胚芽未见胎心。考虑其中一枚胚胎停止发育。在原方基础上加用艾叶 5g 温养祛瘀安胎。后患者一直无阴道漏红，坚持服中药保胎至孕 16^+ 周，无阴道出血，监测 B 超，单胎发育正常。

按语：患者既往月经后期，且量少，时有腰酸，考虑肾虚精亏血少，冲任亏虚，血海不能按时满溢而不月，亦不能摄精成孕。既往虽行辅助生殖，但肾虚无法固护胎元，致胎儿殒堕。且该患者检查提示封闭抗体低下，中医强调预培其本，故在胚胎移植前即予药物补肾养血。因患者有较大的子宫肌瘤，即“癥瘕”，一诊在养血试孕方加减基础上加丹参、赤芍活血助血行，化瘀消癥。二诊时为经中期，正值重阴转阳之际。而肾为水火之脏，阴阳之腑，为待重阳如期而至，故以补肾填精佐施化为法，治以益肾活血。在前方基础上加用仙灵脾、巴戟天、肉苁蓉大补肾阳，鹿角片、紫河车为血肉有情之品，补肾养血助孕，虎杖、鸡血藤、丹参合用活血消癥散结；制鳖甲软坚散结。移植后患者自诉腰酸明显，《校注妇人良方》曰：“腰痛者多堕胎也。”遂予大队补肾强筋骨药配合补血药助孕。孕后胃纳欠佳，予紫苏叶、陈皮等理气和中。三周后腰酸解，胃纳可，期间监测血性激素亦上升良好。至移植后 36 天，复查血雌二醇较前下降。既往研究表明血清雌二醇随妊娠龄的增加而发生的变化趋势对预测先兆流产的妊娠结局有一定的价值，而孕 7 周左右恰为孕胚发育的关键时期。此时期是胚胎中枢神经系统、心血管系统、泌尿系统等的发育时期，为中枢神经系统和心血管系统形成的关键阶段，因此对各种外来因子相当敏感，最易发生出生缺陷。此时雌二醇突然下降，预示了移植胚胎可能存在发育问题，故予加用蛤士膜补肾益精，同时予预约复查 B 超。2 周后复查 B 超提示宫内两胚胎，其中一胎存活，一胎无原始心搏，为胚胎停止发育。若其中已死亡胚胎的孕囊良好吸收，对存活胎儿的发育并不会造成不良影响，故需用药以促进枯萎孕囊吸收。枯萎孕囊在胞宫内为癥瘕，故在原方补肾养血安胎基础上加一味艾叶，艾叶能温经暖胞，化瘀安胎。其后B超下提示胎儿发育并无异常，2014年5月8日，剖宫产，男，2900g，48cm，回访时2周岁多，体健。

14. 冻融胚胎移植术后运用白及粉＋三七粉止血案

徐某，女，32岁，2011年6月13日首诊。

［主诉］胚胎移植术后45天，阴道少量出血1周。

［现病史］患者因“原发不孕”于4月29日外院行胚胎移植术，1周前起无明显诱因下阴道出血，色鲜红，量不多，不伴腰酸、腹痛，未见肉样物下。现胃纳欠佳，二便无殊，余无明显不适，来诊要求中药保胎治疗。

［月经史］$13\frac{5\sim7}{28}$天，量中，无痛经史。Lmp：4月12日，经行如前。

［婚育史］0-0-0-0。

［舌脉］舌黯红苔薄，脉细涩。

［辨证］脾肾两虚兼血瘀。

［治法］益肾健脾，止血安胎。

［方药］自拟安胎汤加减。

桑寄生15g	苎麻根20g	阿胶珠[烊]10g	藕　节20g
海螵蛸15g	党　参15g	太子参9g	生黄芪12g
白　术9g	黄　芩9g	炒白芍15g	煅龙骨15g
仙鹤草24g	白及粉[吞]6g	参三七[吞]3g	

水煎服，每日1剂，连服7剂。

二诊（6月27日）：胚胎移植术后59天，阴道出血色鲜红，量较前减少，无明显腰酸、腹痛。

[辅助检查] 2011 年 6 月 22 日 B 超示：宫内双孕囊，双活胎，宫腔积液。（A 胚胎：胚芽 33mm；B 胚胎：胚芽 34mm。孕囊上下方各见液性暗区，上方大小约 1.8cm×0.7cm，下方大小约 2.3cm×0.8cm）。

[舌脉] 舌红苔薄，脉细滑。

[辨证] 肾虚血瘀。

[治法] 益肾止血安胎。

[方药] 自拟安胎汤加减。

熟地黄 12g	枸杞子 12g	炒白芍 12g	煅龙骨 15g
菟丝子 20	覆盆子 20g	桑寄生 15g	苎麻根 20g
黄　芩 9g	麦　冬 10g	绿梅花 5g	仙鹤草 24g
墨旱莲 12g	党　参 15g	太子参 9g	生黄芪 12g
白及粉[吞] 3g	参三七[吞] 3g		

水煎服，每日 1 剂，连服 7 剂。

三诊（7 月 11 日）：胚胎移植术后 73 天，阴道出血色暗红，量少，无明显腰酸、腹痛。

[辅助检查] 2011 年 7 月 5 日 B 超示：宫内孕，双活胎（A 胚囊顶臀径 6.3cm，NT：2.0mm；B 胚囊顶臀径 6.4cm，NT：1.9mm，孕囊下方见一不规则暗区：2.1cm×0.5cm）。

[舌脉] 舌尖边红，苔薄，脉细滑。

[辨证] 肾虚血瘀。

[治法] 益肾养血安胎。

[方药] 自拟安胎汤加减。

桑寄生 15g	苎麻根 20g	炒白芍 15g	煅龙骨 15g
椿白皮 12g	党　参 15g	太子参 9g	生黄芪 12g

阿胶珠烊 10g　生甘草 5g　藕　节 24g　仙鹤草 24g
海螵蛸 15g　升麻炭 9g　白及粉吞 3g　三七粉吞 3g
水煎服，每日 1 剂，连服 7 剂。

一周后复诊，阴道出血已止。续以上方加减治疗 2 周，复查 B 超提示宫腔液性暗区消失。

按语：患者为原发不孕，胚胎移植术后阴道出血，来诊时已出血 1 周，且血色鲜红。血热下扰血海，迫血下行，以致漏红。胎漏日久，瘀血内阻，又致反复出血，宫内瘀血内积。故以自拟安胎汤加减，黄芪、太子参、白术等健脾益气，补气之不足，黄芩凉血清热，泄火之有余，桑寄生、阿胶珠等取寿胎丸之意以安胎，藕节、海螵蛸、煅龙骨收敛止血。三七粉、白及粉一散一收，白及粉之用量倍三七粉，止血而无留瘀之弊。二诊血量减少，B 超提示宫内液性暗区，为瘀血积滞，瘀血不去，新血不生，改白及粉与三七粉等量，增强祛瘀之力，三诊时虽有阴道出血，考虑为宫内稽留的瘀血被排出，复查 B 超提示孕囊内暗区由两处减少为一处，较前有明显好转。继续予白及粉、参三七配伍使用祛瘀止血，同时为防祛瘀太过，加用升麻炭升提阳气，防止胎元下陷，并加用椿白皮收敛止血，防止感染。经此三诊，阴道出血止。

15. 单角子宫、冻融胚胎移植术后反复漏红案

张某，女，29 岁，2013 年 2 月 6 日初诊。

[**主诉**] 胚胎移植术后 56 天，反复漏红 50 天，腰酸 1 月余。

[**现病史**] 患者因“多囊卵巢综合征，单角子宫，原发不孕”外院行胚胎移植术。2012 年 4 月取卵 29 枚，受精 15 枚，曾移植 2 次均未成功。2012 年 12 月 12 日移植冻胚 2 枚，移植后 6 天即开始出现阴道出血，时有时止，1 月 6 日阴道出血量多，伴腰酸，1 月 16 日因“双胎妊

娠”外院行减胎术，阴道出血至今未净，为求进一步治疗，要求中药保胎。现中脘不适，胃纳欠佳，时有嗳气，二便无殊，夜寐安。

[月经史] 16 $\frac{5\sim7}{30\sim70^{+}}$ 天，量中，无痛经，Lmp：2012 年 11 月 22 日，经行如前。

[婚育史] 0–0–0–0。

[舌脉] 舌红，苔薄，脉细滑。

[辨证] 脾肾两虚，胎元不固。

[治法] 补肾健脾安胎。

[方药] 自拟安胎汤加减。

桑寄生 15g　苎麻根 20g　太子参 12g　黄　芪 12g

杭白芍 12g　黄　芩 10g　狗　脊 12g　墨旱莲 12g

菟丝子 15g　生甘草 5g　炒白术 9g　阿胶珠[烊] 10g

覆盆子 20g　椿白皮 12g　炒谷芽 10g　八月札 10g

砂　仁[杵后入] 5g　海螵蛸 15g

水煎服，每日 1 剂，连服 7 剂。西药自备。

二诊（2 月 13 日）：胚胎移植术后 63 天，时有阴道出血，量不多，色鲜红，胃纳较前好转，余无明显不适。

[妇科检查] 拒绝。

[辅助检查] 2013 年 2 月 12 日血 HCG：147329IU/L，E_2：2644pg/mL，P ＞ 190nmol/L。

[舌脉] 舌红苔薄，脉细滑。

[辨证] 脾肾两虚。

[治法] 补肾养血，收敛止血。

[方药] 自拟安胎汤加味。

桑寄生 15g　苎麻根 20g　太子参 12g　黄　芪 12g

杭白芍 12g	黄　芩 10g	狗　脊 12g	墨旱莲 12g
当归身 9g	菟丝子 15g	生甘草 5g	阿胶珠[烊] 10g
炒白术 9g	覆盆子 20g	海螵蛸 15g	仙鹤草 24g
藕　节 24g	椿白皮 12g	白　及 6g	

水煎服，每日 1 剂，连服 7 剂。

三诊（2013 年 2 月 20 日）：胚胎移植术后 70 天，时有漏红，偶尔有鲜红色阴道出血，量少，大便偏干。

［**妇科检查**］外阴（－），阴道畅，可见少量褐色分泌物，宫颈 6 点钟方向可见一枚黄豆大小赘生物，表面充血，触之易出血，内诊未行。

［**舌脉**］舌红苔薄，脉细滑。

［**辨证**］肾虚血热。

［**治法**］补肾清热，止血安胎。

［**方药**］自拟安胎汤加减。

桑寄生 15g	太子参 12g	黄　芪 12g	苎麻根炭 20g
杭白芍 12g	黄　芩 10g	狗　脊 12g	墨旱莲 12g
菟丝子 15g	生甘草 5g	炒白术 9g	阿胶珠[烊] 10g
覆盆子 20g	椿白皮 12g	白头翁 15g	海螵蛸 15g
藕　节 20g	生地黄 20g	仙鹤草 24g	

水煎服，每日 1 剂，连服 7 剂。

后续治疗：患者孕 4 月外院摘除宫颈息肉，后服用头孢呋辛酯片 1 周，中药益肾清热安胎为主，至孕 5 月阴道出血止。2013 年 8 月 19 日孕 38^+ 周剖宫产 1 女婴，重 2750g，身长 50cm，体健。

按语：子宫为胚胎期双侧米勒管中段发育并融合而成，其发育受染色体核型和性激素的调节。单角子宫的发生是一侧米勒管（副中肾管）发育成子宫和输卵管，而另一侧未发育或未形成管道，从而导致未发育侧的输卵管和卵巢缺如。朱丹溪在《格致余论》中对正常子宫形态及作用描述如是："阴阳交媾，胎孕乃凝，所藏之处，名曰子宫，一系在下，上有两歧，一达于左，一达于右。"单角子宫在中医属"五迟""五不女"范畴。由于畸形子宫的内膜和肌壁往往发育不良，宫腔容积小，内膜血循环不足，均不利于受精卵的着床植入，即便妊娠也容易流产，围产期胎儿死亡率明显增加。

该患者先天禀赋不足，肾气不充，胞宫形态异常，经水失调，难以摄精成孕，虽行体外受精—胚胎移植术，然而系胎无力，既往两次移植均失败。本次移植后6天即出现阴道出血症状，且伴有腰酸，考虑因肾气不足，冲任虚损，胎元不固。减胎术损伤冲任胞宫，同时，术后活胎与死胎共存于胞内，癥积瘀血阻碍其长养。

患者初诊时以阴道反复流血及腰酸为主症，尚有中脘不适，嗳气，纳欠馨等脾虚之证，故治疗拟培补肾元为主，理气健脾为辅，同时止血而不留瘀。方药以自拟安胎汤加减，方中菟丝子能补肾，肾旺自能荫胎也；寄生能养血，强筋骨，能大使胎气强壮；太子参、黄芪补气健脾，益后天之本；阿胶珠善伏藏血脉，滋补肾阴，配合白芍补血养血；黄芪、太子参补中益气，配伍白术，大补后天之本，培气血之生化；少佐炒谷芽、砂仁，使补而不滞；八月札能理气，尚能散瘀；患者漏红日久，加用墨旱莲凉血止血，海螵蛸、椿白皮收敛止血。二诊时患者腰酸、阴道仍有出血，因其出血时间长，告知其行妇科检查及取阴道分泌物培养的必要性，患者情绪紧张，拒绝，要求继续中药治疗，患者阴道漏红血色鲜，提示血热，瘀热互结，灼伤津液，在前方基础上加用仙鹤草凉血止血，藕节、白及收敛止血。三诊，行妇科检查，提示有宫颈赘生物，且触之易出血，考虑其阴道反复漏红可能与之相关，建议患者妊娠4月左右行宫颈息肉摘除术。后患者已无明显腰酸不适，但阴道出血色仍较鲜，且近一周大便偏干，考虑其血热较前加重，在原方补肾养血基础上，改苎麻根为苎麻根炭增加其收敛固涩之功，加用生地黄、白头翁凉血止血，近代药理学研究表明此二药尚有杀菌的功效，能在一定程度上预防宫内感染。至妊娠4个月外院摘除宫颈息肉后，阴道漏红仍存在，且色鲜红，继续中药补肾止血，清热安胎，因患者热象明显，酌加麦冬、石斛、南沙参、北沙参等养阴，加黄柏配合原方中的黄芩泻火止血。出血由鲜红转为暗红，量亦逐渐减少，至孕5月流血终停。

16. 冻融胚胎移植术后双胎、反复漏红、带下色黄案

唐某，女，26岁，2014年5月8日初诊。

[主诉] 胚胎移植术后72天，反复漏红月余。

[现病史] 患者因“多囊卵巢综合征，原发不孕”外院行胚胎移植术，2014年2月25日移植冻胚3枚，3月24日起阴道反复流血，4月28日起阴道出血较前增加，近3天量少，无明显腹痛、腰酸，纳可，大便偏干。

[月经史] $13\frac{5 \sim 7}{30 \sim 50^{+}}$天，量不多，无痛经。Lmp：1月24日，经行如前。

[婚育史] 已婚，0-0-0-0。

[辅助检查] 2014年4月20日B超示：宫内孕，双活胎（两枚胚芽分别长2.85cm、2.92cm，均见原心搏动）。

[舌脉] 舌红，苔薄腻，脉细滑。

[辨证] 肾虚肝热，胎元不固。

[治法] 益气固肾，清热安胎。

[方药] 椿白皮寿胎汤加减。

桑寄生 15g　苎麻根 20g　太子参 12g　黄　芪 12g
杭白芍 12g　黄　芩 10g　狗　脊 12g　墨旱莲 12g
当　归 9g　生甘草 5g　炒白术 9g　阿胶珠烊 10g
海螵蛸 15g　煅龙骨 15g　椿白皮 12g　忍冬藤 15g
桑　叶 15g　生地黄炭 12g　麦　冬 9g　大黄炭 9g

水煎服，每日 1 剂，连服 7 剂。

二诊（5 月 14 日）：胚胎移植术后 78 天，仍有阴道漏红，色鲜，量不多，大便偏干，余无明显不适。

［体格检查］妇检：外阴已婚式，阴道畅，较多黄色分泌物，宫颈重度糜烂颗粒状，未见明显赘生物，内诊未行。

［辅助检查］2014 年 5 月 13 日血沉：38mm/h。

［舌脉］舌淡，苔薄，脉细滑。

［辨证］湿热互结，胎元不固。

［治法］清热凉血，益肾安胎。

［方药］椿白皮寿胎汤加味。

桑寄生 15g　苎麻根 20g　太子参 12g　黄　芪 12g
杭白芍 12g　黄　芩 10g　狗　脊 12g　墨旱莲 12g
当　归 9g　生甘草 5g　炒白术 9g　海螵蛸 15g
忍冬藤 15g　黄　柏 9g　川黄连 6g　煅龙骨 15g
白头翁 20g　仙鹤草 20g　陈　皮 5g　椿白皮 12g

水煎服，每日 1 剂，连服 12 剂。外用：涤净洗剂，每次 150mL，每日 1 次，外用。西药：头孢呋辛酯片（西力欣），每次 1 片，每日 2 次，口服。

三诊（5 月 27 日）：孕 13^{+} 周，尚有阴道出血，褐色，量不多，便软。

［辅助检查］阴道分泌物培养：衣、支原体均为阴性。

[舌脉] 舌红，苔薄，脉细滑。

[辨证] 湿热互结，胎元不固。

[治法] 清热凉血，止血安胎。

[方药] 椿白皮寿胎汤加减。

桑寄生 15g　苎麻根 20g　太子参 12g　黄　芪 12g
杭白芍 12g　黄　芩 10g　狗　脊 12g　墨旱莲 12g
当　归 9g　生甘草 5g　炒白术 9g　阿胶珠^烊 10g
椿白皮 12g　桑　叶 15g　煅龙骨 15g　忍冬藤 15g
黄　柏 9g　生地黄 24g　大黄炭 9g　生地黄炭 12g

水煎服，每日 1 剂，连服 7 剂。继续口服西力欣。

四诊（6 月 4 日）：孕 14⁺ 周，阴道出血已净，带下色黄，日前外感，鼻流清涕，余无不适。

[舌脉] 舌淡红苔薄，脉细滑。

[辨证] 湿热互结，胎元不固。

[治法] 清热凉血安胎。

[方药] 椿白皮寿胎汤加减。

桑寄生 15g　苎麻根 20g　太子参 12g　黄　芪 12g
杭白芍 12g　黄　芩 10g　狗　脊 12g　墨旱莲 12g
当　归 9g　生甘草 5g　阿胶珠^烊 10g　炒白术 9g
椿白皮 12g　麦　冬 9g　防　风 9g　忍冬藤 15g
蒲公英 15g　桑　叶 12g　仙鹤草 24g　黄　柏 9g

水煎服，每日 1 剂，连服 7 剂。

后续治疗，再无阴道出血，服中药至 17⁺ 周。妊娠结局：2014 年 10 月 31 日足月剖宫产两女婴，分别为 2750g，49cm，2800g，48cm，无妊娠并发症。

按语：患者既往多囊卵巢综合征病史，月经后期，量少，为脾虚气血不足之症，脾虚则湿浊内生，湿蕴日久化热，下扰胎元，胎元不固，热迫血行，故孕后阴道反复漏红。湿热伤津，故大便不稀，反偏干。治疗予益气健脾，清热利湿，患者反复漏红日久，急则治标，止血为先。故拟椿白皮寿胎汤加减，方中取寿胎丸桑寄生补益肝肾，养血安胎，阿胶珠配当归、白芍养血补血，加入太子参、黄芪、炒白术健脾益气，以后天养先天，助安胎之力；黄芩、墨旱莲、桑叶、忍冬藤清热安胎；海螵蛸、煅龙骨收敛止血；生地黄炭入血分凉血止血，大黄炭凉血化瘀止血；椿白皮性微寒，味苦涩，功可清热燥湿，收涩止带，止血，现代药理学研究发现其提取物尚具有杀菌、抗炎的作用，因患者阴道漏红日久，气血亏虚，正气虚衰，外邪易侵，椿白皮配合益气健脾之参、术，卫外为固，诸药合用，标本同治。二诊时阴道出血未止，色鲜，大便偏干，热象明显，因患者反复出血超过1个月，予行妇科检查排除宫颈病变所导致的出血，见分泌物色黄且量多，治疗仍以清热利湿，凉血止血为主，在前方基础上去阿胶珠、生地黄炭、大黄炭、麦冬，加黄柏、黄连、白头翁、仙鹤草，方中黄连、黄柏、椿白皮、白术取《妇科玉尺》中“二黄三白散”之义能清利湿热，白头翁性寒味苦，配椿白皮能够清热凉血解毒，共同起到固涩止带，收敛止血，杀菌抗炎的作用。取分泌物培养，查血沉升高，经验性予头孢类抗生素预防宫内感染。12天后复诊时阴道出血色由鲜红转为褐色，量亦较前减少，病情有所好转，原意续进，因黄连苦寒易伤脾胃，故去黄连，出血量明显减少，故将海螵蛸、仙鹤草、白头翁等大队止血药亦撤去，1周后复诊漏红已净，带下色黄，即尚有湿热毒邪蕴于下焦，继续清利湿热，加一味防风，配伍白术、黄芪，取玉屏风散义，益气固表，所谓正气存内，邪不可干。

四、复发性流产史保胎验案

（一）遗传因素类

1. 染色体异常之妊娠案

徐某，女，35岁，2008年7月28日首诊。

［主诉］已婚7年，难免流产2次。

［现病史］2004年至2006年曾不避孕未孕三年，后分别于2007年3月、2008年4月均孕60天左右难免流产，2次均未见原始心搏，均行清宫术。查双方染色体：男方46XY，女方45XXder（13，14）（q10，q10）。因“女方染色体异常”拟行第三代IVF-ET（PGD），要求孕前调理，以防再次难免流产。

［月经史］ $14\frac{5\sim7}{30\sim50^{+}}$ 天，量中，无痛经史。Lmp：6月29日，经行如前。

［婚育史］0-0-3-0，人流1次，难免流产2次。工具避孕。

［辅助检查］2006年9月曾查HSG：双侧输卵管通畅。乙肝小三阳，其余甲、丙、丁、戊肝炎抗体均阴性，梅毒艾滋检查均阴性，TORCH无殊，甲状腺功能正常，其余常规检查未见明显异常。丈夫精液：镜下精子计数：229个，前进精子百分率28%，活动精子百分率38%，正常形态率70%。

［舌脉］舌红苔薄，脉细弦。

［中医辨证］肾气不足。

［治法］益肾养血调冲。

［方药］益肾毓麟汤加减。

熟地黄 15g　枸杞子 12g　当　归 15g　川　芎 10g
鸡血藤 15g　虎　杖 15g　菟丝子 24g　覆盆子 24g
紫石英[先] 20g　肉苁蓉 12g　巴戟天 15g　橘　皮 5g
橘　络 5g　赤　芍 10g　白　芍 10g　紫河车[吞] 6g
太子参 15g　生黄芪 15g

水煎服，每日 1 剂，连服 7 剂。嘱测 BBT。

二诊（8 月 26 日）：Lmp：7 月 29 日，经行如前，BBT 上升 9 天。

[舌脉] 舌红苔薄，脉细弦。

[中医辨证] 肾气不足，瘀血阻络。

[治法] 养血活血调冲。

[方药] 桃红四物汤加减。

当　归 15g　太子参 15g　焦山楂 20g　益母草 24g
川　芎 10g　生黄芪 15g　炒杜仲 15g　马齿苋 24g
赤　芍 10g　白　芍 10g　沙苑子 12g　生甘草 5g
丹　参 15g

水煎服，每日 1 剂，连服 7 剂。

三诊（9 月 5 日）：Lmp：8 月 29 日，经行如前，量中，5 天净（BBT 上升 12 天）。

[舌脉] 舌红苔薄，脉细滑。

[中医辨证] 肾气亏虚。

[治法] 益肾养血调冲。

[方药] 益肾毓麟汤加减。

熟地黄 15g　川　芎 10g　虎　杖 15g　紫石英[先] 24g
枸杞子 12g　香　附 12g　菟丝子 24g　紫河车[吞] 6g
当　归 12g　鸡血藤 15g　覆盆子 24g　橘　皮 5g

橘　络5g

水煎服，每日1剂，连服7剂。

后续治疗：平素续以益肾毓麟汤加减，经期则予桃红四物汤加减治疗。患者欲年后行IVF-ET，告知当前可先自行试孕。后经中期在上法基础上，酌加穿山甲、皂角刺等通络之品。月经周期尚调。2008年12月22日（月经第3天）查性激素六项：LH：2.31IU/L，FSH：5.97IU/L，E_2：70pg/mL，P：1.13nmol/L，PRL：12.43ng/mL，T：0.7nmol/L。

试孕月首诊（2009年2月6日）：IVF-ET术前，在试孕中。Lmp：1月25日，经行如前（BBT上升12天）。

［**辅助检查**］2月5日B超示：子宫内膜厚0.22cm（双层），宫腔局部粘连。

［**舌脉**］舌红苔薄，脉缓。

［**中医辨证**］肾气亏虚，瘀血阻络。

［**治法**］益肾养血，活血通络。

［**方药**］益肾毓麟汤加减。

熟地黄12g	枸杞子12g	当　归12g	川　芎10g
鸡血藤15g	虎　杖15g	巴戟天12g	菟丝子20g
覆盆子20g	紫石英[先]24g	橘　皮5g	橘　络5g
党　参15g	生黄芪15g	丹　参15g	穿山甲[先]5g
皂角刺12g			

水煎服，每日1剂，连服7剂。

二诊（2月12日）：BBT尚未升，便软。中药继以益肾养血为主的益肾毓麟汤加减口服治疗。

孕后首诊（3月13日）：停经48天，腹部隐痛，略有腰酸。外院予HCG针1000U，隔日1次，肌注；黄体酮注射液20mg，每日1次，肌注。

[辅助检查] 3月8日外院B超示：宫内早孕。3月9日查血HCG：11721IU/L，E_2:446pg/mL，P:22.43ng/mL。3月12日查血HCG:34280IU/L，E_2：628pg/mL，P＞41.20ng/mL。

[舌脉] 舌淡红苔薄，脉细弦。

[中医辨证] 肾虚不固。

[治法] 益肾养血安胎。

[方药] 自拟安胎汤加减。

党　参 15g	生黄芪 15g	白　术 12g	当　归 9g
炒白芍 10g	熟地黄 12g	枸杞子 12g	巴戟天 12g
阿胶珠[烊] 10g	紫河车[吞] 6g	桑寄生 15g	苎麻根 20g
炒杜仲 15g			

水煎服，每日1剂，连服10剂。另嘱蛤蟆油10g，隔水炖，一周分服。停HCG针，黄体酮注射液用法用量如前。

二诊（3月24日）：停经59天，已无腹痛，略感腰酸，查血HCG：129928IU/L，E_2＞2000pg/mL，P：107ng/mL。续予益肾养血安胎，予熟地黄12g，枸杞子12g，当归9g，炒白芍10g，菟丝子20g，巴戟天12g，紫河车[吞]6g，橘皮5g，橘络5g，党参15g，太子参15g，生黄芪15g，炒杜仲15g。水煎服，每日1剂，连服7剂。

三诊（4月1日）：停经67天，略感恶心，余无明显不适。4月1日查血HCG：161107IU/L，E_2＞2000pg/mL，P：113ng/mL。予上方加绿梅花5g，水煎服，每日1剂，连服14剂。

四诊（4月15日）：停经81天，无明显不适。4月8日B超提示：宫内孕，单活胎（头臀径3.54cm）。停中药、黄体酮注射液。孕中期行羊水穿刺：胎儿染色体13、14号染色体罗氏易位，随访至分娩，无异常情况，2009 年 10 月，足月剖宫产一女婴，体重 3050g，现体健。

按语：染色体异常是 RSA 最常见的原因之一。本案例中该患者染色体为 45XXder（13，14）（q10，q10），属于常见 13、14 号染色体罗伯逊易位，该核型理论上可产生 6 种核型可能：13、14 单体各一；13、14 三体各一；正常与携带者。其中 13、14 单体表现为早期流产、空囊甚至月经周期过长，一般无需清宫；14 三体孕 2 月内流产。论文也指明并非 1/6 的好，也可能比 1/6 更高的异常。从优生的角度考虑，对于罗氏易位携带者再次妊娠时，建议在孕中期进行产前诊断。

该患者除染色体异常外封闭抗体也低下。现代中医学认为封闭抗体低下性复发性流产与机体的免疫功能低下有关，免疫功能低下引起的流产与先天禀赋不足、营卫气血失调、脏腑功能紊乱等因素有关。本病以正气不足为发病之先导，肾阳虚为发病之本，兼及心肝脾三脏失调，病位在冲任胞宫，变化在气血阴阳。对本病的治疗临床普遍认为应着重在孕前调理，“预培其源”，使脾肾强健，冲任气血通畅旺盛，血海充盈，从而为胞宫受孕打好基础。

患者素有流产史及难免流产史，屡孕屡堕，往往气血虚弱，肾气亏虚，肾精不固，不能温养胞脉，胞脉失养，系胎无力。孕前非经期予以益肾毓麟汤加减预培其本，方中熟地黄、枸杞子、当归、川芎、赤白、白芍滋肾养血填精；紫石英、苁蓉、巴戟天、紫河车温肾阳、暖胞益精；菟丝子、覆盆子补肝肾、益精血；橘皮、橘络即防熟地黄之滋腻，又消无形之痰饮；鸡血藤、虎杖养血活血调冲；黄芪、太子参健脾益气，共补二天。后期发现宫腔局部粘连后，酌情加以丹参、鸡血藤、穿山甲活血通络祛瘀。经期则予桃红四物汤加减养血活血、化瘀生新治疗。孕后复发性流产患者因先天肾气不足，后天生化无源以致中气不足，气虚不足以载胎，肾虚不足以固胎，易出现腹部隐痛、腰酸症状，故治疗以补肾健脾养血安胎为大法，予自拟安胎汤加减。方中党参、黄芪、白术大补元气，益气健脾，熟地黄、枸杞子、当归身、炒白芍补肾养血，阿胶珠、紫河车血肉有情之品滋肾养胎，巴戟天温煦肾气，鼓舞肾阳，桑寄生、苎麻根、杜仲补肾安胎。

患者孕前根据病情变化及月经周期的生理变化，辨证施治。采用中药分阶段的周期性用药，使肾—天癸—冲任—胞宫的生理功能得以恢复，为再次妊娠打下良好的物质基础。本例患者原本拟行辅助生育技术，后自然受孕，虽妊娠期无明显异常反应，但孕中期查胚胎染色体亦为易位，略有遗憾。

2. 难免流产 4 次，丈夫染色体异常案

许某，女，31 岁，2010 年 10 月 26 日首诊。

[主诉] 难免流产 4 次，未避孕未孕 1 年余。

[月经史] $16\frac{5\sim6}{30}$ 天，量中，无痛经史。Lmp：10 月 12 日，经行如前。

[婚育史] 0–0–4–0，难免流产 4 次。

[病史] 2006 至 2008 年 2 年内难免流产 4 次，均孕 2 月左右，4 次均未见胚芽及原始心搏，药物流产，均未行清宫术。末次妊娠 2008 年 12 月，后未避孕未孕 1 年余。要求孕前调理助孕，并防再次难免流产。

[辅助检查] 2007 年查双方染色体：女方 46XX，男方 46XY,t(13；20)(q14；q11)。2010 年 4 月外院输卵管造影：双侧输卵管通畅。自诉卵泡监测情况良好。

[舌脉] 舌红苔薄，脉细弦。

[中医辨证] 肾气亏虚。

[治法] 益肾养血调冲。

［方药］益肾毓麟汤加减。

熟地黄 15g	枸杞子 12g	当　归 12g	川　芎 10g
鸡血藤 15g	虎　杖 15g	丹　参 9g	菟丝子 24g
覆盆子 24g	紫石英先 24g	紫河车吞 6g	橘　皮 5g
橘　络 5g	党　参 15g	太子参 15g	生黄芪 12g
巴戟天 12g	香　附 12g	生甘草 5g	

水煎服，每日 1 剂，连服 7 剂。同时完善相关西医检查。

二诊（11 月 9 日）：就诊时诉服上药后泄泻。

［辅助检查］2010 年 11 月查封闭抗体：CD3-BE：-2.4，CD4-BE：-2.1，CD8-BE：1.2；10 月 26 日查丈夫精液：快速前进精子百分率：56.97%，前进精子百分率：91.16%，活动精子百分率：93.67%，正常精子形态率 17.5%。

［舌脉］舌红苔薄，脉细滑。

［中医辨证］脾肾两虚。

［治法］益肾运脾，养血调冲。

［方药］培土毓麟汤加减。

党　参 15g	太子参 15g	生黄芪 12g	当　归 12g
川　芎 10g	熟地黄 12g	枸杞子 12g	菟丝子 20g
覆盆子 20g	巴戟天 9g	狗　脊 12g	川　断 12g
炒杜仲 15g			

水煎服，每日 1 剂，连服 7 剂。

三诊（11 月 16 日）：BBT 似升，便软，日一行，近日外感风寒，略有咳嗽。

［舌脉］舌淡红苔薄，脉细滑。

［中医辨证］肾气亏虚，风寒阻肺。

[治法]养血调冲，兼顾外感。

[方药]益肾毓麟汤加减。

熟地黄12g　枸杞子12g　当　归9g　川　芎6g

菟丝子20g　覆盆子20g　紫河车[吞]3g　炒荆芥9g

炒防风9g　杏　仁10g　绿梅花6g　射　干9g

狗　脊12g　川　断12g　炒杜仲15g　潼蒺藜12g

桑寄生15g　生甘草5g

水煎服，每日1剂，连服7剂。

孕前后续治疗：Lmp：11月27日，经行如前。平素续以益肾毓麟汤加减调理助孕，经期则予桃红四物汤加减治疗，BBT可升12天。孕前未进行免疫治疗，以中医益肾运脾为主治疗。

孕后首诊（2011年1月31日）：停经33天，略有腰酸、乏力，Lmp：2010年12月30日，经行如前。BBT上升15天。

[辅助检查]血HCG：1105.0IU/L。

[舌脉]舌淡红苔薄，脉细滑。

[中医辨证]肾虚不固。

[治法]益肾养血安胎。

[方药]自拟安胎汤加减。

桑寄生15g　苎麻根20g　熟地黄12g　枸杞子12g

当　归9g　炒白芍10g　菟丝子20g　覆盆子20g

紫河车[吞]6g　橘　皮5g　橘　络5g　阿胶珠[烊]10g

巴戟天9g　党　参15g　生黄芪12g

水煎服，每日1剂，连服7剂。

孕后二诊（2月7日）：停经40天，近日外感流涕、鼻塞。

[辅助检查]2月2日血HCG:2242IU/L，E_2:287.9pg/mL，P:92.03nmol/L;

2月7日查血 HCG：11156IU/L，E_2：441pg/mL，P：94.1nmol/L。

［舌脉］舌淡红苔薄，脉细滑。

［中医辨证］肾虚不固，夹感外邪。

［治法］益肾养血，佐以清邪。

［方药］自拟安胎汤加减。

菟丝子 20g	覆盆子 20g	桑寄生 15g	苎麻根 20g
阿胶珠[烊] 10g	炒杜仲 15g	熟地黄 12g	枸杞子 12g
当　归 9g	炒白芍 10g	紫河车[吞] 3g	炒荆芥 9g
炒防风 9g	杏　仁 10g	桔　梗 9g	

水煎服，每日1剂，连服7剂。

后续治疗经过：2月14日因"难免流产4次，停经46天，偶感腰酸"住院保胎治疗。入院后继续予自拟安胎汤加减补肾安胎，另予达芙通10mg，口服，每日2次保胎治疗，并进行孕后免疫治疗。完善相关检查：2月13日查血 HCG：43138.1IU/L，E_2：747.27pg/mL，P：96nmol/L；2月15日B超提示：宫内早孕，胚囊26mm×25mm×10mm，卵黄囊3mm，囊内似见长径约4mm胚芽，原心搏动似见。2月22日复查血 HCG：89028.4IU/L，E_2：1254.51pg/mL，P：82.5nmol/L；2月23日B超提示：宫内早孕，单活胎（胚芽11mm）。3月2日复查血 HCG：159727.10IU/L，E_2：2084.82pg/mL，P：112.55nmol/L。一般情况可，于3月6日出院，停西药治疗，出院后无明显腰酸、阴道出血、腹痛等不适，门诊继续以补肾养血安胎中药加减巩固治疗。

孕后三诊（2011年3月28日）：孕12^+周，B超提示：双顶径2.2cm，顶臀径：7.0cm，NT：0.19cm。胎盘下缘距宫颈内口1.4cm。

［舌脉］舌淡红苔薄，脉细滑。

［中医辨证］肾虚不固。

[治法]益肾益气安胎。

[方药]自拟安胎汤加减。

熟地黄 12g 枸杞子 12g 当 归 9g 炒白芍 10g

苎麻根 20g 菟丝子 20g 桑寄生 15g 杜 仲 15g

党 参 15g 生黄芪 12g 阿胶珠[烊] 10g 升 麻 9g

桔 梗 9g

水煎服，每日 1 剂，连服 7 剂。

上方加减保胎至孕 16 周，免疫治疗 3 次，无明显不适症状，停药观察。妊娠中晚期情况良好，于 2011 年 10 月 10 日，因胎位不正，足月剖宫产一健康男婴，母子平安。

按语：本病例中患者丈夫的染色体为 46XY，t（13；20）（q14；q11），属于染色体平衡易位。即 13 号染色体的一部分移到 20 号染色体上，而 20 号染色体一小段移到 13 号染色体上。因此，这两对染色体中各有 1 条染色体是正常的，而另一条是异常的。受精时，假如男方提供的染色体都是正常的，则胚胎就正常，发育成一个健康的孩子，假如其提供的染色体中有 2 条或 1 条是异常的，则形成的胚胎有染色体不平衡易位，因此会出现流产、胎死宫内、畸形儿等。根据经典的遗传规律正常几率是 1/18，平衡易位几率是 1/18，其余 16/18 均是不平衡易位，表现为胚胎不着床或者早期流产。

本病例患者因“难免流产 4 次，不避孕未孕一年余”就诊，属于流产后继发不孕。就诊前西医检查排除了排卵因素及输卵管因素引起的不孕。中医认为本病的病理特点重在于瘀和虚。《诸病源候论·妊娠病》云“堕胎损经脉”，而“胞络者，系于肾”，胞络受损，肾精亏虚。流产后易使胞宫留瘀，胞宫留瘀或胞脉胞络瘀浊内阻，可使冲任气血运行不畅，影响胞宫的修复，并阻碍精卵在生殖道内的运行和摄纳。多次流产易使胞宫虚损，势必损及冲任胞络，加之平素体质虚弱，便易于患诸虚而致不孕。此外患者多次难免流产对心理必定有一定的冲击，易使情怀不畅，肝郁气滞，均可加重流产后瘀滞和虚损的程度，给再次怀孕带来困难。临床在治疗时既要补其不足，又要损其有余。加之后续检查发现其封闭抗体亦有低下，治疗时宜振肾督暖胞宫，寓通于补。平素非经期予以益肾毓麟汤加减补肾填精、化瘀通络。常用熟地、当归、菟丝子、覆盆子、巴戟天、香附、川断、紫河车温振肾督修复胞宫，党参、黄芪大补元气，酌情加以丹参、川芎、橘皮、橘络活血散瘀、理气通络之品，既可宣滋肾药物之滞，又能引领补肾药物直入其他经，以利卵泡成熟及排卵。经期则予桃红四物汤加减化瘀生新。最终达到冲任气血调和，胞宫藏泻有度，为排卵、受精、着床各环节清除障碍。肾主生殖，肾失封藏，胎失所系，发为堕胎，屡堕则脾、肾愈虚，愈虚则愈不能系胎。因此孕后以补肾健脾养血安胎为治疗大法，予自拟安胎汤加减。正如《傅青主女科·妊娠》所云"补先后二天之脾与肾，正所以固胞胎之气与血"。患者平素体虚，孕前、孕后均曾有外感，属虚人外感，在基本方的基础上加入荆芥、防风、杏仁、桔梗扶正清邪。孕 12^+ 周时 B 超提示胎盘位置偏低，中医认为脾肾气虚，中气下陷，在自拟安胎汤的基础上加上升麻、桔梗二药提升中气，益气安胎。孕后开始的针对封闭抗体低下的免疫治疗也能使母体对胚胎免疫保护作用增强，中西合璧，疗效显增。

3. 难免流产 2 次，绒毛染色体异常史案

倪某，女，34 岁，2009 年 5 月 19 日首诊。

［主诉］停经 75 天，阴道不规则出血 1 周。

[月经史] $16\frac{5\sim6}{30\sim40^{+}}$天，量中，无痛经史。Lmp：3月6日，经行如前。

[婚育史] 0-0-3-0，人流2次，2008年7月曾孕3个月难免流产清宫术。

[病史] 停经75天，1周前无明显诱因下出现阴道反复不规则出血，量少，色暗，伴腹部隐痛。

[辅助检查] 急查血HCG：18162IU/L，E_2：97.10pg/mL，P：19.00nmol/L。B超提示：宫内见类胚芽7mm，心搏未见。

诊断为难免流产，予收入院清宫术。

二诊（7月15日）：难免流产清宫术后2月，Lmp：6月10日，经行如前。

[辅助检查] 完善相关检查：2009年5月查封闭抗体：CD3-BE：2.6，CD4-BE：0.9，CD8-BE：1.8；丈夫精液：镜下精子计数120个，快速前进精子百分率41.7%，前进精子百分率64.2%，活动精子百分率75%。末次难免流产绒毛染色体47XY，+16。夫妻双方染色体：46XX；46XY。

[舌脉] 舌淡红苔薄，脉细滑。

[中医辨证] 脾肾两虚。

[治法] 益肾健脾，养血调冲。

[方药] 益肾调经汤加减。

党　参15g	生黄芪15g	当　归12g	川　芎10g
鸡血藤15g	虎　杖15g	丹　参15g	菟丝子20g
覆盆子20g	苁　蓉12g	巴戟天12g	赤　芍10g
白　芍10g	炒杜仲15g		

水煎服，每日1剂，连服14剂。

孕后首诊（9月10日）：Lmp：7月22日，经行如前。阴道少量流血3天，色暗。纠正后停经41天。

［辅助检查］9月10日血HCG：6427IU/L，E_2：475pg/mL，P：70nmol/L。9月10日B超示：宫内见胚囊：9mm×9mm×6mm，卵黄囊3mm，未见胚芽。

［舌脉］舌淡红苔薄，脉细滑。

［中医辨证］脾肾两虚。

［治法］补肾养血安胎。

［方药］胶艾汤合自拟安胎汤加减。

党　参15g	太子参15g	生黄芪15g	当　归9g
炒白芍10g	菟丝子20g	紫河车[吞]6g	黄　芩9g
阿胶珠[烊]10g	艾　叶3g	桑寄生15g	藕　节24g
生甘草5g	乌贼骨12g	白及粉[吞]3g	

水煎服，每日1剂，连服7剂。

孕后二诊（9月17日）：停经48天，阴道流血已无。

［辅助检查］9月17日血HCG：30431IU/L，E_2：542pg/mL，P：56.90nmol/L。

［舌脉］舌淡红苔薄，脉细滑。

［中医辨证］脾肾两虚。

［治法］补肾养血安胎。

［方药］自拟安胎汤加减。

熟地黄12g	枸杞子12g	当　归9g	炒白芍10g
菟丝子20g	覆盆子20g	紫河车[吞]6g	橘　皮5g

橘 络 5g　党 参 15g　生黄芪 15g　狗 脊 12g

巴戟天 12g　陈 皮 5g

水煎服，每日 1 剂，连服 12 剂。

三诊（9 月 29 日）：停经 60 天，近日便干。

［辅助检查］9 月 29 日血 HCG：87818IU/L，E_2：1209pg/mL，P：70nmol/L。9 月 29 日 B 超提示：胚囊：34mm×40mm×27mm，卵黄囊 4mm，胚芽 13mm，原心搏动可及，孕囊下方见液性暗区 20mm×14mm×6mm。

［舌脉］舌淡红苔薄，脉细滑。

［中医辨证］肾虚不固。

［治法］补肾养血安胎。

［方药］自拟安胎汤加减。

熟地黄 12g　枸杞子 12g　当归身 9g　炒白芍 15g

菟丝子 20g　桑寄生 15g　苎麻根 20g　藕 节 24g

仙鹤草 24g　乌贼骨 15g　紫河车吞 3g　白及粉吞 3g

水煎服，每日 1 剂，连服 10 剂。另予黄体酮针 20mg，肌注，每日 1 次，达芙通 10mg，口服，每日 2 次。

四诊（10 月 7 日）：停经 68 天，无阴道出血等不适。

［辅助检查］10 月 7 日血 HCG：75698IU/L，E_2：1408pg/mL，P：84.9nmol/L。

［舌脉］舌淡红苔薄，脉细滑。

［中医辨证］脾肾两虚。

［治法］补肾健脾，养血安胎。

［方药］自拟安胎汤加减。

熟地黄 12g　枸杞子 12g　当归身 9g　炒白芍 10g

菟丝子 20g　太子参 15g　生黄芪 15g　冬　术 12g

阿胶珠烊 10g　紫河车吞 3g　橘　皮 5g　橘　络 5g

桑寄生 15g　苎麻根 20g　生甘草 5g

水煎服，每日 1 剂，连服 7 剂，另予黄体酮针 20mg，肌注，每日 1 次，5 天后改隔天 1 次，用 4 天后停黄体酮针，达芙通继续口服。

五诊（10 月 14 日）：孕 12 周，10 月 14 日复查 B 超示：胚囊 5.5cm×4.6cm×4.5cm，顶臀径 3.6cm，孕囊右侧液性暗区：2.2cm×1.1cm×0.8cm。

［舌脉］舌淡红苔薄，脉细滑。

［中医辨证］脾肾两虚。

［治法］补肾健脾养血安胎。

［方药］胶艾汤合自拟安胎汤加减。

熟地黄 12g　枸杞子 12g　当归身 9g　炒白芍 10g

党　参 20g　太子参 20g　生黄芪 12g　生甘草 5g

狗　脊 12g　桑寄生 15g　苎麻根 20g　阿胶珠烊 10g

艾　叶 3g　菟丝子 20g　紫河车吞 6g　狗　脊 12g

黄　芩 9g　制军炭 9g　藕　节 20g

水煎服，每日 1 剂，连服 7 剂，停达芙通。

后续治疗：后期妊娠情况良好，无阴道出血、腹痛等不适，效不更方，续以中药自拟安胎汤加减治疗，直至孕 20 周停药。孕 16 周复查 B 超示：液性暗区已消失，双顶径 29mm，股骨长 14mm。随访至分娩，于 2010 年 4 月 28 日足月剖宫产一男婴，母子平安。

按语：胚胎染色体异常是导致早期流产的主要原因之一，其中常染色体三体是流产儿染色体异常的主要核型，本案例中的绒毛染色体即 16 三体，为最常见类型之一。染色体三体胎儿的形成原因是生殖细胞形成过程中，在减数分裂时同源染色体不分离，而形成染色体数目异常的受精卵。研究发现，绒毛染色体异常的胚胎，其父母亲双方的染色体以正常居多，垂直遗传并不是造成绒毛染色体异常的主要原因，而父母亲其中一方或双方的配子出现异常或是胚胎在发育过程中出现的染色体畸变才是其主要原因。从优生的角度考虑，有过染色体异常妊娠史的患者再次妊娠时建议做产前诊断。

本例患者有2次难免流产史，屡孕屡堕，胞络受损，肾气已虚，肾失所固，胞失所养，故患者舌淡红苔薄脉细滑，属于肾虚型滑胎。《妇科玉尺·胎前》谓“盖胎之所以不安者，除一切外因，总因气血虚不能荣养胎元所致”。《竹林女科证治·安胎下》亦云“故善保胎者，必当专补气血，以胎元饮为主”。治疗以益肾健脾，养血安胎为大法。方中阿胶珠甘平略温，养血止血，艾叶温经止血。党参、太子参、黄芪，健脾益气，补后天之脾正所以补先天之肾。熟地黄、白芍滋阴养血以荫胎，桑寄生、菟丝子、紫河车补肾固胎，苎麻根、藕节、仙鹤草凉血止血安胎。患者虽后期并未出现阴道出血，但是多次B超发现孕囊周围有液性暗区，属于中医“血瘀”的范畴，临床治疗中加入一味制军炭，制军炒熟后攻下之性减缓，取其凉血泻火，活血祛瘀之功，达到清热化瘀安胎之效。患者2次难免流产史，妊娠保胎治疗时间一般超过既往妊娠最长时间4周以上，B超检查未见异常情况，方可停药。

（二）解剖因素类

1. 宫腔粘连之妊娠案

案一：钱某，女，28岁，2010年12月13日初诊。

[主诉] 难免流产2次，清宫术后月经量少半年。

[现病史] 2010年6月难免流产清宫术，术后月经量少，每个周期用卫生巾8～9片。时有头痛，面部痤疮，纳便可，夜寐欠安。来诊要求孕前调理，以防再次难免流产。

[月经史] 14 $\frac{2 \sim 4}{30 \sim 60^{+}}$ 天，量中，无痛经。Lmp：12月4日，经行量少。

[婚育史] 已婚，0-0-2-0，2009年3月、2010年6月均孕40余天难免流产清宫术。工具避孕。

[辅助检查] 双方染色体正常，11月30日外院三维B超示：内膜0.4cm，宫腔偏左侧局部内膜回声失落0.15cm。提示：宫腔局部粘连?

[舌脉] 舌红苔薄，脉细弦。

[中医辨证] 肾虚血瘀，冲任失调。

[治法] 益肾养血、活血调冲。

[方药] 益肾毓麟汤加减。

熟地黄 20g	枸杞子 12g	当　归 12g	川　芎 10g
菟丝子 20g	覆盆子 20g	紫石英先 24g	紫河车吞 3g
巴戟天 9g	党　参 15g	黄　芪 12g	橘　皮 5g
橘　络 5g	水　蛭 5g	丹　参 12g	桃　仁 10g
生甘草 5g			

水煎服，每日1剂，连服7剂。

二诊（12月29日）：诉头痛未明显改善，时有中脘不适。

[舌脉] 舌淡红苔薄，脉细弦。

[中医辨证] 血虚肝旺，冲任失调。

[治法] 养血调冲。

[方药] 四物汤加味。

熟地黄 12g	枸杞子 12g	当 归 12g	川 芎 10g
鸡血藤 15g	虎 杖 15g	丹 参 9g	党 参 15g
太子参 15g	黄 芪 12g	白蒺藜 12g	牛 膝 15g
赤 芍 10g	白 芍 10g		

水煎服，每日1剂，连服7剂。

三诊（2011年1月25日）：Lmp：1月25日，中脘不适、头痛稍减，舌红苔薄，脉细滑。予益肾调经汤方加减。

熟地黄 12g	枸杞子 12g	当 归 12g	川 芎 9g
鸡血藤 15g	虎 杖 15g	丹 参 12g	生甘草 5g
焦山楂 20g	党 参 15g	黄 芪 12g	巴戟天 9g
肉苁蓉 12g	炒杜仲 10g	八月札 10g	制半夏 10g
天 麻 10g			

水煎服，每日1剂，连服7剂。

后续治疗：患者未行宫腔粘连分离术，治疗上平素仍以补肾活血，养血平肝调冲为主；经期则予桃红四物汤加减。

孕后首诊（5月11日）：停经26天，阴道出血伴腰酸腹痛3天。

[辅助检查] 血HCG：200.4IU/L，E_2：345.78pg/mL，P：109.13nmol/L。

[舌脉] 舌淡红苔薄，脉细滑。

[中医辨证] 肾气虚弱、胎元不固。

[治法] 补益肾气，养血安胎。

[方药] 自拟安胎汤加味。

熟地黄 12g	枸杞子 12g	炒玉竹 15g	菟丝子 20g
覆盆子 20g	桑寄生 15g	苎麻根 20g	阿胶珠烊 10g
生甘草 5g	紫河车吞 3g	黄 芩 9g	炒枣仁 15g
藕 节 24g	党 参 15g	黄 芪 12g	

水煎服，每日1剂，连服7剂。后予入院治疗，期间中药续以上方加减，另予达芙通片10mg，每日2次，口服；黄体酮注射液20mg，每日1次，肌注。

二诊（6月1日）：停经47天，出院1周，阴道出血2次，腰酸腹痛较前改善，纳便可，寐欠安。5月27日腹部B超提示：宫内早孕，单活胎（胚芽3mm）。5月29日测血HCG：103908.3IU/L，E_2 > 1000pg/mL，P > 190.8nmol/L。孕后首诊方去菟丝子、覆盆子、紫河车，加海螵蛸15g，仙鹤草24g，艾叶3g，墨旱莲12g，炒白芍15g，7剂，余法同前。

三诊（6月20日）：停经66天，诉服药3天阴道出血止，胃纳可，便干。予孕后首诊方去紫河车、藕节，加石斛9g，当归9g，7剂，余法同前。

四诊（6月27日）：停经73天，再无阴道出血，近感腰酸明显，纳可便干，夜寐欠安。今测血HCG：193834IU/L，E_2 > 3579pg/mL，P > 120nmol/L，腹部胎心闻及。前方去菟丝子、覆盆子、炒玉竹，加麦冬10g，南沙参9g，北沙参9g，狗脊12g，川续断12g，炒杜仲15g，14剂。

五诊（7月11日）：停经87天，无明显不适。今B超提示：宫内孕，单活胎（顶臀径6.7cm，胎盘下缘距宫颈内口3.3cm，NT：1.9mm）。予院内制剂安胎合剂1瓶，50mL，每日3次，口服，以冀巩固。

随访2012年1月足月剖宫产一女婴，出生体重3350g，身长48cm。

案二：张某，女，30岁，2010年4月21日初诊。

［主诉］难免流产2次，月经量少4月余。

［现病史］2009年12月外院行清宫术，术后月经量少，每个周期用卫生巾5～6片，纳欠馨，便可，要求孕前调理，以防再次难免流产。

[月经史] 12 $\frac{5\sim6}{30}$ 天，量中，伴痛经。Lmp：4月5日，量少×3天净。

[婚育史] 已婚，0–0–2–0。2008年11月孕50余天难免流产清宫术（未及心搏），2009年12月孕60余天难免流产清宫术（未及心搏）。工具避孕。

[辅助检查] 双方染色体正常；3月17日封闭抗体：CD3–BE：0.4，CD4–BE：0.0，CD8–BE：–0.5；3月17日丈夫精液：镜下精子计数：781个，快速前进精子百分率：72.72%，前进精子百分率：79.64%；月经第二天性激素 LH：4.39IU/L，FSH：4.77IU/L，E_2：41.9pg/mL，PRL：18.1ng/mL，T：1.07nmol/L，TSH：1.33mIU/L。血型"O"型，丈夫血型"A"型，RH均阳性。

[舌脉] 舌淡红苔薄，脉细滑。

[中医辨证] 肾虚血亏。

[治法] 益肾养血。

[方药] 八珍汤加减。

熟地黄 12g　　枸杞子 12g　　当　归 12g　　川　芎 10g

菟丝子 20g　　杜　仲 15g　　狗　脊 12g　　川续断 12g

覆盆子 20g　　党　参 15g　　生黄芪 12g　　太子参 15g

水煎服，每日1剂，连服7剂。

二诊（4月30日）：BBT上升8天，便软次增。

[辅助检查] 宫腔三维B超（4月22日）提示：宫腔中下段内膜菲薄，厚0.2cm，局部粘连可能。

[舌脉] 舌淡红苔薄，脉细滑。

[中医辨证] 脾肾两虚，冲任失调。

[治法] 健脾益肾，养血活血调冲。

[方药] 八珍汤合失笑散加减。

党　参 15g　太子参 15g　生黄芪 12g　白　术 12g

茯　苓 12g　当　归 12g　川　芎 10g　潼蒺藜 12g

失笑散[包煎] 10g　泽　兰 15g　牛　膝 15g　焦山楂 20g

生甘草 5g　炮　姜 5g　丹　参 15g　广木香 9g

水煎服，每日 1 剂，连服 7 剂。

三诊（5 月 7 日）：Lmp：5 月 2 日，量少 ×5 天（BBT 上升 9 天）。纳便可，夜寐可。予益肾毓麟汤加减。

熟地黄 15g　枸杞子 12g　当　归 12g　川　芎 10g

菟丝子 20g　覆盆子 20g　紫石英[先] 24g　紫河车[吞] 6g

橘　皮 5g　橘　络 5g　党　参 15g　生黄芪 12g

巴戟天 12g　肉苁蓉 12g　丹　参 15g　皂角刺 12g

水　蛭 5g

水煎服，每日 1 剂，连服 7 剂。暖宫孕子丸 8 粒，每日 2 次，口服。

四诊（5 月 14 日）：日前带下量增，胃纳可，便稀软。

[辅助检查] 5 月 13 日 B 超提示：双层内膜 0.6cm，左侧大卵泡 2.0cm×2.0cm×1.6cm，右侧大卵泡 1.5cm×1.5cm×1.3cm。

[舌脉] 舌淡红苔薄，脉细滑。

[中医辨证] 脾肾两虚，冲任失调。

[治法] 益肾运脾，养血调冲。

[方药] 培土毓麟汤加减。

党　参 15g　太子参 15g　生黄芪 12g　白　术 12g

怀山药 12g　茯　苓 15g　炒扁豆 12g　当　归 12g

川　芎 10g　丹　参 15g　紫石英[先] 24g　紫河车[吞] 3g

橘　皮 5g　　橘　络 5g　　胡芦巴 12g　　砂　仁杵后入 5g

水煎服，每日 1 剂，连服 7 剂。

后续治疗： 平素益肾毓麟汤、培土毓麟汤加减调补，经中期在上法基础上，酌加橘络、皂角刺等通络之品。经期则予失笑散加减治疗，诊治 2 月余，月经量略增，BBT 上升 12 天，嘱患者试孕。

试孕月首诊（7 月 6 日）：Lmp：6 月 25 日，伴痛经，量中偏少 ×5 天净，经行如前。

［**辅助检查**］今阴道 B 超提示：内膜 0.8cm，左卵泡 2.3cm×2.0cm×1.8cm，右卵泡 1.8cm×1.7cm×1.4cm。血 LH：43IU/L，E_2：1276pmol/L

［**舌脉**］舌淡红苔薄，脉细滑。

［**中医辨证**］肾虚血亏。

［**治法**］益肾养血助孕。

［**方药**］益肾毓麟汤加减。

熟地黄 15g　　枸杞子 12g　　当　归 12g　　川　芎 10g

菟丝子 20g　　覆盆子 20g　　紫石英先 24g　　紫河车吞 3g

党　参 15g　　生黄芪 15g　　路路通 12g　　狗　脊 12g

川续断 12g　　皂角刺 12g

水煎服，每日 1 剂，连服 7 剂。嘱患者今明两天同房。

孕后首诊（7 月 27 日）：停经 33 天，无阴道漏红，无腹痛腰酸，纳便可。

［**辅助检查**］查血 HCG ＞ 1000IU/L，E_2：547.52pg/mL，P：90.57nmol/L。

［**舌脉**］舌淡红苔薄，脉细滑。

［**中医辨证**］肾虚不固。

［**治法**］补益肾气，养血安胎。

［**方药**］自拟安胎汤加味。

熟地黄 12g　枸杞子 12g　当归身 9g　炒白芍 10g

菟丝子 20g　覆盆子 20g　桑寄生 15g　苎麻根 20g

阿胶珠[烊] 10g　紫河车[吞] 6g　橘　皮 5g　橘　络 5g

党　参 15g　太子参 15g　生黄芪 12g

水煎服，每日 1 剂，连服 7 剂。

二诊（8 月 7 日）：停经 44 天，纳欠馨，日吐 1 ～ 2 次。血 HCG：28997IU/L，E_2 > 1000pg/mL，P：60.1nmol/L。上方加绿梅花 5g，7 剂，余法同前。

三诊（8 月 20 日）：停经 57 天，昨血 HCG > 200000IU/L，E_2：1391pg/mL，P：92nmol/L。今 B 超提示：宫内孕，单活胎。守方续进 14 剂。

四诊（9 月 3 日）：停经 71 天，纳便可，昨血 HCG > 200000IU/L，E_2：1844pg/mL，P：114nmol/L。守方续进 14 剂。

五诊（9 月 17 日）：停经 85 天，便软，胎心 168 次 / 分，昨血 HCG：94940IU/L，E_2：3293pg/mL，P：118nmol/L；血型抗 A 抗体 1∶16。前方续进 7 剂。后无明显不适，随访诉妊娠期间产检无异常，2011 年 3 月 28 日足月剖宫产一健康男婴，体重 3100g，身长 50cm，母子平安。

案三：王某，女，28 岁，2009 年 3 月 3 日初诊。

[主诉] 难免流产 2 次，月经量少 1 年余。

[现病史] 平素时觉乏力，胃纳可，大便时溏时泻，便次增，夜寐安。来诊要求孕前调理，以防再次难免流产。

[月经史] $18\frac{7}{30 \sim 180^{+}}$ 天，量中，无痛经。Lmp：2 月 11 日，经行量少，用卫生巾 1 ～ 2 片。

[婚育史] 已婚，0–0–2–0。2006 年孕 40 余天自然流产，2007 年孕

60余天稽留流产行清宫术，2008年9月生化妊娠1次。工具避孕。

[辅助检查]双方染色体正常；2月25日封闭抗体：CD3–BE：0.9，CD4–BE：–1.5，CD8–BE：2.6。

[舌脉]舌淡红苔薄，脉细滑。

[中医辨证]脾肾两虚。

[治法]益肾养血，运脾调冲。

[方药]培土毓麟汤加减。

党　参15g　生黄芪15g　白　术12g　茯　苓12g

怀山药12g　生甘草5g　当　归12g　川　芎10g

菟丝子20g　覆盆子20g　巴戟天12g　广木香9g

防　风6g　紫石英先24g　紫河车吞3g　橘　皮5g

橘　络5g

水煎服，每日1剂，连服7剂。

二诊（3月10日）：BBT上升7天，近日乳痛，食谷不馨。

[舌脉]舌红苔薄，脉细弦。

[中医辨证]肾虚血亏，冲任失调。

[治法]益肾养血，疏理调冲。

[方药]益肾调经汤加减。

当　归15g　川　芎10g　鸡血藤15g　虎　杖15g

丹　参15g　菟丝子20g　焦山楂20g　路路通12g

留行子10g　牛　膝15g　炒麦芽20g　桃　仁10g

红　花9g

水煎服，每日1剂，连服7剂。

三诊（3月16日）：Lmp：3月12日，经行量少，用1～2个卫生巾，中脘不适仍有。

[舌脉] 舌红苔薄，脉细滑。

[中医辨证] 肾虚血亏，冲任失调。

[治法] 益肾养血调冲。

[方药] 益肾毓麟汤加减。

熟地黄 24g	枸杞子 15g	当　归 12g	川　芎 10g
蒲公英 20g	炒麦芽 24g	白蒺藜 12g	菟丝子 24g
覆盆子 24g	紫石英先 24g	紫河车吞 3g	橘　皮 5g
橘　络 5g	党　参 15g	鸡血藤 15g	虎　杖 15g
丹　参 15g	肉苁蓉 12g	八月札 10g	

水煎服，每日 1 剂，连服 7 剂。后续以此法加减治疗两月余。

试孕月（5 月 27 日）：Lmp：5 月 19 日量不多 ×7 天（BBT 上升 12 天）。5 月 4 日三维 B 超提示：子宫内膜厚 0.7cm（双层），宫腔线局部中断 0.2cm，宫腔局部粘连可符。嘱可试孕，予益肾调经汤加减。

熟地黄 12g	枸杞子 12g	当　归 12g	川　芎 10g
鸡血藤 15g	虎　杖 15g	丹　参 15g	香　附 15g
生甘草 5g	党　参 15g	太子参 15g	生黄芪 12g
紫石英先 24g	紫河车吞 6g		

水煎服，每日 1 剂，连服 14 剂。

孕后首诊（6 月 23 日）：停经 36 天，时有恶心呕吐，便软。

[辅助检查] 6 月 19 日血 HCG：381IU/L；6 月 23 日血 HCG：2272IU/L，E_2：299pg/mL，P：42.3nmol/L。

[舌脉] 舌淡红苔薄，脉细弦。

[中医辨证] 肾虚不固。

[治法] 补益肾气，养血安胎。

[方药] 自拟安胎汤加减。

熟地黄炭 12g　枸杞子 12g　当归身 9g　炒白芍 10g
菟丝子 20g　桑寄生 15g　苎麻根 20g　紫苏叶 5g
阿胶珠烊 10g　紫河车吞 3g　白　术 12g　砂　仁杵后入 5g
党　参 15g

水煎服，每日 1 剂，连服 7 剂。另予达芙通 10mg，每日 2 次，口服；黄体酮注射液 40mg，每日 1 次，肌注。

二诊（6 月 30 日）：停经 43 天，正日腹痛腹泻，大便清稀如水样。

［辅助检查］今血 HCG：17924IU/L，E_2：387pg/mL，P：44.8nmol/L。

［舌脉］舌淡红苔薄，脉细滑。

［中医辨证］脾肾两虚。

［治法］补脾援土，益肾固胎。

［方药］援土固胎汤加减。

党　参 15g　太子参 15g　生黄芪 15g　白　术 12g
怀山药 12g　炒扁豆 12g　砂　仁杵后入 5g　炒白芍 12g
阿胶珠烊 10g　熟地黄 12g　枸杞子 12g　紫河车吞 3g

水煎服，每日 1 剂，连服 7 剂。余药同前。

三诊（7 月 13 日）：停经 56 天，时有小腹隐痛，便软，纳食不馨，时有恶心。今血 HCG：71318IU/L，E_2：853pg/mL，P：87.5nmol/L。阴道 B 超示：宫内孕，单活胎（胚芽 11mm，胚囊左侧前后壁相连）。前方去太子参、生黄芪、熟地黄、紫河车，加煨肉果 12g，当归身 9g，桑寄生 15g，狗脊 12g，川续断 12g，防风 9g，川芎 9g，焦麦芽 10g，焦谷芽 10g，14 剂。改达芙通 10mg，每日 1 次，口服；黄体酮注射液 20mg，每日 1 次，肌注。

四诊（7 月 28 日）：停经 71 天，今阴道少量漏红，色暗。今血 HCG：100981IU/L，E_2 > 2000pg/mL，P：112nmol/L。予白及粉 3g，每

日1次，吞服。

五诊（8月11日）：停经85天，反复阴道出血半月余，腹痛便软。今HCG：122953IU/L，$E_2 > 2000$pg/mL，P：96.7nmol/L。孕后首诊方去归身，加煅龙骨15g，海螵蛸15g，仙鹤草24g，7剂。停黄体酮注射液，予头孢呋辛酯片250mg，每日2次，口服6天。

六诊（8月18日）：孕13⁺周，阴道出血止，纳便可。停达芙通，嘱静卧休息，清淡饮食，如阴道出血等不适随诊。

七诊（12月13日）：孕29⁺周，近日牙龈肿痛，寐欠安，纳便可。

[舌脉] 舌红苔薄，脉弦滑。

[中医辨证] 肾虚肝热。

[治法] 清肝养血安胎。

[方药] 自拟安胎汤加减。

桑寄生15g	苎麻根20g	炒杜仲15g	黄　芩12g
川黄连5g	阿胶珠烊10g	首乌藤30g	麦　冬10g
五味子9g	白　术9g	怀山药12g	桑　叶12g
生甘草5g	生白芍15g	金银花9g	连　翘9g

水煎服，每日1剂，连服7剂。

此后无明显不适，随访诉妊娠期间产检无异常，2010年2月足月顺产一健康男婴，体重2650g，身长50cm，母子平安。

案四：郑某，女，30岁，2013年8月23日初诊。

[主诉] 难免流产2次，宫腔粘连分离术后4天。

[现病史] 2011年12月因“孕1产0孕27周，胎膜早破”引产，外院胎盘胎膜病理报告提示：绒毛膜羊膜炎，脐带组织伴大量炎细胞浸润，胎膜炎Ⅲ期Ⅲ级。2012年8月孕80余天难免流产，胚胎染色体检

查无殊，术后3周复检提示宫腔粘连。2012年12月外院行宫腔粘连分离术，术后3月B超复查仍提示宫腔粘连。2013年8月19日外院再次行宫腔粘连分离术+双侧输卵管通液术+放环术，术后予戊酸雌二醇片2mg，每日2次，口服治疗。今宫腔粘连分离术后4天，尚有漏红，时有小腹隐痛，腰酸，纳便可。

［月经史］$16\frac{5\sim7}{30}$天，量中，无痛经。Lmp：8月6日，经行量少。

［婚育史］已婚，0–0–2–0，难免流产2次。工具避孕。

［辅助检查］双方染色体：46XY，9号染色体臂间倒位；46XX。2013年8月血栓弹力图检查：血栓弹力图R：8.2分钟（正常值：5.0～10.0分钟），血栓弹力图MA：56mm（正常值：50～70mm）；2013年8月封闭抗体检查无殊。

［舌脉］舌红苔薄，脉细滑。

［中医辨证］湿热留滞。

［治法］清热化湿，佐以扶正。

［方药］自拟方。

太子参15g	黄　芪15g	牡丹皮10g	海螵蛸15g
茜　草15g	赤　芍9g	白　芍9g	椿白皮12g
忍冬藤15g	红　藤24g	鸡冠花15g	川续断12g
杜　仲12g			

水煎服，每日1剂，连服7剂。

二诊（9月7日）：8月26日阴道出血止。

［舌脉］舌淡红苔薄，脉细弦。

［中医辨证］肾虚血亏。

［治法］益肾填精，养血活血。

[方药]益肾毓麟汤合二至丸出入。

菟丝子 20g　覆盆子 20g　紫石英先 20g　炒白芍 12g

牡丹皮 10g　枸杞子 12g　山茱萸 10g　太子参 12g

狗　脊 12g　川续断 12g　墨旱莲 12g　女贞子 12g

生甘草 5g　淮小麦 30g　生地黄 12g　熟地黄 12g

紫河车吞 6g　阿胶珠烊 10g　制龟板先 10g　陈　皮 5g

水　蛭 5g　土鳖虫 9g　丹　参 12g

水煎服，每日 1 剂，连服 7 剂。后续人工周期期间以上方加减治疗。

三诊（10 月 27 日）：宫腔粘连分离术后 2 月余，Lmp：10 月 24 日，经行如前，纳便可，寐安。益肾毓麟汤加味。

紫石英先 20g　当　归 12g　菟丝子 24g　川　芎 10g

熟地黄 12g　香　附 15g　紫河车吞 3g　覆盆子 24g

生甘草 5g　枸杞子 12g　仙灵脾 12g　肉苁蓉 12g

巴戟天 12g　党　参 15g　黄　芪 15g　丹　参 12g

陈　皮 5g　路路通 12g　皂角刺 12g　炮山甲先 2g

水煎服，每日 1 剂，连服 7 剂。嘱经期服龙血竭片 4 片，每日 2 次，口服；经净后服此中药，另予蛤蟆油 10g，隔水炖，一周分服。此月予第 3 个人工周期，拟经净后取环。

四诊（11 月 30 日）：Lmp：11 月 18 日，量不多，用 7 ～ 8 片卫生巾。11 月 25 日外院行宫腔镜下探查术 + 取环术，提示双侧输卵管开口可见。今阴道 B 超提示：内膜（双层）：0.56cm，未见优势卵泡。上方去炮山甲，加桃仁 10g，红花 9g，水蛭 5g，黄精 15g，鹿角片先 9g，阿胶珠烊 10g。水煎服，每日 1 剂，连服 7 剂。嘱蛤蟆油 10g，隔水炖，一周分服。养血毓麟膏 1 片，每日 2 次，口服。

后续治疗：续以上法治疗调治，2013年11月起BBT上升12天，2013年12月卵泡检测正常。

试孕月首诊（2014年1月18日）：Lmp：1月15日，量中×7天。嘱试孕。

［**辅助检查**］2013年9月5日外院血小板最大聚集率（AA）84.3%（正常值：60%～80%），血小板最大聚集率（ADP）：74.7%（正常值：45%～78%）；2013年10月10日外院AA：89.0%，ADP：87.1%；2013年12月27日外院AA：88.7%，ADP：81.0%；月经第2天性激素LH：16.89IU/L，FSH：6.24IU/L，PRL：9.58ng/mL，E_2：80.06pg/mL，T：1.26nmol/L，TSH：1.02mIU/L。

［**舌脉**］舌红苔薄，脉细滑。

［**中医辨证**］肾气亏虚，瘀血阻络。

［**治法**］益肾养血，活血通络。

［**方药**］益肾毓麟汤加味。

紫石英[先]20g	当　归12g	菟丝子24g	川　芎9g
熟地黄12g	香　附12g	紫河车[吞]3g	覆盆子24g
生甘草5g	枸杞子12g	仙灵脾12g	肉苁蓉12g
巴戟天12g	党　参15g	黄　芪15g	丹　参12g
玉　竹15g	黄　精15g	马鞭草15g	路路通12g
皂角刺12g	鹿角片[先]9g	陈　皮5g	石见穿15g

水煎服，每日1剂，连服14剂。中药月经第5天起服，另予阿司匹林片25mg，每日2次，口服；蛤蟆油10g，隔水炖，一周分服。

二诊（1月29日）：BBT未升，近日夹感，鼻塞。上方去玉竹、黄精、马鞭草、鹿角片，加荆芥9g，防风9g，7剂。

三诊（2月22日）：BBT上升8天，试孕中，舌红苔薄，脉细滑。

予养血试孕方加减。

熟地黄 12g　枸杞子 12g　当　归 12g　川　芎 9g
紫石英先 20g　覆盆子 20g　狗　脊 12g　川续断 12g
炒杜仲 15g　巴戟天 9g　桑寄生 15g　绿梅花 5g
路路通 12g　皂角刺 12g　石见穿 15g　太子参 15g
黄　芪 15g

水煎服，每日 1 剂，连服 7 剂。予阿司匹林片 25mg，每日 2 次，口服；达芙通 10mg，每日 2 次，口服。

孕后首诊（3 月 1 日）：BBT 上升 15 天，时有恶心。

［辅助检查］今血 HCG＞1000IU/L，E_2：336.68pg/mL，P：108.88nmol/L。

［舌脉］舌淡红苔薄，脉细滑。

［中医辨证］肾虚不固。

［治法］补益肾气，养血安胎。

［方药］自拟安胎汤加减。

桑寄生 15g　苎麻根 20g　太子参 12g　黄　芪 12g
杭白芍 12g　黄　芩 10g　狗　脊 12g　墨旱莲 12g
当　归 9g　菟丝子 15g　生甘草 5g　阿胶珠烊 10g
炒白术 9g　覆盆子 20g　熟地黄 12g　枸杞子 12g
紫河车吞 3g　陈　皮 5g　绿梅花 5g　炒杜仲 12g

水煎服，每日 1 剂，连服 7 剂。予阿司匹林片 25mg，每日 2 次，口服；速碧琳针 4100U，每日 1 次，皮下注射。

二诊（3 月 6 日）：停经 35 天，无漏红腰酸腹痛等不适，纳便可。今血 HCG：12655IU/L，E_2：394pg/mL，P：111nmol/L。舌淡红苔薄，脉细滑，前方去紫河车、绿梅花、陈皮，加巴戟天 12g，7 剂。加达芙通 10mg，每日 2 次，口服；蛤蟆油 10g，隔水炖，一周分服。

三诊（3月18日）：停经47天，日吐4～5次，便干，带下色黄伴阴痒。3月12日血HCG：90758IU/L，E_2：717pg/mL，P：103nmol/L。前方去巴戟天，加陈皮5g，绿梅花5g，紫苏叶5g，7剂。另予涤净洗剂80mL，外用，每日1次。

四诊（4月2日）：停经62天，呕恶明显，便干。3月28日血HCG＞200000IU/L，E_2：2071pg/mL，P：168nmol/L。3月28日腹部B超提示：宫内孕，单活胎（胚芽7mm）。前方加石决明[先]24g，7剂。

五诊（4月17日）：停经77天，呕恶改善。4月16日血HCG：167657IU/L，E_2：2159pg/mL，P：176.35nmol/L。前方去石决明，加赤芍9g，7剂。后无明显不适，随访诉妊娠期间产检无异常，阿司匹林及速碧琳针用至分娩前2天，2014年10月26日足月剖宫产一健康女婴，体重3200g，身长50cm，母子平安。

按语：近年来，由于人工流产增多及辅助检查技术不断发展等原因，致使宫腔粘连发生率及诊断率明显上升。宫腔粘连患者由于宫腔内膜减少、宫壁纤维化导致妊娠后胚胎供血不足而停止发育，宫腔硬化致使宫腔容积减少也是流产发生的原因之一。西医主要运用宫腔镜行宫腔粘连分离术，于术后注入防粘连液及放置宫内节育器以防再次粘连，并给予雌孕激素续贯用药，以促使内膜生长。但宫腔粘连分离术后，往往易再次发生粘连。据文献报道，宫腔粘连分离术后的复发率为3.1%～23.5%，而重度宫腔粘连术后的复发率高达20.0%～62.5%。另外，特别是对于中重度宫腔粘连的患者，虽然术后宫腔形态重建成功，但子宫内膜仍较薄，容受性欠佳，月经量及生育功能的恢复仍较困难。中医古籍中并没有宫腔粘连的记载，根据其症状可归属于“月经过少”“闭经”“断绪”“无子”等范畴。临床认为肾虚血瘀、冲任失调为本病的根本。《妇科玉尺·小产》云：“半产者，则犹之采斫新粟，碎其肤壳，损其皮膜，然后取得其实。以其胎脏伤损，胞系断坏，而后胎至堕落。”反复刮宫致胞宫胞络为金刃所伤，胞络者系于肾，致肾中精气损伤，精血同源，化生不足，冲任气血亏虚，经血乏源；邪气入侵与血搏结，离经之血溢于胞宫，瘀血内停，阻滞冲任血海，血行不畅。故小产后须十倍调治，总以补肾调冲，生新去瘀为主，既要补其不足，亦要损其有余。现代药理研究认为补肾类中药具有类雌激素样作用，能改善低雌激素环境，从而达到修复子宫内膜的作用；活血化瘀类中药有改善盆腔微循环的作用，可提高子宫内膜的血流灌注。

案一患者主症为月经过少，但有别于其他内分泌功能失调的月经过少。诊察病史，盖因清宫术后胞宫受损，宫腔粘连所致。临床认为治疗本病时应调经重肾而勿忘于脾，正如《景岳全书·妇人规》所言：“故调经之要，贵在补脾胃以资血之源，养肾气以安血之室，知斯二者，则尽善矣。”首诊即于益肾毓麟汤温补肾阳、养血填精的基础上加用党参等补气健脾之品。党参味甘性平，力能健脾养胃，养血生津，其尤可贵者，则健脾运而不燥，滋胃阴而不湿，养血而不偏滋腻，鼓舞清阳，振动中气，而无刚燥之弊。黄芪善入脾胃，为补中益气要药，尚能托毒外达。两药相须为用，使气血生化有源，气血调和，则经候如常。针对离经之瘀血，临床认为血既离经，与正气全不相属，投之轻药，则拒而不纳，药过峻，又反能伤未败之血，故治之极难。临床上喜用水蛭、鸡血藤、虎杖补血活血、化瘀生新。水蛭性迟缓而善入，迟缓则生血不伤，善入则坚积易破，借其力以攻积久之滞，自有利而无害也。鸡血藤行血补血调经；虎杖主通利月水，破流血癥结，三药合用破瘀血而不伤新血，瘀血即去，新血自生。该案孕前以益肾养血、活血调冲为基本治则，随症加减，使其肾气渐复，气血流畅，瘀血消散，冲任得养，血海渐盈，经候如常，则毓麟有望。孕后患者虽反复阴道出血伴腰酸腹痛半月余，但血HCG，E_2水平上升尚可，B超亦提示宫内早孕，故自拟安胎汤基础上加用藕节、海螵蛸、仙鹤草收敛止血，艾叶温经止血安胎，守方加减1月余，诸症悉除，胎象平和。本案患者未行宫腔镜下宫腔粘连分离术，经中药调治而安胎成功。

案二患者内膜菲薄，若行宫腔镜下粘连分离术，极易造成内膜疤痕或缺损，导致子宫内膜容受性欠佳，再难受孕，故建议中药调理三月，且调且怀。患者既往难免流产2次，经行量少，大便偏软，察舌淡红苔薄，脉细滑，故辨为脾肾两虚、冲任失调。平素卵泡期以益肾毓麟汤加减；黄体期以养血试孕方加减，后经中期在上法基础上，酌加橘络、皂角刺等通络之品。经期则予失笑散加减治疗，诊治2月余，月经量渐增，BBT可升12天，且经中期带下拉丝状。经中期带下量增，预示患者肾气渐复，冲任得养，两精相搏，方能成孕。在试孕月运用B超监测卵泡，当卵泡≥1.8cm后化验血LH、E_2，若LH＞40IU/L，E_2＞750pmol/L，提示卵泡质量好并即将排卵，嘱患者当晚及次日同房，卓有成效。本案患者原本拟行辅助生育技术，后能自然受孕并取得良好妊娠结局，令人欣慰。

案三患者妊娠之后，气血流注胞宫以养胎，脾健则生化有源，气血充足而养胎。脾为一身之津梁，主内外诸气，而胎息运化之机，全赖脾土。胎气系于脾，如寄生之托于苞桑，茑与女萝之旋于松柏，脾虚气弱，无以承载，则胎气不固。患者平日大便溏烂，体质素虚，脾虚而食不运化，水谷难消而作泻。故孕后二诊仿傅青主援土固胎汤，方中取参、芪功专益气补中；白术健脾行湿；炒扁豆、砂仁擅补脾止泻；炒白芍、熟地黄、阿胶珠养血安胎；脾虚日久必累及肾，且妊后"胎窃其气以拥护，肾间之阳不能上蒸脾土"，故用怀山药益脾补肾；枸杞子、紫河车补肾益精。此方救脾胃之土十之八，补肾之精十之二也，全方合用使脾气康复，泻得止，胎得养。三诊患者泄泻缓，纳食不馨。故去紫河车、熟地黄以恐滋腻碍胃；加煨肉果温脾止泻；防风取痛泻要方之意；焦二芽消食和胃；桑寄生、狗脊、川续断补益肝肾，养血安胎。患者孕前宫腔粘连，孕后B超提示：胚囊左侧前后壁相连，故加归身、川芎养血活血之药改善血流，以养胎元。轻度宫腔粘连患者，亦有未经宫腔镜检查治疗而用中药养血活血、益肾安胎收功。四诊、五诊患者少量漏红，激素水平尚可，故去活血之品，恐其耗气破血之弊，加白及粉、海螵蛸、煅龙骨、仙鹤草收敛止血。六诊漏红止，外证除，收告成功。胎孕晚期牙龈肿痛，夜寐不安，缘由阴亏木旺，木火内扰，胎火上炎，急宜桑叶、黄芩、川黄连清泄肝火；肝血不足，木火难息，以生白芍、阿胶珠养血柔肝；桑寄生、苎麻根、炒杜仲补肾安胎，又用白术、怀山药、甘草顾护脾胃，以预防清肝误伤脾元；五味子、首乌藤宁心安神；金银花、连翘轻清芬芳，专于宣散上行，清热解毒。七剂药后，诸恙悉平，火泄肝柔，胎元得固。患者孕前查尚有封闭抗体低下，未经淋巴细胞免疫治疗而通过健脾益肾整体调理获效。

案四患者宫腔粘连分离术后冲任受损，湿热留滞，故赤白带下伴小腹隐痛。首诊以清热化湿佐以扶正为基本治法，方中椿白皮、忍冬藤、红藤、鸡冠花清热解毒、燥湿止带；海螵蛸、茜草、牡丹皮凉血化瘀止血；赤芍、白芍养血敛阴、散瘀和血；太子参、黄芪补气健脾以扶正；川续断、杜仲补肝肾、调冲任。后在平素调养基础上佐以水蛭、土鳖虫行气活血消癥，以防过补留瘀，同时可改善内膜血供，促进内膜增长，预防再次粘连。

患者孕前血小板最大聚集率（AA、ADP）偏高，提示存在血栓前状态，故孕后予阿司匹林及速碧琳改善子宫动脉血流，以助胚胎发育。孕后患者一般情况较好，孕7周后呕恶明显，此为孕妇阴血日耗，肝体受损，纳食少进，生化不能称职，难以化血养肝，肝克脾胃，以致不和，故合以定呕饮，石决明禀水中之阴气而生，性降属阴，专入肝经重镇降逆、平肝潜阳，为对症之主药；绿梅花、紫苏叶行气宽中，调畅气机。对于难以进药者，临证常予绿梅花5g，紫苏叶5g，砂仁杵后入5g，佛手5g，陈皮5g煎汤代茶饮。

2. 妊娠合并子宫肌瘤之保胎案

李某，女，38岁，2002年5月26日初诊。

[主诉] 停经42天，阴道出血伴腰酸2次。

[现病史] 停经37天，无明显诱因下阴道少量漏红，色暗红，自服维生素E、烯丙雌醇片（多力玛）3天后血净。停经42天阴道再次漏红，伴腰酸，恶心呕吐明显，当日测血HCG＞5000IU/L，E_2:470pg/mL，P:91.4nmol/L。

[月经史] $13\frac{5\sim7}{27}$天，量中，无痛经史。Lmp：4月15日，经行如前。

[婚育史] 已婚，0–0–5–0，人工流产3次，难免流产2次（具体不详）。

[辅助检查] 5月26日阴道B超示：宫内早孕、子宫肌瘤（孕囊大小2.5cm×2.3cm×1.7cm，囊内未见胚芽。子宫前壁肌层可见中等回声团块约3.5cm×3.4cm×2.7cm，后壁肌层可见大小约4.4cm×4.2cm×3.7cm低回声团块，可见包膜）。

[舌脉] 舌红苔薄，脉弦滑。

[中医辨证] 肾虚夹瘀，胞脉不固。

[治法] 益肾清热，养血安胎。

[方药] 寿胎丸加减。

桑寄生15g	当归身10g	黄　芩10g	川续断12g
苎麻根15g	杭白芍12g	制大黄10g	藕　节24g
阿胶珠烊10g	生甘草5g	墨旱莲15g	元　参10g

水煎服，每日1剂，连服5剂

二诊（5月31日）停经47天，服用前药后阴道漏红止，腰酸改善，纳便可，夜寐欠安。予枣仁粉3g，每日1次，吞服，余方未更。

三诊（7月3日）停经80天，今腹部B超提示：宫内孕，单活胎（顶臀径4.3cm，肌壁间及浆膜下可见一偏低回声团大约3.6cm×3.2cm×3.0cm）。中药依前法加减治疗1月余，再无阴道漏红，诸症悉除。于2003年3月足月顺产一男婴，体重3600g，身长50cm，母子平安。

按语：子宫肌瘤属中医“癥瘕”范畴。《金匮要略·妇人妊娠病脉证并治》曰：“妇人宿有癥病，经断未及三月，而得漏下不止，胎动在脐上者，此为癥痼害；妊娠六月动者，前三月经水利时胎也；下血者，后断三月衃也；所以血不止者，其癥不去故也，当下其癥，桂枝茯苓丸主之。”妇人宿有癥疾，瘀血内滞胞脉，孕后新血不得下归血海以养胎元，反离经而走，故先见血，血既不入胎胞，胎无血养，故小产。临床需注意：“有故无殒，亦无殒也，去其所病，便是安胎之法”。瘀血不去，新血不生，胎终难安，现医家多恐活血伤胎，不敢采用此法，而《陈素庵妇科补解·按月安胎十方论解》言：“妇人妊娠伤寒蓄血。胎血宜养，蓄血宜消，补泻互用，可无伤胎之患。”所以必先祛其瘀，而后才能补其新，新血得生，血必归经矣，胎才得安。临床认为此案患者怀妊早期，胎基尚浅、胎气尚薄，一味攻伐恐伤胎气，一味补益反助癥长，治宜攻补兼施。补肾养血安胎配合化瘀止血之品，均衡攻补，安胎守寿胎丸之意，去菟丝子乃因其有类雌激素样作用，恐助癥生长，故选用阿胶珠、桑寄生、川续断等品；制大黄、当归、杭白芍养血活血、逐瘀消癥，渐消缓散；黄芩、墨旱莲、玄参、藕节清热止血安胎。此方祛瘀、补肾、安胎，真良善方也，其效不可尽述。

3. 宫颈机能不全、子宫因素之保胎案

管某，女，27岁，2013年4月24日初诊。

［主诉］难免流产2次，经期延长半年余。

［现病史］患者难免流产2次，近半年来经期延长，10余天方净。近来失眠多梦，五心烦热，乳房胀痛，纳便尚可。已离异，拟再婚，求孕前调理。

［月经史］$12\frac{6\sim7}{38}$天，量中，无痛经史。Lmp：3月28日，量不多，10天净。

［婚育史］离异，0–0–3–0，2007年早孕人流1次，2008年孕6月余自然流产，2009年孕4月余胎膜早破引产。工具避孕。

［辅助检查］2011年查封闭抗体无殊，女方染色体正常。血甲状腺功能 TSH：0.8771mIU/L，FT_3：4.99pmol/L，FT_4：16.39pmol/L，血型O，前夫血型AB。

［舌脉］舌红少津，苔薄，脉细弦。

［中医辨证］肾虚肝郁型。

［治法］滋肾疏肝，养血调冲。

［方药］二至丸加味。

墨旱莲12g	女贞子12g	天　冬10g	麦　冬10g
当　归15g	川　芎10g	紫石英先24g	首乌藤30g
淮小麦30g	柴　胡9g	郁　金9g	菟丝子15g
牡丹皮10g	合欢皮12g	绿梅花5g	炒枣仁30g
丹　参15g			

水煎服，每日1剂，连服7剂。嘱自测BBT。

二诊（4月30日）：BBT上升9天，夜寐、烦热、乳房胀痛明显好转，舌脉同前。经将至，前方去墨旱莲、女贞子、紫石英、菟丝子、柴

胡、牡丹皮，加香附 12g 疏肝解郁，鸡血藤 15g，虎杖 15g，益母草 24g，牛膝 15g，桃仁 9g，红花 6g 养血调经。水煎服，每日 1 剂，连服 7 剂。

三诊（5 月 8 日）：Lmp：2013 年 5 月 4 日，量增，未净。2013 年 5 月 6 日血 LH：2.99IU/L，FSH：4.73IU/L，E_2：28.98pg/mL，P：4.72nmol，T：0.92nmol/L，PRL：21.75ng/mL。感口干舌燥，伴腰酸，纳寐可，便偏干。舌脉同前。首诊方去首乌藤、淮小麦、柴胡，加熟地黄 12g，枸杞子 10g 滋阴补血，益精；玄参 10g，南沙参 12g，北沙参 12g，石斛 12g 养阴生津；瓜蒌仁 15g 润肠通便，狗脊 15g，炒杜仲 15g 补益肝肾。

后续治疗：患者 5 月份月经 8 天净，Lmp：6 月 5 日，量中，7 天净。

平素续以上方加减滋肾疏肝，养血调冲，经期则予桃红四物汤加减治疗。伴失眠，酌加用加首乌藤、合欢皮、淮小麦、炒枣仁等养心安神；伴乳房胀痛，酌加柴胡、香附、郁金、绿梅花等疏肝解郁；伴腰酸，酌加用炒杜仲、狗脊、续断等补益肝肾。伴口干，酌加用玄参、生地黄、天冬、麦冬、南沙参、北沙参、石斛、炒玉竹、黄精等养阴生津。之后月经周期调整至 32 ～ 34 天，经期缩短至 6 ～ 7 天。

患者于 2014 年 2 月再婚，2014 年 5 月 27 日丈夫精液：镜下精子计数：172 个，前进精子百分率：40.12%（参考值＞ 32%），活动精子百分率：43.02%（参考值＞ 40%），正常形态率：4.5%（参考值＞ 4%）。2014 年 6 月 2 日血 LH：3.02IU/L，FSH：4.35IU/L，E_2：24.02pg/mL，P：2.01nmol，T：1.73nmol，PRL：14.91ng/mL，TSH：1.47mIU/L。2013 年查 TGE（血栓弹力图）R：7.6，MA：63。2014 年 6 月 20 日外院查血小板聚集最大率 ADP：70.3%（正常参考值 45% ～ 78%），AA：94.2%（正常参考值 60% ～ 80%），D–D（D- 二聚体）：0.08μg/mL（正常参考值 0 ～ 0.5μg/mL）。予上法基础上酌情加用丹参、赤芍、三七粉等养血活血化瘀。2014 年 12 月外院复查血小板聚集最大率 ADP：63.5%，AA：

77.2%，D-D（D-二聚体）：0.10μg/mL。2014年6月行宫颈探查术，7.5号扩棒无阻力探入，考虑患者有两次大月份妊娠丢失史，建议行宫颈环扎术。2014年8月于外院行宫颈环扎术，术后恢复可。

试孕月首诊（2015年1月21日）：本月拟试孕。Lmp：1月12日，量中，7天净（BBT上升13天），纳寐可，二便调，略感烦热、口干。

[**舌脉**] 舌红苔薄，脉细弦。

[**中医辨证**] 肾虚肝郁。

[**治法**] 滋肾疏肝，养血调冲。

[**方药**] 益肾毓麟汤加减。

熟地黄12g　枸杞子12g　天　冬10g　麦　冬10g

当　归12g　川　芎10g　紫石英先20g　丹　参12g

香　附9g　菟丝子15g　覆盆子12g　仙灵脾12g

黄　芪15g　黄　精15g　生甘草5g

水煎服，每日1剂，连服7剂。

二诊（1月27日）：1月26日卵泡监测提示：子宫内膜厚0.9cm，左卵巢内较大卵泡2.0cm×1.6cm×1.6cm，1月27日血E_2：191.21pg/mL，LH：26.13IU/L，P：4.03nmol/L。烦热、口干缓解，纳寐可，二便调，舌脉同前。围排卵期，前方去天冬、麦冬，加用巴戟天12g，仙茅9g，马鞭草15g，路路通12g，皂角刺12g补肾活血通络再进7剂。

三诊（2月5日）：BBT上升9天。

[**舌脉**] 舌红苔薄，脉细弦。

[**中医辨证**] 肾虚肝郁型。

[**治法**] 滋肾疏肝，调冲助孕。

[**方药**] 养血试孕方加减。

黄　芪12g　熟地黄12g　枸杞子12g　生甘草5g

菟丝子 15g　覆盆子 15g　当　归 12g　川　芎 9g
狗　脊 12g　川续断 12g　巴戟天 9g　桑寄生 15g
苎麻根 20g　绿梅花 5g

水煎服，每日 1 剂，连服 7 剂。

孕后首诊（2 月 11 日）：Lmp：1 月 12 日，停经 31 天，时感小腹隐痛，伴腰酸。纳寐可，二便调。

[辅助检查] 2015 年 2 月 11 日血 HCG：230.6mIU/mL。

[舌脉] 舌红苔薄，脉细滑。

[中医辨证] 肾虚肝郁型。

[治法] 滋肾疏肝，养血安胎。

[方药] 自拟安胎汤加减。

桑寄生 15g　苎麻根 20g　菟丝子 20g　覆盆子 20g
绿梅花 5g　黄　芪 15g　黄　芩 10g　杭白芍 12g
阿胶珠烊 10g　墨旱莲 12g　当归身 9g　炒杜仲 12g
狗　脊 12g　艾　叶 5g　生甘草 5g　紫河车吞 3g

水煎服，每日 1 剂，连服 7 剂。

二诊（2 月 17 日）：停经 37 天，患者腰酸缓解，时感小腹酸胀灼热，乏力汗出，纳寐可，便偏软，舌脉同前。2 月 13 日血 HCG：570.5mIU/mL，E_2：315.57pg/mL，P：59.67nmol/L；TSH：1.4370mIU/L。2 月 15 日血 HCG：1363.6mIU/mL，E_2：398.69pg/mL，P：45.15nmol/L。加用地屈孕酮片 10mg，每日 2 次，口服；黄体酮注射液 20mg，每日 1 次，肌注。2 月 17 日血 HCG：4077.6mIU/mL；E_2：441.01pg/mL，P：74.51nmol/L。2 月 17 日 B 超提示：宫内早早孕可能（类胚囊约 6mm×8mm×6mm）。子宫动脉血流监测示：左侧 RI：0.85，S/D：6.8；右侧 RI：0.83，S/D：6.0。前方加党参 15g，砂仁杵后入 5g，怀山药 15g

益气健脾、扶土抑木，加瘪桃干 9g 收敛止汗，赤芍 10g 养血活血再进 7 剂。

三诊（2 月 25 日）：停经 45 天，患者小腹酸胀、乏力出汗缓解，晨起如厕时擦拭阴道少许褐色分泌物，纳寐可，二便调。2 月 23 日血 HCG：28833.4mIU/mL；E_2：770.77pg/mL，P：68.52nmol/L。前方去党参、瘪桃干，加海螵蛸 15g，白及 9g，侧柏炭 15g 收敛止血安胎再进 7 剂。

四诊（3 月 4 日）：停经 52 天，患者阴道出血止，近日带多色黄，小便灼热感，纳寐可，二便调，舌红苔薄，脉细滑。3 月 2 日血 HCG：96485.7mIU/mL；E_2：1855.17pg/mL，P：83.70nmol/L。前方去白及、侧柏炭，加用椿白皮 12g，忍冬藤 15g 清热利湿，益胃安胎再进 7 剂。

五诊（3 月 11 日）：停经 59 天，患者带下无殊，感牙龈肿痛，口干口苦，纳寐可，二便调，舌脉同前。3 月 9 日血 HCG：144761.5mIU/mL，E_2：2336.95pg/mL，P：86.69nmol/L，TSH：0.2370mIU/L。3 月 9 日 B 超提示：宫内早孕，单活胎（胚芽 16mm）。子宫动脉血流监测示：左侧 RI：0.84，S/D：6.2；右侧 RI：0.82，S/D：5.7。前方去山药，加用黄连 9g，麦冬 9g 清热燥湿，泻火安胎，加用丹参 9g 养血活血再进 7 剂。

六诊（3 月 18 日）：停经 66 天，患者牙龈肿痛不显，仍感口干，纳寐可，二便调。舌脉同前。3 月 18 日血 HCG：131081.1mIU/mL，E_2：3488.06pg/mL，P > 190.80nmol/L。守前方加用石斛 9g，桑叶 15g 清热滋阴再进 7 剂。改黄体酮注射液 20mg，隔日 1 次，肌注。

七诊（3 月 25 日）：停经 73 天，患者无口干不适，感小腹酸胀下坠，纳寐可，二便调。

［辅助检查］3 月 25 日血 HCG：102628.9mIU/mL，E_2：3824.96pg/mL，P：103.39nmol/L。3 月 25 日 B 超提示：宫内早孕，单活胎（胚胎约 31mm）。子宫动脉血流监测示：左侧 RI：0.78，S/D：4.5；右侧 RI：0.74，

S/D：3.8。

［舌脉］舌红苔薄，脉细滑。

［中医辨证］肾虚肝郁。

［治法］滋肾疏肝，养血安胎。

［方药］自拟安胎汤加减。

桑寄生 15g	苎麻根 20g	菟丝子 20g	党　参 15g
太子参 15g	黄　芪 15g	黄　芩 10g	杭白芍 12g
阿胶珠烊 10g	墨旱莲 12g	当归身 9g	炒杜仲 12g
麦　冬 10g	石　斛 9g	椿白皮 12g	忍冬藤 15g
海螵蛸 15g			

水煎服，每日 1 剂，连服 7 剂。停用黄体酮注射液。

八诊（4 月 1 日）：停经 80 天，患者仍感小腹酸胀下坠，纳寐可，二便调。舌脉同前。前方去忍冬藤、海螵蛸，加用升麻 9g，桔梗 6g，砂仁杵后入 3g 理气升提，再进 7 剂。

九诊（4 月 7 日）：停经 12^+ 周，患者小腹酸胀下坠不显，纳寐可，二便调。舌红苔薄，脉细滑。4 月 6 日血 HCG：76135.4mIU/mL，E_2 ＞ 3000pg/mL，P：122.06nmol/L，TSH：0.2900mIU/L。4 月 7 日 B 超：宫内孕，单活胎。NT：1.1mm。子宫动脉血流监测：左侧 RI：0.75，S/D：4.0；右侧 RI：0.73，S/D：3.7。宗前意滋肾疏肝，养血安胎再进 7 剂，以资巩固。停用地屈孕酮片。

十诊（4 月 15 日）：停经 13^+ 周，患者纳欠馨，寐可，二便调。

［辅助检查］4 月 15 日 IgG 抗 A 效价：1：512（3 区）。

［舌脉］舌红苔薄，脉细滑。

［中医辨证］肾虚肝郁。

［治法］滋肾疏肝，清热利湿。

[方药] 茵陈寿胎丸加减。

桑寄生 15g　苎麻根 20g　绿梅花 5g　党　参 15g

太子参 15g　黄　芪 15g　绵茵陈 24g　焦山栀 9g

制大黄 6g　炒白芍 12g　当归身 9g　炒杜仲 12g

炒谷芽 10g　白　术 10g　椿白皮 15g　升　麻 9g

桔　梗 9g

水煎服，每日 1 剂，连服 7 剂。

后续治疗：继续以茵陈寿胎丸加减滋肾疏肝，清热利湿治疗。伴失眠，酌加用加首乌藤、淮小麦、炒枣仁等养心安神；伴带下量多，酌加用忍冬藤、黄柏、海螵蛸等清热化湿止带；伴口干，酌加南沙参、北沙参、麦冬、炒玉竹等养阴生津。4 月 30 日（孕 15^+ 周）外院 B 超示：宫颈环扎术后，宫颈管 3.86cm。5 月 18 日（孕 18^+ 周）外院 B 超提示：宫颈环扎术后（宫颈管 3.84cm，宫颈内口未见明显分离，宫底加压，宫颈内口未见明显扩张，宫颈管长度未见明显缩短）。6 月 3 日（孕 20^+ 周）复查 IgG 抗 A 效价：1∶512（3 区）。6 月 8 日（孕 21^+ 周）外院 B 超复查提示：宫颈环扎术后（宫颈管长 3.95cm，宫颈内口未见分离）。

孕 24^+ 周（7 月 1 日）：患者 3 天前劳累后阴道少量出血，色鲜，伴腰酸，纳寐可，二便调。

[**辅助检查**] 6 月 28 日外院 B 超提示：宫颈环扎术后（宫颈管 3.8cm，宫颈内口未见明显分离。）

[**舌脉**] 舌红苔薄，脉细滑。

[**中医辨证**] 肾虚肝郁夹湿。

[**治法**] 滋肾疏肝，清热利湿。

[**方药**] 茵陈寿胎丸加减。

桑寄生 15g　苎麻根 20g　绿梅花 5g　党　参 15g

太子参 15g　　黄　芪 15g　　绵茵陈 24g　　焦山栀 9g
制大黄 6g　　炒白芍 12g　　当归身 9g　　炒杜仲 12g
狗　脊 15g　　海螵蛸 15g　　煅龙骨 15g　　生地黄炭 12g
升　麻 9g　　牡丹皮 9g　　黄　柏 9g

水煎服，每日 1 剂，连服 14 剂。阴道出血 3 天止。

孕 26^+ 周（7 月 15 日）：患者阴道出血止，但宫缩频繁，感腹部抽痛，口干咽燥。纳寐可，便干结。入住外院妇产科抑制宫缩保胎治疗，予安宝针（0.2mg/mL）逐渐加量至 20–25 滴 / 分钟，静滴维持。

[舌脉] 舌红苔薄，脉细滑。

[中医辨证] 肾虚肝郁夹湿。

[治法] 滋肾清热，疏肝止痛。

[方药] 茵陈寿胎丸合当归芍药散加减。

桑寄生 15g　　苎麻根 20g　　绿梅花 5g　　党　参 15g
太子参 24g　　黄　芪 15g　　绵茵陈 24g　　焦山栀 9g
制大黄 6g　　炒白芍 24g　　当归身 9g　　川　芎 6g
狗　脊 15g　　黄　芩 10g　　南沙参 12g　　北沙参 12g
升　麻 9g　　麦　冬 10g　　阿胶珠[烊] 9g　　椿白皮 15g

水煎服，每日 1 剂，连服 14 剂。孕 26 周至孕 30 周于外院住院保胎治疗，先予安宝针静滴维持。孕 27 周宫缩不显后逐渐减安宝针至 8 滴 / 分钟，静滴维持。

孕 29^+ 周（8 月 5 日）：患者无明显腹痛，感手足心热，口干便干，纳寐可。舌脉同前。8 月 3 日复查 IgG 抗 A 效价：1∶512（2 区）。8 月 3 日外院 B 超提示：单活胎，羊水偏少，宫颈环扎术后（双顶径 7.9cm，股骨长 5.44cm，羊水指数 7.84；宫颈管 3.66 ～ 3.7cm，宫颈内口未见分离）。前方去炒白芍、阿胶珠，改制大黄 9g，加石斛 9g，桑叶 15g，牡丹皮10g，生地黄15g。并嘱忌甜腻、肥甘厚味之物。停用安宝针，改安宝片，每次10mg，每日2次，口服治疗。8月12日复查B超提示：单活胎，宫颈环扎术后（双顶径8.06cm，股骨长5.63cm，羊水指数12.29；宫颈管3.48cm，宫颈内口未见分离。）出院后仍予中药调理，无异常情况。

2015年10月8日足月剖宫产一男婴，出生体重3000g，体健。

按语：宫颈机能不全主要是由于先天发育不良和后天损伤引起，占妊娠妇女的1%～2%，是妊娠中晚期习惯性流产和早产的重要原因之一。本病也属中医学"滑胎"之范畴。中医学认为宫颈机能不全的病因病机较为复杂，多见虚实相夹。乙癸同源，肝藏血，肾藏精。肝血赖肾精的涵养，肾精又赖肝血的充滋。患者两次大月份不良妊娠丢失后，肾精逐渐亏损，肾阴亏虚导致肝阴不足，数堕胎后情志不遂，肝失调达，肝郁化火，导致肾虚肝郁，冲任受损。孕前调理以平素以滋肾养肝法加减。方中墨旱莲、女贞子、天冬、麦冬滋肾益阴，牡丹皮清热凉血；菟丝子补肝肾益精髓，紫石英温补肾阳，且可促进卵泡发育；柴胡、郁金、绿梅花疏肝解郁；首乌藤、合欢皮、淮小麦、炒枣仁养心安神；当归、川芎、丹参养血调冲，生甘草调和诸药。患者近半年经期延长，辅助检测提示黄体萎缩不全，经期则予桃红四物汤加减活血化瘀生新治疗，之后经期慢慢缩短。宫颈环扎术为治疗宫颈机能不全的有效手段之一，患者存在宫颈机能不全，有两次中孕妊娠丢失史，故行孕前宫颈环扎术，在非妊娠状况下手术操作不受妊娠子宫内容物、大小及脆性的限制，术后恢复良好。孕后需密切关注宫颈长度及宫缩情况。

患者素体肾虚，孕后血聚养胎肝阴愈加不足，肾虚肝旺致血海泛滥，扰动冲任胎元，胎气易动、胎元不固而致小腹隐痛、阴道漏红、腰酸不适。首诊投之自拟安胎汤加减滋肾疏肝，养血安胎。方中菟丝子、覆盆子补肾益精，固摄安胎；桑寄生、杜仲、狗脊、苎麻根补益肝肾，养血安胎；墨旱莲、黄芩滋肾清肝；当归身、杭白芍、绿梅花柔肝养血；阿胶珠、艾叶出自《金匮要略》之“胶艾汤”补血养血止血；黄芪益气健脾，扶土抑木以助安胎之力，并斟加血肉有情之属紫河车补精添髓，胎得长养。二诊患者腰酸缓解，感小腹酸胀灼热，乏力汗出，便偏软。前方加党参、砂仁、怀山药益气健脾、扶土抑木，加瘪桃干收敛止汗。患者子宫动脉血流高阻力，酌加用赤芍合方中当归养血活血化瘀，改善胎盘微循环障碍，切合“有故无殒亦无殒也”。孕酮偏低，加用地屈孕酮片、黄体酮注射液补充黄体支持治疗。三诊小腹酸胀、乏力出汗缓解，阴道少量漏红，加海螵蛸、白及、侧柏炭收敛止血安胎。四诊患者阴道出血止，带多色黄，小便灼热，酌加用椿白皮、忍冬藤清热利湿止带。孕后阴血聚于下以养胎，机体阴血偏虚，阳气偏亢，虚火上炎，故五诊感牙龈肿痛，口干口苦。加用黄连、麦冬清热燥湿，滋阴降火。复查子宫动脉血流仍偏高，加用丹参养血活血化瘀。六诊仍感口干，守前方加用石斛、桑叶清热滋阴再进，减黄体酮注射液剂量。宫颈机能不全，中医辨证多为肾虚兼气虚，肾虚则冲任不固，气虚血亦虚，不足以载胎养胎。七诊八诊感小腹酸胀下坠，主用补中益气汤，予黄芪、党参、太子参大补元气，使无形之气得以固摄；复加升麻、桔梗、砂仁以举下陷之中气而载胎。孕酮水平可，停用黄体酮注射液。九诊小腹酸胀下坠缓解，守前方滋肾疏肝，养血安胎再进，冀以巩固。激素水平可，停用地屈孕酮片。十诊查得母儿血型不合，会使胎儿红细胞凝集破坏，引起胎儿或新生儿的免疫性溶血。观其舌红苔薄，脉细滑，辨证兼夹湿热，加用“茵陈蒿汤”清利湿热，大量现代临床研究证明茵陈、大黄、焦山栀均有抑制效价产生的作用，可中和效价，减低效价。孕26周感宫缩频繁，加用当归芍药散养血柔肝，理气止痛安胎。孕后期阴津耗伤愈甚，故孕29周见羊水偏少，感手足心热，口干便干，加石斛、桑叶、牡丹皮、生地黄养阴生津。《本草新编》曰："桑叶之功，更佳于桑皮，最善补骨中之髓，滋肾中之精……种子安胎，调和血脉……"临床喜用桑叶源于《傅青主女科》的清海丸，此处用于安胎使得胞宫清凉而胎元自固。牡丹皮，清热凉血，活血散瘀。《本草正》曰："能和血、凉血、生血，除烦热，善行血滞。滞去而郁热自解，故亦退热。"在孕中后期常参合应用，收效迅捷。

（三）内分泌因素

1. 难免流产2次，高泌乳素血症之保胎案

李某，女，30岁，2009年3月11日初诊。

［主诉］难免流产2次，孕前调理。

［月经史］$12\frac{6\sim7}{30}$天，量中，无痛经史。Lmp：2009年3月5日，量中×6天净。

［婚育史］已婚，0-0-2-0，难免流产2次。

［病史］2008年5月孕40余天难免流产清宫术，2008年10月孕60余天难免流产清宫术。2008年外院诊断高泌乳素血症，目前用溴隐亭1.25mg，每日1次。胃纳可，便干，夜寐欠安。来诊要求孕前调理，以防再次难免流产。

［辅助检查］2008年7月16日封闭抗体：CD3-BE：0.8，CD4-BE：-2.1，CD8-BE：2.8；2009年1月23日性激素：PRL：35.36ng/mL。

［舌脉］舌红苔薄，脉细滑。

［中医辨证］血虚肝热。

[治法] 养血清肝。

[方药] 自拟方。

当　归 12g　川　芎 10g　赤　芍 10g　白　芍 10g
合欢皮 12g　炒麦芽 24g　白蒺藜 12g　丹　参 15g
香　附 12g　郁　金 12g　鸡血藤 15g　虎　杖 15g
全瓜蒌 24g　蒲公英 20g

水煎服，每日 1 剂，连服 7 剂。嘱测 BBT。

二诊（3 月 26 日）：BBT 上升 2 天。

[辅助检查] 3 月 22 日 B 超提示：纵隔子宫；子宫浆膜下肌瘤长径 2.2cm，内膜：1.0cm。

[舌脉] 舌红苔薄，脉细滑。

[中医辨证] 肾虚血亏。

[治法] 益肾养血。

[方药] 养血试孕方加减。

熟地黄 12g　枸杞子 12g　当　归 12g　川　芎 10g
鸡血藤 15g　虎　杖 15g　菟丝子 20g　覆盆子 20g
党　参 15g　生黄芪 15g　狗　脊 12g　川　断 12g
炒杜仲 15g

水煎服，每日 1 剂，连服 7 剂。行免疫治疗前检查。

三诊（4 月 9 日）：Lmp：4 月 4 日，量中，腰酸。

[舌脉] 舌红苔薄，脉细滑。

[中医辨证] 肾虚血亏，冲任失调。

[治法] 养血疏理调冲。

[方药] 自拟方。

党　参 15g　太子参 15g　生黄芪 15g　当　归 12g

川　芎10g　鸡血藤15g　虎　杖15g　香　附12g

生甘草5g　蒲公英20g　败酱草15g　米　仁24g

水煎服，每日1剂，连服7剂。

四诊（4月16日）：近日BBT未升，带下量不多，便干，寐欠安。

［舌脉］舌红苔薄，脉细滑。

［中医辨证］肾虚血亏，冲任失调。

［治法］益肾养血，疏理调冲。

［方药］自拟方。

党　参15g　生黄芪15g　熟地黄12g　枸杞子12g

当　归12g　川　芎10g　狗　脊12g　川　断12g

菟丝子20g　覆盆子20g　鸡血藤15g　虎　杖15g

瓜蒌仁20g　夜交藤30g

水煎服，每日1剂，连服7剂。

孕后首诊（5月4日）：停经31天，偶有腰酸，纳可，便日行2～3次。

［辅助检查］5月3日血HCG：137IU/L，E_2：126pg/mL，P：50.20nmol/L。

［舌脉］舌淡红苔薄，脉细滑。

［中医辨证］脾肾两虚。

［治法］补肾健脾，养血安胎。

［方药］自拟安胎汤加味。

熟地黄15g　枸杞子12g　归　身9g　炒白芍10g

菟丝子24g　紫河车[吞]6g　橘　皮5g　橘　络5g

党　参15g　生黄芪15g　巴戟天12g　阿胶珠[烊]10g

冬　术15g　怀山药12g

水煎服，每日1剂，连服5剂。

孕后二诊（5月7日）：停经34天，5月5日血HCG：460IU/L，E_2：162pg/mL，P：56.60nmol/L，PRL：43.70ng/mL。

［舌脉］舌淡红苔薄，脉细滑。

［中医辨证］肾气不足。

［治法］补肾养血安胎。

［方药］自拟安胎汤加味。

熟地黄12g　枸杞子12g　山萸肉9g　炒玉竹12g

菟丝子20g　桑寄生15g　苎麻根20g　归　身9g

炒白芍10g　太子参15g　黄　芩9g　阿胶珠[烊]10g

紫河车[吞]3g

水煎服，每日1剂，连服7剂。予达芙通1片，口服，每日2次；黄体酮针40mg，肌注，每日1次；拟行第一次免疫治疗。

孕后三诊（5月26日）：停经53天，便软。5月11日至5月20日期间阴道少量漏红，色咖啡，无明显腰酸腹痛，入院保胎治疗。5月7日血HCG：1261IU/L；5月11日血HCG：4466IU/L，E_2：256pg/mL，P：101nmol/L；5月11日经阴道B超提示：宫内早孕，可见卵黄囊，未见胚芽；5月13日血HCG：16856IU/L，E_2：327pg/mL，P：59.5nmol/L；5月15日　血HCG：15347IU/L，E_2：503pg/mL，P：118nmol/L，PRL：40.80ng/mL；5月18日血HCG：31020IU/L，E_2：454pg/mL；5月25日血HCG：47428IU/L，E_2：424pg/mL，P：＞127nmol/L。治以补肾养血安胎，前方去山萸肉、炒玉竹，加党参15g，冬术15g，炒杜仲15g，改紫河车6g吞服。另予HCG针2000U，肌注，隔日1次。

孕后四诊（6月4日）：停经62天，口苦恶心便干。6月3日血HCG：100226IU/L，E_2：796pg/mL，P：105nmol/L。前方去党参、冬术，

加绿梅花 5g，橘皮络各 5g。拟行第二次免疫治疗。

孕后五诊（6 月 11 日）：停经 69 天，6 月 10 日血 HCG：114098IU/L，E_2：668pg/mL，P：＞127nmol/L；6 月 9 日经阴道 B 超提示：胚芽 24mm，可见心搏。前方续进 7 剂，另予补佳乐 2mg，口服，每日 1 次。

孕后六诊（6 月 18 日）：停经 76 天，腰酸明显，自觉耳中有气在吹。6 月 17 日血 HCG：62330IU/L，E_2：990pg/mL，P：＞127nmol/L；今听胎心 162 次 / 分。前方去绿梅花、归身，加党参 15g，怀山药 12g，生地 12g。

孕后七诊（6 月 24 日）：停经 83 天，腰酸仍有，耳中不适改善。6 月 23 日血 HCG：79149IU/L，E_2：970pg/mL，P：79.20nmol/L。前方去怀山药，加归身 9g，狗脊 12g。改黄体酮针 20mg，肌注，每日 1 次；HCG 针 2000U，肌注，每周 2 次 ×7 天；补佳乐 2mg，每日 1 次 ×3 天，改 1mg，每日 1 次 ×5 天。妊娠期间免疫治疗 3 次，溴隐亭 1.25mg，每日 1 次，用至孕 14 周，随访诉妊娠期间产检无异常，2009 年 12 月 3 日足月剖宫产一健康男婴，体重 3250g，身长 50cm，母子平安。

按语：该案患者孕前诊断高泌乳素血症，对本病的病机，临床认为乳房为阳明经所属，乳头为厥阴肝经所属，乳汁与经血均为气血所化，上行为乳，下行为经。《胎产心法 · 乳少无乳乳汁自出门》曰："肝经怒火上冲，乳胀而溢。"肝主藏血，肝肾同源，肝失条达，肾精不足，血不能下达胞宫而至闭经。肾虚肝郁，肝火亢盛，疏泄太过，迫乳外溢，而为溢乳之症，故本病为虚中火实之症，治宜益肾清肝。首诊便施以养血清肝之法，方中当归、川芎、赤白芍、丹参、鸡血藤、虎杖补血活血调经，取四物之意；郁金、合欢皮、香附、白蒺藜理气疏肝解郁；蒲公英清热解毒兼能疏郁通乳；全瓜蒌润肠通便；重用麦芽，取张锡纯"麦芽虽为脾胃之药，而实善疏肝气。夫肝主疏泄，为肾行气……至妇人乳汁为血所化，因其善于消化，微兼破血之性，故又善回乳”之意。现代药理学亦证明：芽中含有类似溴隐亭样物质，具有拟多巴胺激动剂作用，通过调节性腺轴功能的紊乱而抑制 PRL 分泌。

孕后首诊患者偶有腰酸，便次增，孕激素水平较低，故予补肾健脾，养血安胎之法，自拟安胎汤基础上加血肉有情之品紫河车、巴戟天温肾阳而促胚胎发育，冬术、怀山药益气健脾止泻；三诊患者 HCG 水平上升欠理想且雌二醇水平不甚稳定，故予 HCG 针肌注治疗，增加紫河车用量温肾促胞胎发育；四诊患者便干时有恶心口苦，故加绿梅花、橘皮络疏肝和胃；五诊 B 超提示可见原心，但雌二醇水平下降，另予补佳乐助之。患者先天纵隔子宫，故在大量安胎之品中加入少量养血活血之品归身以改善局部血供，至孕后 3 月脉和而胎象自稳。

2. 难免流产 2 次，多囊卵巢综合征之保胎案

徐某，女，30 岁，2012 年 12 月 28 日初诊。

［主诉］月经失调 10 余年，不避孕未孕 1 年。

［病史］患者初潮以来月经失调，周期 37 ～ 90^+ 天。婚 3 年，近 1 年性生活每周 2 次，不避孕至今未孕。2010 年人工授精后妊娠（双胎），孕 19 周自然破水。2012 年 8 月人工授精后再次妊娠（双胎），孕 50 余天，其中一胎未发育；孕 3 个月，一胎脐膨出引产。刻下望诊患者形丰，面白，问诊而知其平素腰酸，口不干，纳不馨，便偏溏。

［月经史］18 $\dfrac{1 \sim 2}{37 \sim 90^+}$ 天，量极少，仅用 1–2 个卫生巾，无痛经史。Lmp：11 月 20 日，经行如前。

［婚育史］已婚，0–0–2–0。

［辅助检查］今子宫附件超声示：双卵巢多囊改变。

［舌脉］舌红质润苔薄，脉沉细。

[中医辨证]肾虚痰凝，胞脉不通。

[治法]益肾养血。

[方药]益肾毓麟汤加减。

紫石英[先]20g	当　归15g	菟丝子24g	川　芎12g
熟地黄12g	香　附15g	紫河车[吞]3g	覆盆子24g
生　草5g	杞　子12g	仙灵脾12g	苁　蓉12g
巴戟天12g	党　参15g	黄　芪15g	丹　参12g
淮小麦30g	合欢皮12g	天　冬10g	麦　冬10g

水煎服，每日1剂，连服7剂，另嘱患者自测基础体温。

二诊（2013年1月4日）：患者用药后腰酸之症已减轻，BBT未升，带下少，纳便尚可，舌红苔薄脉细弦。以首诊方之意出入：去淮小麦、合欢皮、天冬、麦冬，加炒玉竹15g，制黄精15g，马鞭草15g，石菖蒲10g，加大化湿通络之力。三诊、四诊、五诊同前，加官桂、椒目、泽兰、泽泻温化痰湿。

六诊（2月1日）：患者BBT依然无明显上升，带下增多，续以益肾养血，加大化痰之力。遣方：陈胆星15g，天竺黄15g，制半夏10g，石菖蒲15g，当归15g，黄精15g，炒玉竹15g，马鞭草15g，紫石英[先]24g，紫河车[吞]3g，杞子12g，巴戟天15g，熟地15g，菟丝子24g，生甘草5g，香附15g、党参15g，黄芪15g，仙灵脾15g，官桂5g，椒目9g，泽泻15g，泽兰15g，7剂。七诊同前。

八诊（2月22日）：患者昨日经届，量中，小腹胀痛，纳便可，口干，舌淡红苔薄脉细弦。予中药活血调冲：当归12g，川芎10g，丹参15g，香附12g，益母草24g，赤芍12g，白芍10g，牛膝12g，潼及利10g，生甘草5g，焦山楂24g，炮姜5g，桃仁10g，生芪15g，牛膝15g，月季花9g，红花9g，7剂。2月23日测血清性激素：E_2：33.39pg/mL，

LH：5.8mIU/mL，FSH：4.2mIU/mL，P：2.9ng/mL，T：1.36nmol/L，PRL：2.95ng/mL，TSH：0.85mIU/L。

后续诊疗：如是调治半年余，以益肾养血化湿通络为大法。方药随证加减，结合调周理论：经后期加赤白芍、山萸肉等养血滋阴之品；排卵期加路路通、皂角刺、丹参、马鞭草等活血之品畅达胞络；经前期加重温补肾阳，药用仙灵脾、巴戟天、苁蓉等。经期加重活血化瘀之药，用生化汤化裁。患者自觉腰酸、神倦乏力等症状已有改善。但月经仍延后，测BBT双向。2013年8月23日来诊，BBT升15天，测血HCG：18.1IU/L。9月6日再诊，患者生化妊娠，HCG下降，予中药活血生新：太子参15g，黄芪15g，丹皮10g，益母草24g，马齿苋24g，炒连房15g，荠菜花15g，蒲公英20g，椿白皮12g，红藤20g，桃仁10g，炮姜5g，焦山楂20g，7剂。9月13日来诊：Lmp：2013年9月2日，色黯红，有血块，7日净，纳可，便常，舌红苔薄，脉细。予加味芩连汤：黄芩20g，黄连10g，干姜5g，郁金9g，柴胡9g，鹿角霜10g，当归15g，川芎10g，桃仁10g，红花9g，制香附15g，丹参15g，玉竹15g，黄精15g，马鞭草15g，鹿角霜9g，蒲公英20g，陈皮5g，黄芪15g，7剂。配合针刺治疗，取穴：天枢、气海、关元、中极、归来、阴陵泉、三阴交、子宫穴、气海、关元毫针补法，余穴毫针泻法。后一直予以针刺配合中药治疗近3个月。11月21日来诊：Lmp：11月14日，量中，小腹胀，查超声示：双层内膜0.5cm，内膜回声连续性中断1.8mm，未见优势卵泡。予中药益肾养血助孕：熟地黄12g，杞子12g，当归12g，川芎9g，紫石英先20g，覆盆子20g，狗脊12g，川断12g，炒杜仲15g，巴戟天9g，桑寄生15g，绿梅花5g，玉竹15g，制黄精15g，马鞭草15g，黄芩20g，黄连10g，路路通12g，皂角刺12g，鹿角片先9g，紫河车吞3g，7剂。11月28日，查超声，未及明显优势卵泡，予HMG针50U肌注5

天促排卵。12 月 6 日卵泡监测：双层内膜 0.9cm，左卵巢可见两枚优势卵泡，大小分别为 2.5mm×2.1mm×1.8mm；2.2mm×1.9mm×1.7mm。予 HCG 10000U 肌注。中药益肾养血通络。予针刺促排卵，取穴：天枢、气海、关元、中极、归来、阴陵泉、三阴交、子宫穴、合谷、太冲、丰隆。毫针泻法。

孕后首诊（12 月 20 日）：患者停经 30 天，时有小腹吊痛，12 月 19 日测 HCG：81.4IU/L，无阴道流血。

[舌脉] 舌红苔薄，脉细滑。

[治法] 补肾养血安胎。

[方药] 自拟安胎汤加减。

桑寄生 15g	苎麻根 20g	太子参 12g	黄　芪 12g
杭白芍 12g	黄　芩 10g	狗　脊 12g	旱莲草 12g
阿胶珠[烊] 10g	当　归 9g	菟丝子 15g	炒白术 9g
生甘草 5g	覆盆子 20g	艾　叶 3g	麦　冬 9g
南沙参 12g	北沙参 12g	巴戟天 12g	杜　仲 15g
紫河车[吞] 3g	陈　皮 5g		

水煎服，每日 1 剂，连服 7 剂。

如前法调治至停经 70 天来诊（2014 年 1 月 29 日）：B 超提示：宫内早孕，单绒毛膜囊双羊膜囊，A 胎胚囊 47mm×33mm×24mm，胚芽 26mm，可及胎心，B 胎停止发育。近日阴道流液量多。

[舌脉] 舌红苔薄，脉细滑。

[治法] 补肾养血安胎，佐以清热收湿。

[方药] 自拟安胎汤加减。

桑寄生 15g	苎麻根 20g	太子参 12g	黄　芪 12g

杭白芍 12g　黄芩 10g　狗　脊 12g　旱莲草 12g

阿胶珠[烊] 10g　当　归 9g　菟丝子 15g　炒白术 9g

生甘草 5g　覆盆子 20g　熟地黄 12g　杞　子 12g

乌贼骨 15g　仙鹤草 24g　龙　骨 15g　忍冬藤 15g

黄　柏 9g

水煎服，每日 1 剂，连服 7 剂。

如前法调治半月余，阴道流液量较前减少，至停经 13 周复诊（2014 年 2 月 19 日）：寐不安，时有阴道流液，带下浊，纳可便干。今 B 超示：NT：0.12cm。

［舌脉］舌红苔薄，脉细滑。

［治法］补肾养血，佐以清湿安神。

［方药］自拟安胎汤加减。

桑寄生 15g　苎麻根 20g　太子参 12g　黄　芪 12g

杭白芍 12g　黄　芩 10g　狗　脊 12g　旱莲草 12g

阿胶珠[烊] 10g　当　归 9g　菟丝子 15g　炒白术 9g

生甘草 5g　覆盆子 20g　椿白皮 12g　酸枣仁 24g

乌贼骨 15g　忍冬藤 15g

水煎服，每日 1 剂，连服 7 剂。

孕 21 周复诊（2014 年 4 月 16 日）：便干欠畅难解，自觉乏力，时有阴部吊痛。

［舌脉］舌红苔薄，脉细滑。

［治法］补肾养血，佐以滋阴理气。

［方药］自拟安胎汤加减。

桑寄生 15g　苎麻根 20g　太子参 12g　黄　芪 12g

杭白芍 12g　黄　芩 10g　狗　脊 12g　旱莲草 12g

阿胶珠[烊] 10g　当　归 9g　炒白术 9g　生甘草 5g
瓜蒌仁 24g　玉　竹 15g　陈　皮 5g　绿梅花 5g
石　斛 9g　麦　冬 10g

水煎服，每日1剂，连服7剂。

后续治疗：如便干难解，证属阴亏肠燥者，以石斛、麦冬、玉竹、瓜蒌仁等滋养胃阴润肠通便；寐不安者，证属肝血不足、魂荡不敛，重用酸枣仁、夜交藤、乌贼骨滋养肝血、敛魂安神；带下浊多者，证属湿热下注，以椿白皮、忍冬藤、黄柏、乌贼骨清热燥湿、收敛止带。如此调治至孕35周大产一胎，女，体重2350g。

按语：该患者月经初潮来晚，月经后期甚或闭经，经量少，平素腰酸，人工授精两次均流产。中医学认为，屡孕屡堕实属肾虚，肾为先天之本，元气之根，藏精气而系胞胎，肾气匮乏，封藏失职，冲任不固，胞胎难系，即成堕胎之疾。患者形体肥胖、神倦懒言、纳不馨、便溏，属肾虚痰凝之象。故以补肾养血为大法，兼化痰湿，通利胞络，使经水按时而下。行经期辅以活血通利之品。期间患者生化妊娠一次，鼓励患者不要失去信心，耐心调治，针药并治，提高卵泡质量。选穴原则以补肝肾、调冲任为主，任脉主一身阴经，冲任协调，月事通利才能育麟有望。经过一年余的中医调治以及四个周期的针刺治疗，患者月经周期渐准，最后成功受孕。孕后气血下聚养胎，脾气不支，无力运化水湿，湿聚于下，蕴而生热，故带下浊多，以椿白皮、忍冬藤、黄柏、乌贼骨清热燥湿、收敛止带；阴血养胎，肝血不滋，魂无所附，荡散不收，故夜寐不安，重用酸枣仁、夜交藤、乌贼骨滋养肝血、敛魂安神；阴血不足，无以淖泽胃肠，以石斛、麦冬、玉竹、瓜蒌仁等滋养胃阴润肠通便。如法调治，胎成而生。

3. 难免流产2次，甲状腺功能减退之保胎案

黎某，女，25岁，2012年5月3日初诊。

［主诉］难免流产2次。

［现病史］初潮以来经行量少，每个周期用6～7个卫生巾。胃纳可，二便调，夜寐安。患者难免流产2次，要求孕前调理，以防再次难免流产。

［月经史］$13\frac{5\sim7}{28}$天，量少，无痛经史。Lmp：4月22日，经行如前。

［婚育史］已婚，0–0–2–0，2011年4月孕50余天难免流产清宫术（未见胚芽），2011年11月孕60余天难免流产清宫术（未及心搏）。工具避孕。

［辅助检查］2011年8月24日性激素：LH：4.26IU/L，FSH：7.46IU/L，E_2：24.07pg/mL，T：0.53nmol/L，PRL：15.62ng/mL；8月10日封闭抗体：CD3–BE：1.6，CD4–BE：1.0，CD8–BE：1.9；双方染色体：女方：46XX，男方：46XY。

［舌脉］舌淡红苔薄，脉细尺脉略沉。

［中医辨证］脾肾两虚。

［治法］健脾益肾，养血助孕。

［方药］益肾毓麟汤加减。

熟地黄12g	枸杞子12g	当　归12g	川　芎9g
紫石英先24g	覆盆子24g	菟丝子24g	紫河车吞3g
巴戟天12g	肉苁蓉12g	党　参15g	太子参9g
生黄芪12g	橘　皮5g	橘　络5g	

水煎服，每日1剂，连服7剂。

二诊（5月10日）：丈夫精液：镜下精子计数：48个，快速前进

精子百分率：39.63%，前进精子百分率：66.67%，活动精子百分率：66.70%。继予温补肾阳，健脾养血：上方加香附 12g、丹参 12g、生甘草 5g、蛇床子 9g、楮实子 12g。

三诊（5 月 17 日）：诉小腹坠胀感，乃经转之兆。

[舌脉] 舌淡红苔薄，脉细滑。

[治法] 养血活血调冲。

[方药] 桃红四物汤加减。

当　归 12g	川　芎 10g	赤　芍 10g	白　芍 10g
丹　参 15g	川牛膝 15g	泽　兰 15g	月季花 9g
益母草 24g	石楠叶 12g	透骨草 15g	炮　姜 5g
生黄芪 15g	太子参 12g	桃　仁 10g	

水煎服，每日 1 剂，连服 7 剂。

四诊（5 月 24 日）：Lmp：5 月 20 日，经行如前，用 7 ～ 8 个卫生巾，外阴略有瘙痒。在首诊养血试孕方基础上加减用药，去杞子、当归，重用熟地 15g，紫河车吞 6g，加狗脊 12g，炒杜仲 12g，生甘草 5g，地肤子 12g。

后续治疗：平素益肾毓麟汤加减，口干渴酌加石斛、旱莲草、女贞子、制黄精滋补肝肾；大便偏软，加冬术、怀山药、炒扁豆健脾助运；夜寐欠安，加夜交藤、淮小麦、灵磁石养血镇惊安神；经期则予桃红四物汤加减治疗。待脉象调和而可试孕，试孕月起，经后期予益肾毓麟汤加减：紫石英先 20g，当归 12g，菟丝子 24g，川芎 9g，熟地 12g，香附 15g，覆盆子 24g，生甘草 5g，枸杞子 12g，仙灵脾 12g，苁蓉 12g，巴戟天 12g，党参 15g，黄芪 15g，丹参 12g，路路通 12g，皂角刺 12g，桑寄生 15g，绿梅花 5g；经前期予益肾毓麟汤加减：菟丝子 20g，覆盆子 20g，炒白芍 12g，丹皮 10g，枸杞子 12g，山萸肉 10g，太子参

12g，狗脊12g，川断12g，旱莲草12g，女贞子12g，生甘草5g，淮小麦30g，阿胶珠烊10g，制龟板先10g，当归9g。10月近排卵期（卵泡平均值大于1.8cm），查血E_2：207pg/mL，LH：38.8IU/L，P：3.34nmol/L。改用益肾调经汤加味：熟地黄12g，当归12g，川芎10g，香附12g，鸡血藤15g，虎杖15g，苁蓉12g，菟丝子12g，仙灵脾12g，巴戟天12g，丹参15g，石楠叶12g，透骨草12g，枸杞子12g，生甘草5g，炒玉竹15g，制黄精15g。连服7剂后改用养血试孕方加减。如此调理试孕第5月，喜闻胎孕乃凝。

孕后首诊（2013年2月28日）：停经31天，中脘稍有不适，大便偏软。

［**辅助检查**］血HCG＞1000.0IU/L，P：93.7nmol/L。

［**舌脉**］舌淡红苔薄，脉细滑。

［**中医辨证**］脾肾两虚。

［**治法**］补肾健脾，养血安胎。

［**方药**］自拟安胎汤加味。

桑寄生15g	苎麻根20g	太子参12g	生黄芪12g
杭白芍12g	黄　芩10g	狗　脊12g	旱莲草12g
阿胶珠烊10g	归　身9g	菟丝子15g	生甘草5g
炒白术12g	覆盆子20g	紫河车吞3g	仙鹤草24g
陈　皮5g	砂　仁杵后入5g		

水煎服，每日1剂，连服7剂。同时予地屈孕酮片10mg，口服，每日2次；蛤蟆油10g，隔水炖，一周分服。

二诊（3月7日）：停经38天，中脘不适，便软次增。查TSH：4.9mIU/L；上方去紫河车、仙鹤草、陈皮、炒白术，加杜仲12g，川芎6g，防风9g。再进7剂。加左甲状腺素钠片（优甲乐）1片，口服，每日1次。

三诊（3月14日）：停经45天，中脘不适改善，胃纳欠馨，便次仍多。诊得舌淡红苔薄腻，脉细滑，去旱莲草、川芎、杜仲，加巴戟天12g，苏叶5g，炒扁豆12g，黄连5g。续进7剂。余药同前。

四诊（3月28日）：停经59天，胃纳差，日均呕吐3次，腹泻，带下略黄。今查血HCG＞200000IU/L，E_2：2130.37pg/mL，P：73.71nmol/L。诊得舌淡红苔薄黄，脉细滑弱，去黄芪、巴戟天，重用炒白术12g，加苏叶5g，广木香9g，制半夏9g，椿白皮12g。2天服1剂，连服14天。同时予达喜1片，口服，每日3次；肝脾经予耳穴埋豆治疗，余法同前。

五诊（4月11日）：停经73天，胃纳转佳，大便正常，带下仍偏黄，夜寐欠安，梦多。昨查血HCG：152598.98IU/L，E_2：1953.98pg/mL，P：112.81nmol/L，TSH：0.3900mIU/L；听胎心146次/分。处方予：桑寄生15g，苎麻根20g，太子参12g，黄芪12g，杭白芍12g，黄芩10g，阿胶珠（烊）10g，归身9g，生甘草5g，炒白术9g，陈皮5g，绿梅花5g，苏叶5g，砂仁（杵后入）5g，炒枣仁24g。予涤净洗剂50mL，每晚温水稀释后清洗外阴1次；复查甲状腺功能，余法同前。

六诊（4月18日）：停经80天，日吐2次，耳鸣，便软，带下正常，夜寐安。昨查血HCG：122770IU/L，E_2：1478.42pg/mL，P：114.43nmol/L，TSH：0.7069mIU/L。前方去陈皮、绿梅花、炒枣仁，加旱莲草12g，防风9g，杜仲12g。续进7剂。停用左甲状腺素钠片（优甲乐）片，地屈孕酮片续服，肝脾经予耳穴埋豆治疗。

七诊（4月25日）：停经87天，呕吐止，未见耳鸣，大便调。今查B超提示：双顶径：2.2cm，FL：0.9cm，头臀长：6.3cm，胎心搏动正常。诊得舌淡红苔薄，脉细滑，孕后首诊方去冬术、紫河车、仙鹤草，加巴戟天 12g，防风 9g，5 剂。余法同前。

八诊（5 月 16 日）：孕 15⁺周，纳便可，无呕吐，带下复见略黄。5 月 13 日查血 Hb：109g/L。予涤净洗剂 50mL，每晚温水稀释后清洗外阴 1 次。随访诉妊娠期间产检曾发现餐后 1h 血糖偏高（具体不详），通过饮食控制后血糖恢复正常，2013 年 11 月 1 日顺产一足月健康男婴，体重 3400g，身长 50cm，母子平安。

按语： 患者难免流产 2 次，重在孕前调摄。予益肾毓麟汤加减益肾填精，养血活血。患者清宫术后月经量少，故同时予血肉有情之品——蛤蟆油及地屈孕酮片补充体内雌孕激素，改善子宫容受性。在中药调理基础上，通过 B 超监测优势卵泡，并测定血清性激素水平，在卵泡发育良好的时候，嘱其同房，“择的候而合阴阳”，从而提高胚胎质量，降低流产发生率。

患者素来脾肾亏虚，孕后首诊诉便软，投以自拟安胎汤加减，在益肾养血安胎的基础上，加入太子参、生黄芪、炒白术、陈皮、砂仁健脾益气，仙鹤草以防阴道出血。四诊出现呕吐之症，即妊娠恶阻。轻度呕吐属正常的早孕反应，与激素水平升高有关。又伴见腹泻、带下略黄，为湿热之象，在补肾安胎基础上，去温热补益之品——黄芪、杜仲、巴戟天，仿苏叶黄连汤、香连丸之意，用川连以清湿热，苏叶以通肺胃，《温热经纬》曰：“投之立愈者，以肺胃之气非苏叶不能通也。”广木香、绿梅花疏肝理气，使肝气得和，胃气得降，则呕自平；再配以健脾益气，和胃止呕之品——炒白术、炒扁豆、制半夏，椿白皮清利湿热。同时予耳穴埋豆治疗。耳穴埋豆是中医传统疗法之一，是当今医学推崇“无创伤医学”及“自然疗法”的疾病防治方法。耳穴埋豆既避免了某些药物的不良反应或毒副作用，尤其是对妊娠呕吐的患者，又避免了因应用药物而对胎儿造成的伤害。《内经》曰“耳者，宗脉之所聚也”，其意为人体十二经络均直接或间接与耳联系，而刺激耳穴可引起相应经络感传，调理阴阳，调和脏腑，疏通经络，从而达到治疗疾病的目的。从现代解剖学来讲，耳郭的神经分布非常丰富，是耳穴与内脏、肢体联系的重要途径，刺激耳郭上的相应部位，可使疾病的症状减轻或消失，这就是耳穴埋豆疗法的理论基础所在。临床上常取胃、脾穴健脾和胃、降逆止呕；取肝穴抑肝和胃，以增强止呕的疗效。三穴合用共奏养血疏肝、健脾止呕之功。该疗法刺激性小、操作简便，较之耳针、体针更适于孕妇。

4. 难免流产 2 次，封闭抗体低下、高泌乳素血症之妊娠案

杨某，女，32 岁，2009 年 2 月 9 日初诊。

[主诉] 难免流产 2 次，月经后期 3 年余。

[现病史] 患者 3 年余前难免流产清宫术，术后月经后期，30 ～ 50 天一行。1 年前外院性激素检查提示泌乳素（PRL）升高，诊断为高泌乳素血症。现用溴隐亭 2.5mg，口服，每日 1 次。平素神倦乏力，月经后期量少，色黯红，时有乳胀，经前、经行乳胀明显，胃纳可，二便调。要求孕前调理，以防再次难免流产。

[月经史] $14\frac{5\sim7}{30\sim50}$ 天，量中，无痛经史。Lmp：1 月 11 日，经行如前。

[婚育史] 已婚，0–0–2–0，2004 年孕 70 余天难免流产清宫术，2005 年 7 月孕 60 余天难免流产清宫术。工具避孕。

[辅助检查] 2008 年 12 月查封闭抗体：CD3–BE：3.1，CD4–BE：–1.1，CD8–BE：0.2。

[舌脉] 舌淡红苔薄，脉细弦。

[中医辨证] 肝肾不足，兼肝郁气滞。

[治法] 养肝肾，疏肝郁。

[方药] 益肾调经汤加减。

熟　地12g　枸杞子12g　当　归15g　川　芎10g

鸡血藤15g　虎　杖15g　丹　参15g　菟丝子20g

巴戟天12g　橘　皮5g　橘　络5g　党　参15g

太子参15g　生黄芪15g

水煎服，每日1剂，连服7剂。溴隐亭继服。

二诊（2月24日）：Lmp：2月15日，经行如前。中药继以益肾养血，前方去丹参、巴戟天、橘皮络，加紫石英先20g，紫河车吞6g，香附15g。

三诊（3月16日）：BBT上升11天，经将届。2日前外感，现鼻塞，喷嚏，咽痒而咳。

[舌脉] 舌红苔薄，脉弦滑。

[中医辨证] 血虚夹外感风邪。

[治法] 养血清邪。

[方药] 加味生化汤加减。

当　归12g　川　芎10g　鸡血藤15g　虎　杖15g

炒荆芥9g　炒防风9g　杏　仁10g　前　胡10g

失笑散包煎10g　益母草24g　焦山楂24g　潼蒺藜12g

丹　参15g　桔　梗9g

水煎服，每日1剂，连服7剂。

四诊（3月30日）：Lmp：3月18日，经行如前，2日前少量漏红1天，色红，心烦乳胀，腰酸。

[舌脉] 舌红苔薄，脉弦滑。

[中医辨证] 肝郁肾虚。

[治法] 疏肝补肾。

[方药] 益肾调经汤加减。

当　归12g　川　芎10g　鸡血藤15g　虎　杖15g

丹　参15g　党　参15g　生黄芪15g　太子参15g

狗　脊12g　川　断12g　香　附12g　炒麦芽24g

蒲公英24g　乌贼骨15g　藕　节20g

水煎服，每日1剂，连服7剂。

五诊（4月6日）：近日带多阴痒，口干。

[辅助检查] 今白带常规：霉菌阳性，清洁度Ⅳ。

[舌脉] 舌红苔薄，脉细弦。

[中医辨证] 湿热下注。

[治法] 养血清湿。

[方药] 自拟方。

地肤子12g　白鲜皮12g　苡　仁24g　苦　参15g

生甘草5g　土茯苓15g　车前草12g　生　地12g

鹤　虱12g　鸡冠花15g　川　柏9g　生黄芪15g

水煎服，每日1剂，连服7剂。院内制剂涤净洗剂外洗。凯妮汀塞阴，每3日1次。

后续治疗：药后白带多，少腹吊痛均除，未复现。予首诊方基础上加减用药，酌加炒麦芽、蒲公英、鸡血藤、虎杖、白蒺藜等疏肝养血之品。经中期加路路通、橘皮络等理气通络之品，经期予桃红四物汤加减，如此调理数月，诸症缓解，月经量增多，自测BBT双相，溴隐亭继服。调理试孕半年，喜闻胎孕乃凝。

孕后首诊（10月6日）：停经32天，小腹隐痛，喜按，下坠感，神倦乏力，测血HCG：52.7IU/L。

[舌脉] 舌淡红苔薄，脉沉滑，尺脉弱。

［中医辨证］气血不足。

［治法］益气养血安胎。

［方药］自拟安胎汤加减。

熟地黄 12g　枸杞子 12g　炒白芍 12g　菟丝子 20g

覆盆子 20g　阿胶珠[烊] 10g　党　参 15g　太子参 15g

生黄芪 12g　紫河车[吞] 6g　橘　皮 5g　橘　络 5g

桑寄生 15g　苎麻根 20g　归　身 9g　冬　术 9g

水煎服，每日 1 剂，连服 7 剂。予溴隐亭 2.5mg，口服，每日 1 次。

二诊（10 月 13 日）：停经 39 天，药后小腹痛缓解，腰酸，纳可，便欠畅。10 月 12 日测血 HCG：616.9IU/L，E_2：223.94pg/mL，P：114.01nmol/L。益肾养血安胎观察，前方加炒杜仲 15g，狗脊 12g，改紫河车[吞] 3g，吞服。

三诊（10 月 20 日）：停经 46 天，10 月 18 日 B 超：宫内早早孕，子宫肌瘤（类孕囊样回声，大小约 7mm×6mm×5mm，前壁肌层见一长径约 10mm 偏低回声团）；血 HCG：7239.9IU/L，E_2：281.84pg/mL，P＞190.8nmol/L。前方续服，去狗脊，加巴戟天 9g，紫河车[吞]增至 6g。

四诊（10 月 27 日）：停经 53 天，脘胀，胃纳不馨，10 月 26 日测血 HCG：34884.7IU/L，E_2：450.39pg/mL，P＞190.8nmol/L。中药予益肾养血，佐以疏肝理气，前方去太子参、杜仲、阿胶珠，紫河车[吞]减至 3g，加绿梅花 5g。

五诊（11 月 3 日）：停经 60 天，脘胀仍有，食后呕恶。11 月 1 日测血 HCG：90256IU/L，E_2：704.68pg/mL，P＞190.8nmol/L。B 超：宫内早孕，单活胎；子宫肌瘤（胚芽长 8mm；前壁肌层见一偏低回声团，大小约 16mm×16mm×16mm）。前方去生黄芪、巴戟天，加苏叶 5g，姜竹茹 10g，阿胶珠[烊] 10g，太子参 15g。

六诊（11 月 10 日）：停经 67 天，呕恶减，晨起口苦，胃纳不馨，大便干结，劳则腰酸，今测血 HCG：111698IU/L，$E_2 >$ 1000pg/mL，P > 190.8nmol/L。中药予养血清肝安胎：归身 9g，炒白芍 10g，桑寄生 15g，苎麻根 20g，黄芩 9g，太子参 15g，绿梅花 6g，姜竹茹 10g，狗脊 12g，川断 12g，炒杜仲 15g，阿胶珠烊 10g，进 7 剂。

七诊（11 月 17 日）：停经 74 天，呕恶几除，胃纳增，近日劳累后感腰酸，晨起漏红，色淡红，未净。舌暗红苔薄脉细滑，益肾养血固胎：熟地黄 12g，杞子 12g，归身 9g，炒白芍 12g，菟丝子 20g，覆盆子 20g，乌贼骨 15g，仙鹤草 24g，桑寄生 15g，苎麻根 20g，阿胶珠烊 10g，煅龙骨 15g，连服 10 剂。

药后 2 天漏红即净，后诉无明显不适症状，至妊娠 12 周后停用溴隐亭，随访足月分娩一健康女婴，体重 3500g。

按语：高泌乳素血症是指外周血中泌乳素（PRL）水平明显高于正常（≤ 25mg/L），常可导致下丘脑—垂体—性腺轴病变，患者常因月经稀发、闭经、溢乳和不孕就诊。高水平 PRL 可直接抑制卵巢合成雌二醇和孕酮，并可以干扰受精和胚胎发育，导致不排卵，出现月经失调、闭经、不孕、习惯性流产等。

国外研究表明，在孕期用溴隐亭治疗的高 PRL 血症妇女流产、胎儿畸形及儿童发育障碍的危险性并无明显增加，且孕期用溴隐亭的每日剂量及持续时间与畸形无关。大多数高 PRL 血症患者妊娠过程正常。国内有学者通过临床随机对照研究发现，高 PRL 血症患者孕早期使用溴隐亭与否与早产率、新生儿畸形率没有显著差异，而使用溴隐亭组的流产率大大低于未使用组，证明高泌乳素血症患者孕早期应用嗅隐亭对提高保胎成功率有显著效果，而且不增加新生儿畸形的风险。妊娠后用药可在观察到原始血管搏动后，开始逐渐减量，以 7 ～ 15 天减 1/3 剂量为宜，孕12周后可停药；或者维持原剂量至孕12周停药。

该患者难免流产2次，月经后期，曾诊断为高泌乳素血症，用溴隐亭治疗中。平素神倦乏力，经行量少，乳胀，经前、经行乳胀明显，此为气血不足，兼有肝气郁滞。乳头乃厥阴肝经所属，妇人乳汁、月经乃冲任气血所化。若肝郁气滞，疏泄失常，则月经不规，乳胀痛。故孕前调治，遣方用药于补益气血之中总不忘疏肝活血解郁，酌加炒麦芽、蒲公英、鸡血藤、虎杖、白蒺藜、橘皮络等疏肝活血之品。其中麦芽具有行气消食、健脾开胃、益气补虚、退乳消胀之功效，用于治疗食积不消、脘腹胀痛、脾虚食少、乳汁郁积、乳房胀痛等症，并可用于妇女断乳。《滇南本草》谓其："宽中，下气，止呕吐，消宿食，止吞酸吐酸，止泻，消胃宽膈，并治妇人奶乳不收，乳汁不止。"现代医学认为乳汁的产生与体内PRL多少有密切关系，而PRL的调节与多巴胺有关，麦芽中含有麦角胺类化合物，能够抑制PRL分泌与释放。同时，国内有研究将高泌乳素血症患者随机分为治疗组与对照组，治疗组采用炒麦芽配合溴隐亭治疗，对照组单纯服用溴隐亭，于治疗前后检测血清泌乳素值进行比较，同时比较两组的月经恢复、溢乳消失和妊娠率。结果泌乳素值的下降，月经恢复正常以及溢乳消失的比较均为治疗组优于对照组（$P < 0.05$）；妊娠率的比较差异无统计学意义（$P > 0.05$）。中西结合治疗高泌乳素血症，调达胞络，使得气血调和，经络通盛，胎孕乃凝。

孕后首诊以小腹隐痛，下坠感，喜按，神倦来诊，此为胎动不安之象。《傅青主女科·妊娠少腹疼》中云："妊娠小腹作疼，胎动不安，如有下堕之状，人只知带脉无力也，谁知是脾肾之亏乎。夫胞脉虽系于带脉，而带脉实关于脾肾。脾肾亏虚，则带脉无力，胞胎即无以胜任矣。"治疗以自拟安胎汤加减，益肾健脾，养血安胎。二诊时腰酸，腰者肾之府，在前方基础上入狗脊、炒杜仲补肾强腰。四诊时脘胀，纳减，补气滋腻之品减量，恐壅滞中焦，入绿梅花、橘皮络疏肝和胃，调畅气机。五诊时脘胀仍有，食后欲呕，再加竹茹清胃降逆止呕，苏叶宽中理气，共奏疏肝和胃、养血安胎之功。六诊时继予养血清肝之品，以冀巩固。七诊时因劳累后腰酸，晨起漏红，在益肾养血基础上加乌贼骨、仙鹤草、煅龙骨补虚收敛止血。

（四）免疫因素类

1. 难免流产 2 次，封闭抗体低淋巴细胞免疫治疗、胸透史案

吴某，女，31 岁，2009 年 2 月 9 日初诊。

［主诉］清宫术后月经量少 1 年余，不避孕未孕 1 年。

［现病史］2007 年 8 月因“难免流产”行清宫术，术后月经量少，每月用卫生巾 7 ～ 9 片。1 年前性生活正常，不避孕，至今未孕。当下 BBT 上升 12 天。要求孕前调理助孕，避免再次难免流产。

［月经史］$14\frac{5}{30}$ 天，量中，无痛经。Lmp：1 月 13 日，经行量少，用卫生巾 9 片。

［婚育史］已婚，0-0-2-0，2006 年 3 月、2007 年 8 月均孕 40^{+} 天难免流产行清宫术。工具避孕。

［辅助检查］当日查血 HCG ＜ 0.1IU/L。

［舌脉］舌淡红苔薄，脉细滑。

［中医辨证］肾虚不固，夹有血瘀。

［治法］养血活血调冲。

［方药］桃红四物汤加减。

当　归 15g　　川　芎 10g　　鸡血藤 15g　　虎　杖 15g

丹　参 15g　　失笑散包煎 10g　　益母草 24g　　桃　仁 10g

党　参 15g　　生黄芪 15g　　焦山楂 20g　　牛　膝 15g

水煎服，每日 1 剂，连服 6 剂。

二诊（2 月 23 日）：Lmp：2 月 12 日，量不多，4 天净，BBT 尚未升。近日腰酸。

［舌脉］舌淡红苔薄，脉细。

［中医辨证］肾虚不固。

［治法］益肾养血。

［方药］益肾毓麟汤加减。

熟地黄 12g　　枸杞子 12g　　当　归 12g　　川　芎 10g

菟丝子 20g　　覆盆子 20g　　紫石英先 20g　　紫河车吞 6g

仙灵脾 12g　　巴戟天 12g　　党　参 15g　　生黄芪 15g

狗　脊 12g　　川续断 12g　　炒杜仲 15g　　肉苁蓉 12g

三诊（3 月 3 日）：BBT 上升 6 天，略有腰酸不适。

［辅助检查］2 月 24 日 B 超提示：左卵巢可见一大小约 22mm×20mm×18mm 囊性暗区。

［舌脉］舌淡红，苔薄，脉细。

［中医辨证］肾虚不固。

［治法］益肾养血。

［方药］养血试孕方加减。

熟地黄 15g　　枸杞子 12g　　当　归 12g　　川　芎 6g

菟丝子 20g　　覆盆子 20g　　路路通 12g　　狗　脊 12g

川续断 12g　　桑寄生 15g　　阿胶珠烊 10g　　紫河车吞 6g

橘　皮 5g　　橘　络 5g

水煎服，每日 1 剂，连服 7 剂。予地屈孕酮片 1 片，每日 2 次，口服。

四诊（3 月 9 日）：BBT 上升 12 天，无明显不适，予初诊方加炮姜，养血活血调冲（经期服）。

后续治疗：平素以益肾毓麟汤，经期予桃红四物汤加减治疗。试孕4个月未妊娠。6月24日B超提示：双层子宫内膜厚约10mm，右卵巢可见一大小约20mm×17mm×15mm囊性暗区。当日予HCG针，10000U，肌注。6月25日，6月26日夫精人工授精各1次，6月25日起予黄体酮注射液，每次40mg，每日1次，肌注。7月11日转经，经行如前。9月18日行子宫输卵管碘油造影术，提示：右侧输卵管通畅，左侧输卵管通而不畅。

试孕月首诊（10月19日）：Lmp：10月12日，经行首日腹痛，量中，5天净。胃纳可，夜寐安，二便调。

［**舌脉**］舌淡红，苔薄，脉细。

［**中医辨证**］肾虚不固，夹有瘀滞。

［**治法**］益肾养血，活血暖宫。

［**方药**］益肾毓麟汤加减。

党　参15g	生黄芪15g	当　归12g	川　芎10g
鸡血藤15g	虎　杖15g	菟丝子24g	覆盆子24g
紫石英先24g	石楠叶12g	透骨草15g	蒲公英20g
败酱草15g	鹿角片先9g	肉苁蓉12g	

水煎服，每日1剂，连服7剂。

二诊（10月27日）：BBT未升，带下不多，无明显不适。

［**舌脉**］舌淡红，苔薄，脉细。

［**中医辨证**］肾虚不固。

［**治法**］益肾养血助孕。

［**方药**］养血试孕方加减。

熟地黄12g	枸杞子12g	当　归12g	川　芎10g

菟丝子 20g　　覆盆子 20g　　紫石英先 24g　　紫河车吞 6g

橘　皮 5g　　橘　络 5g　　党　参 15g　　生黄芪 15g

蒲公英 20g　　路路通 12g　　肉苁蓉 12g　　生甘草 5g

水煎服，每日 1 剂，连服 7 剂。

三诊（11 月 2 日）：BBT 上升 3 天，近日乳胀，胃纳可，夜寐安。

[舌脉] 舌淡红，苔薄，脉细。

[中医辨证] 肾虚不固。

[治法] 益肾养血。

[方药] 养血试孕方加减。

熟地黄 12g　　枸杞子 12g　　当　归 12g　　川　芎 9g

菟丝子 20g　　狗　脊 12g　　川续断 12g　　炒杜仲 15g

巴戟天 12g　　陈　皮 5g　　党　参 15g　　太子参 15g

白　术 9g

水煎服，每日 1 剂，连服 7 剂。予蛤蟆油 10g，隔水炖，一周分服。

四诊（11 月 9 日）：BBT 上升 10 天，乳胀同前，胃纳可，夜寐安。

[舌脉] 舌淡红苔薄，脉细。

[中医辨证] 肾虚不固。

[治法] 益肾养血助孕。

[方药] 养血试孕方加减。

熟地黄 12g　　枸杞子 12g　　当　归 10g　　川　芎 5g

菟丝子 20g　　覆盆子 20g　　党　参 15g　　太子参 15g

生黄芪 12g　　炒杜仲 15g　　桑寄生 15g　　狗　脊 12g

川续断 12g　　紫河车吞 3g

水煎服，每日 1 剂，连服 7 剂。

孕后首诊（11 月 16 日）：停经 36 天，腰酸，便软，阴道少量咖啡色分泌物1天。2天前外院就诊，诊断为“先兆流产”，予黄体酮注射液40mg，每日1次，肌注；地屈孕酮片10mg，每日2次，口服。追诉11月1日体检行X线胸片检查。

［辅助检查］11月14日查血HCG：366IU/L，E_2：185pg/mL，P：32.10nmol/L。

［舌脉］舌淡红，苔薄，脉细滑。

［中医辨证］肾虚不固。

［治法］益肾养血安胎。

［方药］自拟安胎汤加减。

熟地黄12g　枸杞子12g　当归身9g　党　参15g

太子参15g　生黄芪12g　阿胶珠烊10g　菟丝子20g

桑寄生15g　苎麻根20g　紫河车吞6g　白　术12g

怀山药12g　海螵蛸15g

水煎服，每日1剂，连服7剂。续用黄体酮注射液、地屈孕酮片，用法用量同前。

11月22日因“停经42天，腰酸8天”住院保胎。11月23日封闭抗体检测：CD3-BE：1.2，CD4-BE：-2.3，CD8-BE：-1.1，余无殊，予预约淋巴细胞免疫治疗。继续予中药、黄体酮注射液、地屈孕酮片保胎，用量同前。

二诊（11月24日）：停经44天，腰酸仍有，余无明显不适。

［辅助检查］11月16日查血HCG：785IU/L，E_2：162pg/mL，P：35.6nmol/L。

［舌脉］舌淡红，苔薄，脉细滑。

［中医辨证］肾虚不固。

［治法］益肾养血安胎。

[**方药**] 自拟安胎汤加减。

生地黄 12g	熟地黄 12g	枸杞子 12g	当归身 9g
炒白芍 10g	太子参 15g	党　参 15g	桑寄生 15g
苎麻根 20g	阿胶珠[烊] 10g	菟丝子 20g	山茱萸 9g
紫河车[吞] 6g	黄　芩 9g	生甘草 5g	炒杜仲 15g

水煎服，每日 1 剂，连服 7 剂。余药同前。

后续治疗：住院期间由住院部医师遵自拟安胎汤意开方，益肾养血安胎治疗，11 月 30 日少许漏红，中药加用白及粉每次 3g，每日 1 次吞服，连用 5 天，改地屈孕酮片 10mg，每日 3 次，口服，黄体酮注射液用量同前。12 月 4 日漏红净。

三诊（12 月 21 日）：停经 71 天，腰酸偶有，近日便软，余无不适，12 月 18 日行孕后第 2 次淋巴细胞免疫治疗。拟明日出院。前方去山茱萸加白术 12g，怀山药 12g，橘皮 5g，橘络 5g，巴戟天 12g，共 7 剂。继续黄体酮注射液 40mg，每日 1 次，肌注；地屈孕酮片，每次 1 片，每日 3 次，口服。

四诊（12 月 28 日）：停经 78 天，腰酸偶有，便软，余无不适。12 月 27 日查血 HCG：117406IU/L，E_2：1844pg/mL，P＞127nmol/L。前方去巴戟天，加砂仁[杵后入] 5g，炒扁豆 10g，仙鹤草 15g，共 7 剂。改黄体酮注射液 20mg，每日 1 次，肌注；1 月 3 日改 20mg，隔日 1 次，肌注；1 月 7 日停药。地屈孕酮片，每次 1 片，每日 2 次，口服，至孕 12 周停药。

五诊（2010 年 1 月 18 日）：孕 14^+ 周，腰酸缓解，无明显不适。1 月 15 日行孕后第 3 次淋巴细胞免疫治疗。前方去砂仁、炒扁豆、怀山药、仙鹤草、黄芩、紫河车、炒杜仲，加绿梅花 5g，狗脊 12g，7 剂后予停药观察。

随访足月顺产一子，母子平安。

按语：该案患者就诊4个月后试孕未果，第5个月予夫精人工授精2次亦失败。第7个月行子宫输卵管碘油造影术，提示右侧输卵管通畅，左侧输卵管通而不畅。术后转经1次，借子宫输卵管碘油造影术疏通之力，积极助孕。行经首日腹痛，考虑肾虚夹有瘀滞，在益肾毓麟汤中，加用鸡血藤、虎杖活血化瘀，紫石英、石楠叶、透骨草、鹿角片、苁蓉温肾暖宫，蒲公英、败酱草清热解毒。排卵期加用路路通通达胞络，黄体期加雪蛤、紫河车血肉有情之品益肾填精，四诊之后，成功怀妊。

孕后感腰酸，便软，辨证为肾虚型胎动不安，夹有脾虚，予自拟安胎汤益肾养血安胎。方中熟地黄、枸杞子、菟丝子、桑寄生、紫河车补肾填精；党参、太子参、生黄芪、当归、阿胶珠补气养血；白术、怀山药健脾助运；苎麻根、海螵蛸止血安胎。孕后检查提示封闭抗体低下，予免疫治疗3次。且自拟安胎汤平调阴阳，益气补血，亦可提高免疫水平。住院期间出现少许漏红，予白及粉3g吞服。白及质粘味涩，为收敛止血之要药，临床常用其治疗孕后漏红，疗效显著。

孕妇能否接受X线摄片检查，特定胎龄期X线暴露剂量多少以下对胎儿是安全的？来自美国放射学会、美国妇产科医师学会的资料显示，X线暴露剂量低于5rad（1rad=10mGy）时，对整个孕期都是安全的，而平时的1次胸部X线摄片（2张片计算），胎儿X线暴露剂量为0.02～0.07mrad（1rad=1000mrad）。所以，孕期做过X线胸片检查，不管是孕早期还是孕中晚期，一般不会对胎儿产生危害。需要注意的是，CT的辐射剂量较大，如1次胸部CT，胎儿的X线暴露剂量为＜1rad，1次腹部或腰椎CT，胎儿的X线暴露剂量为3.5rad，故孕期应尽量避免此类检查。

2. 难免流产 2 次，封闭抗体低淋巴细胞免疫治疗、心脏主动脉瓣置换手术史案

钮某，女，32 岁，2008 年 11 月 14 日初诊。

［主诉］难免流产 2 次。

［现病史］患者曾难免流产 2 次，2003 年外院主动脉瓣瓣膜置换术，术后恢复好，长期口服华法林（3mg，每日 1 次，口服）抗凝。胃纳可，便软，夜寐安。来诊要求孕前调理，以防再次难免流产。

［月经史］$13\frac{5\sim7}{30}$天，量中，无痛经史。Lmp：11 月 8 日，经行如前。

［婚育史］已婚，0–0–2–0，2007 年 1 月孕 3^+ 月难免流产（曾及心搏）清宫术，2007 年 7 月孕 2^+ 月难免流产（未及心搏）清宫术。工具避孕。

［辅助检查］10 月 29 日封闭抗体：CD3–BE：0.3，CD4–BE：–1.4，CD8–BE：1.4；11 月 10 日 血 TSH：1.1654mIU/L，FT3：3.57pmol/L，FT4：13.38pmol/L，LH：1.43IU/L，FSH：9.74IU/L，E_2：20.80pg/mL，T：0.69nmol/L，PRL：8.8ng/mL；丈夫精液常规：密度：9.24×10^6/mL，快速前进精子百分率：13.6%，前进精子百分率：52%，活动精子百分率：63%。双方染色体正常。

［舌脉］舌淡红，苔薄，脉细。

［中医辨证］肾虚不固。

［治法］益肾养血。

［方药］益肾毓麟汤加减。

熟地黄 12g	枸杞子 12g	紫河车[吞] 3g	山茱萸 6g
生晒参 9g	当　归 12g	菟丝子 20g	香　附 12g
川　芎 10g	覆盆子 20g	紫石英[先] 20g	橘　皮 5g
橘　络 5g	党　参 24g	山　药 12g	炒白术 12g

水煎服，每日 1 剂，连服 7 剂。嘱测基础体温（BBT），预约淋巴细胞免疫治疗。

二诊（11 月 21 日）：近日 BBT 未升，带下量少，时有少腹吊痛。

［妇检］外阴无殊，阴道畅，内见中等量色白质黏性分泌物，无异味，宫颈轻度糜烂，子宫前位，无压痛，双附件未及包块，无压痛。

［舌脉］舌淡红苔薄，脉细。

［中医辨证］肾虚不固，夹有湿热、血瘀。

［治法］益肾养血，清热燥湿，活血化瘀。

［方药］益肾毓麟汤加减。

紫石英先 24g	炒白术 10g	当　归 12g	白花蛇舌草 20g
枸杞子 12g	太子参 15g	蒲公英 20g	丹　参 15g
紫河车吞 3g	黄　芪 15g	败酱草 15g	川楝子 10g
鸡血藤 15g	虎　杖 15g	熟地黄 15g	川　芎 10g

水煎服，每日 1 剂，连服 7 剂。予白带常规 + 衣原体、支原体培养检查。其夫改予知柏地黄丸 1 瓶，每次 8 丸，每日 3 次，口服。

三诊（11 月 28 日）：BBT 已升，少腹吊痛仍有。诉丈夫服知柏地黄丸，每次 8 丸，每日 2 次，后口干、便干缓解。

［舌脉］舌淡红苔薄，脉细。

［中医辨证］肾虚不固，夹有湿热、血瘀。

［治法］益肾养血，清热燥湿，活血化瘀。

［方药］益肾毓麟汤加减。

熟地黄 15g	当　归 12g	延胡索 9g	白花蛇舌草 20g
枸杞子 12g	太子参 15g	蒲公英 20g	丹　参 15g
紫河车吞 3g	黄　芪 15g	败酱草 15g	川楝子 10g
鸡血藤 15g	虎　杖 15g	川　芎 10g	

水煎服，每日 1 剂，连服 7 剂。

四诊（12 月 12 日）：Lmp：12 月 8 日，经行如前。少腹吊痛好转。近日喉间有痰，咳吐不爽。

［舌脉］舌淡红，苔薄，脉细。

［中医辨证］肾虚不固，夹有痰湿。

［治法］益肾养血，燥湿化痰。

［方药］化湿调冲汤加减。

紫河车吞 6g　石菖蒲 15g　黄　芪 15g　枸杞子 12g
陈胆星 12g　制半夏 12g　仙灵脾 15g　当　归 12g
天竺黄 15g　郁　金 12g　炙甘草 5g　紫石英先 24g
鸡内金 9g　熟地黄 12g　川　芎 10g　巴戟天 15g

水煎服，每日 1 剂，连服 7 剂。予其丈夫海马巴戟胶囊 2 盒，每次 3 粒，每日 2 次，口服；知柏地黄丸 1 瓶，每次 8 丸，每日 2 次，口服；五子衍宗丸 2 盒，每次 6g，每日 2 次，口服。

后续治疗：平素益肾毓麟汤加减，经期桃红四物汤加减治疗。丈夫口服海马巴戟胶囊、知柏地黄丸、五子衍宗丸。2008 年 12 月 26 日，2009 年 1 月 9 日，2009 年 2 月 6 日淋巴细胞免疫治疗 3 次。3 月 16 日丈夫精液常规：密度：12.02 百万 / 毫升，快速前进精子百分率：46.7%，前进精子百分率：58.3%，活动精子百分率：71.7%。2008 年 12 月至 2009 年 2 月间淋巴细胞免疫治疗 3 次，3 月 18 日封闭抗体检测：CD3-BE：2.5，CD4-BE：1.2，CD8-BE：2.4。

试孕月首诊（2009 年 4 月 8 日）：Lmp：4 月 5 日，经行如前，今未净。

［舌脉］舌淡红，苔薄，脉细。

［中医辨证］肾虚不固。

[治法] 益肾养血。

[方药] 益肾毓麟汤加减。

当 归 9g 紫河车[吞] 3g 生甘草 5g 生黄芪 15g

炒白芍 10g 川续断 12g 熟地黄 12g 炒白术 12g

狗 脊 12g 枸杞子 12g 党 参 15g 川 芎 6g

巴戟天 12g 陈 皮 5g

水煎服，每日 1 剂，连服 7 剂。

二诊（4 月 17 日）：近日腹泻。

[辅助检查] 当日 B 超提示：双层子宫内膜厚约 9mm，左卵巢可见一大小约 18mm×17mm×17mm 囊性暗区。

[舌脉] 舌淡红苔薄，脉细。

[中医辨证] 脾肾两虚。

[治法] 益肾养血，健脾助孕。

[方药] 养血试孕方加减。

熟地黄 15g 枸杞子 12g 当 归 12g 川 芎 10g

鸡血藤 15g 虎 杖 15g 丹 参 15g 菟丝子 24g

覆盆子 24g 紫河车[吞] 6g 橘 皮 5g 橘 络 5g

党 参 15g 生黄芪 15g 白 术 12g 炒扁豆 12g

路路通 12g 皂角刺 12g

水煎服，每日 1 剂，连服 7 剂。予 HCG 针，10000U，肌注，立即。

孕后首诊（5 月 4 日）：停经 30 天，BBT 上升 14 天，昨晨阴道少许漏红即净。

[辅助检查] 5 月 3 日查血 HCG：127IU/L，E_2：124pg/mL，P：45.8nmol/L。

[舌脉] 舌淡红苔薄，脉细滑。

[中医辨证] 肾虚不固。

［治法］益肾养血安胎。

［方药］自拟安胎汤加减。

熟地黄 12g　枸杞子 12g　当归身 9g　炒白芍 12g

桑寄生 15g　苎麻根 20g　党　参 15g　生黄芪 15g

阿胶珠[烊] 10g　川　芎 5g　狗　脊 12g　海螵蛸 15g

紫河车[吞] 6g　仙鹤草 24g

水煎服，每日 1 剂，连服 4 剂。如有不适，随时就诊。嘱预约淋巴细胞免疫治疗 1 次。

二诊（5 月 8 日）：停经 34 天，感腰酸，无漏红、腹痛等不适。

［辅助检查］5 月 7 日查：TSH：1.60mIU/L，FT3：2.71pmol/L，FT4：13.52pmol/L，HCG：910IU/L，E_2：138pg/mL，P：40.10nmol/L。

［舌脉］舌淡红，苔薄，脉细滑。

［中医辨证］肾虚不固。

［治法］益肾养血安胎。

［方药］自拟安胎汤加减。

党　参 15g　生黄芪 15g　熟地黄 12g　枸杞子 12g

当归身 9g　炒白芍 10g　菟丝子 20g　阿胶珠[烊] 10g

紫河车[吞] 6g　桑寄生 15g　苎麻根 20g　仙鹤草 24g

炒杜仲 15g　狗脊 12g

水煎服，每日 1 剂，连服 4 剂。予黄体酮注射液，每次 40mg，每日 1 次，肌注；HCG 针，2000U，隔日 1 次，肌注；地屈孕酮片 10mg，每日 1 次，口服。

三诊（5 月 12 日）：停经 38 天，感腰酸，无漏红、腹痛等不适，胃纳可，便软。5 月 8 日已行淋巴细胞免疫治疗 1 次。

［辅助检查］5 月 12 日 HCG：6164IU/L，E_2：179pg/mL，P：64.6nmol/L。

[舌脉] 舌淡红，苔薄，脉细滑。

[中医辨证] 肾虚不固，夹有脾虚。

[治法] 益肾养血，健脾安胎。

[方药] 自拟安胎汤加减。

熟地黄 12g　　枸杞子 12g　　党　参 15g　　生黄芪 15g

白　术 15g　　怀山药 12g　　狗　脊 12g　　菟丝子 20g

紫河车[吞] 3g　　橘　皮 5g　　橘　络 5g　　炒杜仲 15g

桑寄生 15g　　苎麻根 15g

水煎服，每日 1 剂，连服 4 剂。余药同前。

四诊（5 月 18 日）：停经 44 天，腰酸同前，胃纳可，二便调。5 月 18 日查 HCG：23281IU/L，E_2：519pg/mL，P：95.3nmol/L。前方去白术、怀山药、炒杜仲、橘皮、橘络，加当归 12g，炒白芍 12g，太子参 15g，巴戟天 12g，陈皮 5g，7 剂。蛤蟆油 10g，隔水炖，一周分服。余药同前。

五诊（5 月 25 日）：停经 51 天，腰酸，便软次增，小腹发冷，夜间盗汗。

[辅助检查] 5月25日HCG：59281IU/L，E_2：507pg/mL，P：99.5nmol/L。

[舌脉] 舌淡红苔薄，脉细滑。

[中医辨证] 肾虚不固，脾阳不足。

[治法] 益肾养血，温阳健脾安胎。

[方药] 自拟安胎汤加减。

党　参 15g　　白　术 15g　　怀山药 15g　　补骨脂 15g

煨肉果 15g　　砂　仁[杵后入] 5g　　当归身 9g　　炒白芍 15g

五味子 9g　　菟丝子 20g　　桑寄生 15g　　阿胶珠[烊] 12g

煅龙骨 15g　　炒扁豆 12g　　紫河车[吞] 6g

水煎服，每日1剂，连服7剂。余药同前。

六诊（6月1日）：停经58天，腰酸，便软次增仍有，小腹冷感改善，夜间盗汗。6月1日查HCG：106040IU/L，E_2：535pg/mL，P：102nmol/L。前方去砂仁、煨肉果，加巴戟天12g，炒杜仲12g，7剂。黄体酮注射液、HCG针、地屈孕酮片用法同前。

七诊（6月8日）：停经65天，少量漏红2天，腰酸，无小腹发冷，无夜间盗汗，胃纳可，二便调。

［辅助检查］6月4日B超提示：宫内早孕，单活胎（胚芽约20mm，可及心搏）。6月8日HCG：155629IU/L，E_2：563pg/mL，P：117nmol/L。

［舌脉］舌淡红苔薄，脉细滑。

［中医辨证］肾虚不固，夹有脾虚。

［治法］益肾养血，健脾安胎。

［方药］自拟安胎汤加减。

党　参15g	生黄芪15g	白　术12g	怀山药12g
阿胶珠[烊]10g	桑寄生15g	苎麻根20g	炒白芍10g
菟丝子20g	海螵蛸15g	藕　节20g	白及粉[吞]3g
紫河车[吞]6g			

水煎服，每日1剂，连服7剂。蛤蟆油10g，隔水炖，一周分服。余药同前。嘱如出血不止，随时复诊。

后续治疗：服上药后漏红净，续以自拟安胎汤加减。6月15日改HCG针，2000U，肌注，每周2次，6月29日停HCG针。每周监测血HCG，E_2，P至孕12周，激素上升理想。6月26日B超提示：宫内孕，单活胎（头臀高约51mm）。7月13日改黄体酮注射液20mg，每日1次，肌注；7月18日停黄体酮注射液、地屈孕酮片。保胎至孕15周，无明显不适，停药观察。孕6月余因急性胃肠炎输液治疗，余无异常。整个孕期口服华法林每次 3mg，每日 1 次。2009 年 12 月因心脏瓣膜手术史，外院剖宫产一男婴，体重 3650g，身长 50cm，母子平安。随访其子体健，智力、体格发育同同龄儿。

按语：外科手术行人工瓣膜置换术是治疗心脏瓣膜病的主要方法之一，机械瓣膜置换术后，需终身抗凝。孕妇血液处于高凝的特殊生理状态，抗凝治疗显得更加重要。人工机械瓣膜置换术后抗凝最常使用的药物是华法林，但据报道，妊娠前 3 个月使用华法林可能产生特征性胚胎异常，如表现为严重鼻发育不全、骨骺分离、视神经萎缩、头颅发育畸形、智力迟钝等，严重者可导致胎儿心、胃肠道或肝畸形及脾缺如等，而妊娠 3 个月以后使用则可能导致中枢神经系统异常和胎儿出血。所以，针对机械瓣膜置换术后的妊娠妇女这一特殊人群的抗凝治疗仍存有广泛争议。有学者证实胎儿并发症发生率与用药剂量存在相关。早期国外学者通过动物实验，将怀孕的狗和兔给予一定量的香豆素类抗凝药物，证实大剂量药物是影响胎儿出血及死亡的最重要独立风险因子。Khamooshi AJ 等回顾性分析 1974 ～ 2000 年间德黑兰皇家心脏中心 110 例妇女共计 196 次妊娠，发现当口服华法林剂量低于 5mg/d 时，自然流产率和死胎率明显降低。匡锋等回顾性分析 1998 ～ 2010 年间中南大学湘雅二医院 103 例心脏机械瓣膜置换术后妇女妊娠阶段抗凝治疗的情况，亦发现机械瓣膜置换术后妇女在妊娠期间，单一服用小剂量华法林（＜ 5mg/d）为一种相对安全有效的抗凝治疗。

此例复发性流产患者存在的问题主要有 3 个：①主动脉瓣置换术后，长期口服华法林抗凝。目前大部分学者认为妊娠期间单一服用小剂量华法林（＜ 5mg/d）相对安全，但是妊娠期间抗凝无效和抗凝过度，严重栓塞或出血事件，均会导致严重的后果。此例患者停经 29 天时阴道漏红 1 次，处方用药需谨慎，在自拟安胎汤中加入海螵蛸、仙鹤草收敛止血，嘱 4 剂后复诊，如有不适，随时就诊，唯恐其出血不止，及时调整用药。停经 64 天再次出现阴道漏红，在自拟安胎汤中加入海螵蛸、藕节、白及粉收敛止血，再次告诫出血不止，随时复诊；②封闭抗体低下，孕前以益肾毓麟汤平调肾中阴阳，平补气血，调整免疫系统功能；且孕前淋巴细胞免疫治疗 3 次，孕后加强淋巴细胞免疫治疗 1 次，中西医结合，双管齐下；③丈夫少精症，原以知柏地黄丸滋肾填精，补充精气；后以海马巴戟胶囊、知柏地黄丸、五子衍宗丸配伍，重在补阳，少以补阴，肾精盛，肾气化，精子数量较前提升，活力亦增强。

患者易出现便软，辨为脾虚，平素在益肾补血的同时，加入怀山药，白术健脾益气。停经 50 余天出现便软次增，小腹发冷，夜间盗汗，辨为脾阳不足。脾土为子，心火为母，子盗母气，心气亦虚，心在液为汗，气虚不足以护卫营阴，可见盗汗。在自拟安胎汤中加入白术、怀山药、炒扁豆健脾益气，煨肉果、补骨脂、砂仁温中止泻，五味子、煅龙骨收敛固摄，温暖中焦，固摄营阴，诸症悉除。

3. 难免流产 6 次，封闭抗体低淋巴细胞免疫治疗、宫腔粘连术后案

陈某，女，36 岁，2010 年 05 月 31 日初诊。

[主诉] 难免流产 6 次，月经量少 5 月。

[现病史] 难免流产 6 次，末次 2009 年 12 月孕 4 月余行胎停清宫术，术后月经量少，用护垫即可。2010 年 4 月 30 日，外院行宫腔镜下宫腔粘连分离术 + 输卵管通液术，术中见右输卵管开口暴露不清，左输卵管通畅。术后予戊酸雌二醇片，每次 3 片，每日 1 次，口服，连服 21 天；于服戊酸雌二醇片第 12 天起，加服黄体酮胶囊（50mg），每次

2 粒，每日 2 次，连服 10 天。平素感乏力，胃纳可，夜寐安，二便调。

[月经史] 14 $\frac{5 \sim 6}{28}$ 天，量少，用护垫即可。Lmp：5 月 22 日（人工周期），经行如前。

[婚育史] 已婚，0–0–10–0，人流 4 次，2002 ～ 2009 年间孕 3 ～ 6 月难免流产，共 6 次，其中 4 次产出活胎。工具避孕。

[舌脉] 舌淡红苔薄，脉细。

[中医辨证] 肾虚不固。

[治法] 益肾养血。

[方药] 暖宫孕子丸 3 盒，每次 8 丸，每日 3 次，口服。

嘱检查宫颈机能，完善封闭抗体、双方染色体、甲状腺功能、性激素、丈夫精液等检查。

二诊（2010 年 7 月 27 日）：Lmp：7 月 25 日，量不多，今未净。妇产科专科医院专家门诊检查，暂不考虑宫颈机能不全。

[辅助检查] 6 月 1 日 B 超提示：双层子宫内膜厚约 0.4cm，内膜面可见钙化斑，长径约 1.4mm。子宫前壁肌层可见钙化斑数枚，长径约 1.4mm。6 月 9 日封闭抗体检测：CD3–BE：–3.5，CD4–BE：–3.2，CD8–BE：–1.5。6 月 12 日双方染色体检查无殊。7 月 27 日查血 TSH：1.678mIU/L，LH：1.93IU/L，FSH：6.4IU/L，E_2：35.29pg/mL，T：0.48nmol/L，PRL：20.79ng/mL。

[舌脉] 舌淡红，苔薄，脉细。

[中医辨证] 肾虚不固。

[治法] 益肾养血。

[方药] 益肾毓麟汤加减。

熟地黄 12g　　枸杞子 12g　　当　归 12g　　川　芎 10g

紫石英[先] 24g　　紫河车[吞] 3g　　党　参 15g　　太子参 15g

生黄芪 12g　巴戟天 9g　菟丝子 20g　覆盆子 20g

炒杜仲 15g　橘　皮 5g　橘　络 5g　狗　脊 12g

川续断 12g

水煎服，每日 1 剂，连服 12 剂。

完善双方血常规、血型、生化功能、凝血功能、肝炎系列、艾滋、梅毒检查。拟行淋巴细胞免疫治疗。

三诊（8 月 18 日）：乏力，胃纳可，夜寐安。

［辅助检查］丈夫精液常规检查：精子密度：66.57 百万 / 毫升，快速前进精子百分率：16%，前进精子百分率：81.07%，活动精子百分率：88.96%。双方血常规、血型、生化功能、凝血功能、肝炎系列、艾滋、梅毒检查未见明显异常。

［舌脉］舌淡红，苔薄，脉细。

［中医辨证］肾虚不固。

［治法］益肾养血。

［方药］益肾毓麟汤加减。

党　参 15g　太子参 15g　生黄芪 15g　当　归 12g

川　芎 10g　菟丝子 20g　覆盆子 20g　沙苑子 12g

狗　脊 12g　川续断 12g　炒杜仲 15g　紫河车[吞] 3g

陈　皮 5g　八月札 10g

水煎服，每日 1 剂，连服 12 剂。嘱预约淋巴细胞免疫治疗。

四诊（9 月 21 日）：Lmp：8 月 22 日，经行如前，量不多，5 天净。BBT 上升 13 天，乏力。

［舌脉］舌淡红苔薄，脉细。

［中医辨证］瘀血留滞。

［治法］养血活血调冲。

[方药] 桃红四物汤加减。

当　归 15g　川　芎 10g　鸡血藤 15g　虎　杖 15g
丹　参 15g　失笑散包煎 10g　益母草 20g　桃　仁 10g
牛　膝 12g　焦山楂 20g　生甘草 5g　月季花 9g

水煎服，每日 1 剂，连服 8 剂。

后续治疗：平素以益肾毓麟汤益肾养血，经期以桃红四物汤养血活血调冲。9 月 21 日、10 月 26 日、11 月 23 日淋巴细胞免疫治疗 3 次，2011 年 1 月 5 日封闭抗体检测：CD3–BE：–2.4，CD4–BE：–3.0，CD8–BE：0.9。2011 年 1 月 6 日三维 B 超提示：宫腔粘连考虑。2011 年 1 月 24 日外院宫腔镜下宫腔粘连电切割术 + 腹腔镜下双侧输卵管系膜囊肿剔除术 + 腹腔脱落物取出术 + 美兰通液术 + 宫内节育器放置术。术中宫腔镜见宫腔前后壁间纤维束状粘连，双侧输卵管开口未见，腹腔镜见双侧输卵管系膜囊肿各一枚，左右侧直径分别为 1.5cm、0.5cm，腹腔见直径约 1.0cm 脱落物，呈乳黄色，病理诊断：双侧输卵管系膜囊肿，盆腔脂肪坏死结节。2011 年 4 月 6 日封闭抗体检测：CD3–BE：–1.8，CD4–BE：–0.7，CD8–BE：–1.49。2011 年 4 月 9 日外院宫腔镜下取环术，术中见宫腔形态呈桶装，双侧输卵管开口清晰可见。

试孕月首诊（2011 年 5 月 23 日）：Lmp：5 月 18 日，经行如前，量中，今似净。

[辅助检查] 5 月 12 日三维 B 超提示：双层子宫内膜厚约 0.8cm。

[舌脉] 舌淡红苔薄，脉细。

[中医辨证] 肾虚不固。

[治法] 益肾养血。

[方药] 益肾毓麟汤加减。

熟地黄 15g　枸杞子 12g　当　归 12g　川　芎 9g

菟丝子 24g　　覆盆子 24g　　紫石英^{先}24g　　紫河车^{吞}6g
橘　皮 5g　　橘　络 5g　　党　参 15g　　生黄芪 12g
巴戟天 12g　　肉苁蓉 12g

水煎服，每日 1 剂，连服 7 剂。予戊酸雌二醇片 1 盒，每次 1 片，每日 1 次，口服。

二诊（5 月 27 日）：BBT 未升，胃纳可，夜寐安，二便调。

[辅助检查] 当日 B 超提示：双层子宫内膜厚约 0.7cm，左卵巢可见一大小约 16mm×15mm×15mm 囊性暗区。

[舌脉] 舌淡红，苔薄，脉细。

[中医辨证] 肾虚不固。

[治法] 益肾养血，疏理助孕。

[方药] 养血试孕方加减。

熟地黄 12g　　枸杞子 12g　　当　归 12g　　川　芎 9g
菟丝子 24g　　覆盆子 24g　　紫河车^{吞}6g　　橘　皮 5g
橘　络 5g　　桑寄生 15g　　狗　脊 12g　　川续断 12g
杜　仲 15g　　路路通 12g　　皂角刺 12g

水煎服，每日 1 剂，连服 5 剂。续用戊酸雌二醇片，用法用量同前。

孕后首诊（6 月 14 日）：停经 28 天，BBT 上升 14 天，3 天前阴道少许漏红即净。

[辅助检查] 当日查血 HCG ＞ 1000IU/L。

[舌脉] 舌淡红苔薄，脉细滑。

[中医辨证] 肾虚不固。

[治法] 益肾养血安胎。

[方药] 自拟安胎汤加减。

熟地黄 12g　枸杞子 12g　炒白芍 12g　菟丝子 20g
覆盆子 20g　桑寄生 15g　苎麻根 20g　阿胶珠[烊]10g
紫河车[吞]6g　橘　皮 5g　橘　络 5g　党　参 15g
太子参 9g　生黄芪 12g

后续治疗：6 月 15 日因“停经 29 天，阴道出血 1 次”住院保胎治疗。入院后完善血、尿、粪常规、肝肾功能、甲状腺功能、TORCH、凝血功能等检查，未见明显异常，以自拟安胎汤加减及黄体酮注射液 40mg，每日 1 次，肌注；地屈孕酮片，1 片，每日 2 次，口服治疗。6 月 15 日测血 HCG：2331.8IU/L，E_2：277.57pg/mL，P：42.60nmol/L。6 月 19 日测血 HCG：14680.3IU/L，E_2：468.18pg/mL，P：82.46nmol/L。以后每周复查血 HCG，E_2，P，激素上升理想。7 月 1 日 B 超示：宫内孕，单活胎（胚芽 3mm）。7 月 11 日改黄体酮注射液 20mg，每日 1 次，肌注，余治疗同前。7 月 13 日 B 超提示：宫内早孕（胚芽 15mm）。8 月 11 日 B 超提示：单活胎，孕约 12 周$^+$（NT：1.1mm）。予停用黄体酮注射液、地屈孕酮片。8 月 15 日出院，停药观察。孕晚期出现妊娠期高血压，予对症治疗，余无异常。2012 年 2 月 14 日外院足月剖宫产（高龄）一男婴，体重 3500g，身长 49cm，母子平安。

按语：此例患者既往难免流产 6 次，均为孕 3 ～ 6 月的难免流产，属于晚期流产。与早期流产更多的归因于胚胎异常不同，晚期流产需要更多的考虑免疫因素、生殖器异常等。初诊嘱完善相关检查。排除宫颈机能不全问题后，该患者主要存在两个问题：1、封闭抗体不足，2、宫腔粘连。

肾为水火之宅，藏元阴元阳，此例患者素体肾虚，肾虚不系胞胎，故孕而易堕，堕胎伤肾，肾虚更甚。肾阴肾阳相互依存，相互制约，处于动态平衡，维持机体的正常功能。阴阳失衡，则病症丛生。肾精亏虚，气血无从生化，多次宫腔创伤，耗伤气血，故患者常觉乏力，月经量减少。孕前以益肾毓麟汤益肾养血，平调阴阳，方中熟地黄、枸杞子、紫河车、菟丝子、覆盆子补肾填精；狗脊、川续断、炒杜仲补肝肾，因冲任；巴戟天、紫石英鼓舞肾阳；党参、太子参、生黄芪补气；当归、川芎养血；橘皮、橘络理气助运。同时予淋巴细胞免疫治疗，提升患者封闭抗体水平，该患者淋巴细胞免疫治疗三次后，复查封闭抗体CD4的水平仍为-3，继以单纯中药益肾毓麟汤调治3个月，CD4水平上升至-0.7。

宫腔粘连是人流术的常见并发症之一，多次宫腔手术史更是宫腔粘连的高危因素。宫腔粘连后，子宫内膜不能正常如期增生脱落，月经量减少甚至闭经，子宫内环境变差，不利于胚胎的着床和发育，易导致不孕、流产。宫腔镜下宫腔粘连分离术是治疗宫腔粘连，使患者术后恢复正常月经，改善妊娠及分娩结局的标准做法。在术中放置节育环、术后雌孕激素周期疗法等可降低再次发生宫腔粘连的风险。此例患者2010年4月曾行宫腔粘连分离术，经雌孕激素周期治疗3个月，中药益肾养血调理半年有余，月经量仍不见增多。嘱其经前经阴道子宫附件三维B超检查，发现宫腔粘连，遂再次行宫腔镜下宫腔粘连分离术，并放置宫内节育器3个月。取环后，B超监测子宫内膜及卵泡生长情况，并予中药益肾养血、填精护胞，积极安排受孕。傅师认为：有宫腔粘连史的患者极易再次宫腔粘连，故若存在多种因素致反复堕胎的患者，当先扶正祛邪，调和阴阳，矣患者可以试孕前1～2个月行宫腔粘连分离术为好，术后1～2个月即积极试孕。

患者孕后出现阴道漏红，诊断为“胎漏”，肾虚不足以系胎，胎元不固，有欲堕之势，故见漏红。以自拟安胎汤益肾养血安胎。方中熟地黄、杞子、菟丝子、覆盆子、桑寄生、紫河车益肾安胎，党参、太子参、生黄芪补气安胎，炒白芍、阿胶珠养血安胎，苎麻根凉血止血安胎，橘皮、橘络理气，防诸药滋腻之性。同时使用黄体酮注射液、地屈孕酮片，中西结合，加强保胎之功。

4. 难免流产 4 次，封闭抗体低淋巴细胞免疫治疗案

马某，女，27 岁，2009 年 2 月 17 日初诊。

［主诉］难免流产 4 次，月经量少 1 年余。

［现病史］难免流产 4 次，末次清宫术后开始月经量少，每次用卫生巾 5 ～ 7 片。平素腰酸、乏力，胃纳可，大便易稀。要求孕前调理，以防再次难免流产。

［月经史］$13\frac{5\sim6}{30}$天，量少，无痛经。Lmp：1 月 28 日，经行如前。

［婚育史］已婚，0-0-5-0，早孕人流 1 次，2004 年 2 月、2004 年 8 月、2006 年 4 月、2007 年 5 月均孕 2 月余难免流产（未见心搏）行清宫术。工具避孕。

［辅助检查］双方染色体正常。2009 年 1 月丈夫精液常规检查：精子密度：64.05 百万 / 毫升，快速前进精子百分率：14%，前进精子百分率：22%，活动精子百分率：47%。2009 年 2 月封闭抗体检测：CD3-BE：-2.0，CD4-BE：-3.9，CD8-BE：-0.2。

［舌脉］舌淡红，苔薄，脉细。

［中医辨证］肾虚不固，瘀血留滞。

［治法］益肾养血活血调冲。

［方药］益肾毓麟汤加减。

熟地黄 12g	枸杞子 12g	当　归 15g	川　芎 10g
鸡血藤 15g	虎　杖 15g	丹　参 15g	赤　芍 10g
白　芍 10g	狗　脊 12g	川续断 12g	菟丝子 20g

党　参 15g　生黄芪 15g

水煎服，每日 1 剂，连服 7 剂。嘱测基础体温（BBT），完善性激素、甲状腺功能、TORCH、双方血常规、生化功能、血型、凝血功能、肝炎系列、梅毒、艾滋检查，行丈夫淋巴细胞免疫治疗前准备。

二诊（2 月 24 日）：BBT 在升，无明显不适。

[舌脉] 舌淡红，苔薄，脉细。

[中医辨证] 肾虚不固。

[治法] 益肾养血，活血调冲。

[方药] 益肾毓麟汤加减。

熟地黄 12g　枸杞子 12g　当　归 12g　川　芎 10g

鸡血藤 15g　虎　杖 15g　丹　参 15g　菟丝子 20g

覆盆子 20g　党　参 15g　生黄芪 15g　益母草 24g

牛　膝 15g　焦山楂 20g

水煎服，每日 1 剂，连服 7 剂。

三诊（3 月 3 日）：Lmp：2 月 28 日，经行量少，每天用卫生巾 1 片，今未净。

[辅助检查] 3 月 2 日甲状腺功能 + 性激素检测：TSH：2.0046mIU/L，FT3：4.50pmol/L，FT4：12.54pmol/L，LH：2.03IU/L，FSH：5.08IU/L，E_2：77pg/mL，PRL：13.20ng/mL。TORCH、双方血常规、生化功能、血型、凝血功能、肝炎系列、梅毒、艾滋检查无殊。

[舌脉] 舌淡红，苔薄，脉细。

[中医辨证] 肾虚不固。

[治法] 益肾养血。

[方药] 益肾毓麟汤加减。

党　参 15g　生黄芪 15g　熟地黄 12g　当　归 15g

川　芎 10g　　鸡血藤 15g　　虎　杖 15g　　丹　参 15g
菟丝子 20g　　沙苑子 12g　　狗　脊 12g　　川续断 12g
炒杜仲 15g　　赤　芍 10g　　白　芍 10g

水煎服，每日 1 剂，连服 7 剂。嘱预约淋巴细胞免疫治疗。

后续治疗：平素益肾毓麟汤加减，经期桃红四物汤加减治疗。月经量较前略增加。3 月 6 日，4 月 3 日，5 月 8 日分别行淋巴细胞免疫治疗 3 次。5 月 20 日封闭抗体检测：CD3-BE：2.3，CD4-BE：-2.4，CD8-BE：3.1。嘱继续淋巴细胞免疫治疗，可试孕。

试孕月首诊（6 月 2 日）：Lmp：5 月 30 日，经行量少，痛经，今未净。

［**辅助检查**］5 月 30 日丈夫精液常规检查：精子密度：26.88 百万 / 毫升，快速前进精子百分率：27.3%，前进精子百分率：50.8%，活动精子百分率：57.8%。

［**舌脉**］舌淡红，苔薄，脉细。

［**中医辨证**］肾虚不固，夹有血瘀。

［**治法**］益肾养血，活血调冲。

［**方药**］益肾毓麟汤加减。

熟地黄 15g　　枸杞子 12g　　当　归 15g　　川　芎 10g
鸡血藤 15g　　虎　杖 15g　　菟丝子 24g　　覆盆子 24g
紫石英^先^ 24g　　紫河车^吞^ 6g　　橘　皮 5g　　橘　络 5g
党　参 15g　　生黄芪 15g　　鹿角霜 9g　　石菖蒲 15g
巴戟天 12g

水煎服，每日 1 剂，连服 7 剂。

二诊（6 月 9 日）：腰酸，胃纳可，二便调，6 月 5 日淋巴细胞免疫治疗 1 次。

［辅助检查］6月9日B超：双层子宫内膜厚约8mm，右卵巢可见一大小约15mm×15mm×14mm囊性暗区。

［舌脉］舌淡红，苔薄，脉细。

［中医辨证］肾虚不固。

［治法］益肾活血，疏理助孕。

［方药］养血试孕方加减。

熟地黄15g　枸杞子12g　当　归12g　川　芎10g

鸡血藤15g　虎　杖15g　菟丝子20g　覆盆子20g

紫石英先20g　紫河车吞6g　橘　皮5g　橘　络5g

党　参15g　生黄芪15g　肉苁蓉12g　路路通12g

皂角刺12g

水煎服，每日1剂，连服7剂。

三诊（6月15日）：试孕中，近日带下量多拉丝状，中脘不适，大便偏稀。

［辅助检查］6月11日B超：双层子宫内膜厚约8mm，右卵巢可见一大小约17mm×17mm×14mm囊性暗区。

［舌脉］舌淡红，苔薄，脉细。

［中医辨证］肾虚不固，夹有血瘀、脾虚。

［治法］益肾活血，健脾助孕。

［方药］益肾毓麟汤加减。

党　参15g　生黄芪15g　当　归12g　川　芎10g

鸡血藤15g　虎　杖15g　丹　参15g　菟丝子24g

覆盆子24g　八月札10g　狗　脊12g　川续断12g

白　术12g　怀山药12g　熟地黄12g

水煎服，每日1剂，连服7剂。

四诊（6月22日）：试孕中，BBT在升，中脘不适好转，二便调。

［舌脉］舌淡红，苔薄，脉细。

［中医辨证］肾虚不固。

［治法］益肾养血观察。

［方药］养血试孕方加减。

熟地黄12g　枸杞子12g　当　归12g　川　芎6g

菟丝子20g　覆盆子20g　紫河车[吞]3g　党　参15g

生黄芪15g　太子参15g　生甘草5g　狗　脊12g

川续断12g　桑寄生15g

水煎服，每日1剂，连服7剂。

孕后首诊（6月29日）：BBT上升13天，无明显不适。

［辅助检查］当日查血HCG：1096IU/L。

［舌脉］舌淡红，苔薄，脉细滑。

［中医辨证］肾虚不固。

［治法］益肾养血安胎。

［方药］自拟安胎汤加减。

熟地黄12g　枸杞子12g　当归身9g　炒白芍10g

菟丝子20g　桑寄生15g　苎麻根20g　炒杜仲15g

生甘草5g　阿胶珠[烊]10g　紫河车[吞]3g　橘　皮5g

橘　络5g

水煎服，每日1剂，连服7剂。

二诊（7月6日）：停经38天，无腰酸、漏红等不适。7月3日淋巴细胞免疫治疗1次。

［辅助检查］7月6日查血HCG：11900IU/L，E_2：321pg/mL，P：86.20nmol/L。

［舌脉］舌淡红，苔薄，脉细滑。

［中医辨证］肾虚不固。

［治法］益肾养血安胎。

［方药］自拟安胎汤加减。

熟地黄 12g　枸杞子 12g　当归身 9g　炒白芍 10g

菟丝子 20g　桑寄生 15g　苎麻根 20g　紫河车[吞] 6g

阿胶珠[烊] 10g　党　参 15g　生黄芪 15g　巴戟天 12g

绿梅花 9g　炒玉竹 15g

水煎服，每日 1 剂，连服 7 剂。

三诊（7 月 13 日）：停经 45 天，无腰酸、漏红等不适，大便偏软。

［辅助检查］7 月 13 日查血 HCG：46407IU/L，E_2：472pg/mL，P：66.50nmol/L。

［舌脉］舌淡红，苔薄，脉细滑。

［中医辨证］肾虚不固，夹有脾虚。

［治法］益肾养血，健脾安胎。

［方药］自拟安胎汤加减。

桑寄生 15g　苎麻根 20g　熟地黄 12g　枸杞子 12g

当归身 9g　炒白芍 10g　紫河车[吞] 6g　橘　皮 5g

橘　络 5g　党　参 15g　生黄芪 15g　巴戟天 12g

菟丝子 20g　白　术 12g　怀山药 12g　阿胶珠[烊] 10g

水煎服，每日 1 剂，连服 7 剂。

蛤蟆油 10g，隔水炖，1 周分服。

四诊（7 月 20 日）：停经 52 天，略感腰酸，无腹痛、漏红等不适，大便偏干。

［辅助检查］7 月 20 日查血 HCG：105925IU/L，E_2：896pg/mL，

P：62.30nmol/L。7月20日B超：宫内孕，单活胎（胚芽11mm）。

［舌脉］舌淡红，苔薄，脉细滑。

［中医辨证］肾虚不固。

［治法］益肾养血安胎。

［方药］自拟安胎汤加减。

熟地黄15g	枸杞子12g	当归身9g	炒白芍10g
党　参15g	太子参15g	阿胶珠[烊]10g	生黄芪15g
炒杜仲15g	生甘草5g	狗　脊12g	紫河车[吞]6g
陈　皮5g	瓜蒌仁15g		

水煎服，每日1剂，连服7剂。予蛤蟆油10g，隔水炖，一周分服。

五诊（7月27日）：停经59天，略感腰酸，无腹痛、漏红等不适，胃纳欠佳，呕恶明显，二便尚调。

［辅助检查］7月27日查血HCG：128952IU/L，E_2：965pg/mL，P：79.50nmol/L。

［舌脉］舌淡红，苔薄，脉细滑。

［中医辨证］肾虚不固。

［治法］益肾养血安胎。

［方药］自拟安胎汤加减。

熟地黄12g	枸杞子12g	党　参15g	生黄芪15g
白　术12g	绿梅花6g	生甘草5g	阿胶珠[烊]10g
菟丝子20g	狗　脊12g	桑寄生15g	苎麻根20g
生甘草5g	黄　芩9g	紫河车[吞]6g	

水煎服，每日1剂，连服7剂。

后续治疗：续以自拟安胎汤加减益肾养血安胎，7月31日行第6次淋巴细胞免疫治疗。中药保胎至孕15^+周，无明显不适，予停药观察。

孕期无异常。2010 年 3 月外院足月剖宫产一男婴，体重 3830g，身长 50cm，母子平安。

按语：此例患者素体肾虚，孕而易堕。且堕胎伤肾，多次堕胎，肾虚更甚。宫腔创伤易致血溢脉外，留滞为瘀，此例患者 5 次清宫手术，瘀血留滞，旧血不去，新血不生，故经行量不多。辨为肾虚血瘀型“滑胎”，治以益肾毓麟汤加减。方中熟地黄、枸杞子、菟丝子、覆盆子益肾填精，当归、川芎、赤芍、白芍养血活血，党参、生黄芪补气生血，加入鸡血藤、虎杖、丹参加强活血祛瘀之功。患者封闭抗体低下，故以中药平调阴阳，平补气血的同时，予淋巴细胞免疫治疗，中西结合，改善患者的免疫功能，提升封闭抗体水平。

“治未病”是中医理论的精髓，未病先防，既病防变。在“滑胎”的论治上，临床重视“预培其损”。孕前先以中药调理，调整机体素质，祛除可能造成流产的病因，有利于胎元稳固，顺利产子。此例患者中药调理 3 个月经周期后，嘱其试孕。试孕月继续投以益肾养血活血之品，排卵期加入路路通、皂角刺通达胞络，患者成功受孕。

患者孕后出现腰酸，为“肾虚型”胎动不安，孕后以自拟安胎汤保胎，未曾使用孕酮等西药，亦取得了良好的妊娠结局。患者停经 59 天起出现早孕反应，胃纳欠佳，呕恶明显，辨为肝胃不和。孕后气血下聚胞宫以养胎，肝血相对不足，肝阳相对偏亢，上逆犯胃，故致呕恶。在自拟安胎汤中加入黄芩清泻胎热，绿梅花疏肝解郁，白术健脾助运，呕恶缓解。

5. 难免流产 3 次，封闭抗体低、甲状腺功能减退、解脲支原体感染案

宋某，女，29 岁，2011 年 7 月 19 日初诊。

[主诉] 难免流产3次。

[现病史] 患者难免流产3次，来诊欲孕前调理，以防再次难免流产。近日中脘不适，腹泻，日3–4行。

[月经史] $14\frac{5\sim6}{28\sim32}$天，量少，无痛经史。Lmp：7月2日，经行如前。

[婚育史] 已婚，0–0–4–0，人流1次，2006年孕50余天、2008年1月孕2月余、2011年1月孕50余天均难免流产行清宫术。工具避孕。

[辅助检查] 夫妻双方染色体检查无殊，2010年5月行子宫输卵管碘油造影示：双输卵管通而欠畅。

[舌脉] 舌淡红，苔薄，脉细。

[中医辨证] 肾虚不固，脾虚泄泻。

[治法] 益肾健脾调冲。

[方药] 培土毓麟汤加减。

党　参15g	太子参9g	白　术12g	怀山药12g
茯　苓12g	菟丝子20g	覆盆子20g	补骨脂15g
当　归12g	川　芎10g	赤　芍10g	白　芍10g
丹　参9g	莲　须12g	芡　实20g	金樱子15g
生黄芪12g			

水煎服，每日1剂，连服7剂。嘱测基础体温（BBT），检查封闭抗体。

二诊（7月26日）：腹泻已止，无明显不适，经期将临。

[舌脉] 舌淡红，苔薄，脉细。

[中医辨证] 肾虚不固，夹有血瘀。

[治法] 益肾养血，活血调冲。

[方药] 益肾毓麟汤加减。

生地黄 12g	熟地黄 12g	炒玉竹 15g	制黄精 12g
制首乌 15g	赤　芍 10g	白　芍 10g	丹　参 9g
菟丝子 20g	覆盆子 20g	沙苑子 12g	牛　膝 12g
焦山楂 20g	生甘草 5g	月季花 9g	狗　脊 12g
川续断 12g	杜　仲 15g		

水煎服，每日 1 剂，连服 7 剂。

三诊（8 月 2 日）：Lmp：7 月 31 日，经行如前，量不多，无痛，近日中脘不适。

［辅助检查］7 月 27 日封闭抗体检测：CD3–BE：–1.1，CD4–BE：–0.6，CD8–BE：–1.0。

［舌脉］舌淡红，苔薄，脉细。

［中医辨证］肾虚不固，夹有血瘀。

［治法］益肾养血活血调冲。

［方药］益肾毓麟汤加减。

熟地黄 12g	枸杞子 12g	党　参 15g	太子参 9g
生黄芪 12g	八月札 10g	蒲公英 20g	当　归 12g
川　芎 9g	赤　芍 10g	白　芍 10g	生甘草 5g
狗　脊 12g	川续断 12g	杜　仲 15g	丹　参 9g
菟丝子 20g	覆盆子 20g		

水煎服，每日 1 剂，连服 12 剂（月经第 5 天起服用）。经期予龙血竭片，每次 4 片，每日 3 次，口服。

后续治疗：平素益肾毓麟汤加减，经期桃红四物汤加减治疗。

试孕月首诊（10 月 24 日）：Lmp：10 月 21 日，经行如前，今未净。

［舌脉］舌淡红，苔薄，脉细。

［中医辨证］肾虚不固。

[治法] 益肾养血。

[方药] 益肾毓麟汤加减。

熟地黄15g 枸杞子12g 当 归12g 川 芎9g

菟丝子24g 覆盆子24g 紫石英先24g 紫河车吞6g

橘 皮5g 橘 络5g 党 参15g 太子参9g

生黄芪12g 巴戟天9g 肉苁蓉12g

水煎服，每日1剂，连服7剂。

二诊（1月10日）：试孕中，无明显不适。

[舌脉] 舌淡红，苔薄，脉细。

[中医辨证] 肾虚不固。

[治法] 益肾养血。

[方药] 益肾毓麟汤加减。

熟地黄12g 枸杞子12g 当 归12g 川 芎10g

党 参15g 太子参9g 生黄芪12g 巴戟天9g

肉苁蓉12g 生甘草5g 狗 脊12g 川续断12g

炒杜仲15g 鸡血藤15g 虎 杖15g 丹 参9g

紫河车吞6g

水煎服，每日1剂，连服7剂。

孕后首诊（11月24日）：停经35天，少量漏红1周，伴小腹隐痛。Lmp：10月21日，经行如前。

[辅助检查] 11月23日封闭抗体检测：CD3-BE：1.5，CD4-BE：-1.8，CD8-BE：1.9。11月23日查血HCG：348IU/L，E_2：325pg/mL，P：40nmol/L。

[舌脉] 舌淡红，苔薄，脉细滑。

[中医辨证] 肾虚不固。

［治法］益肾养血安胎。

［方药］自拟安胎汤加减。

熟地黄 12g　枸杞子 12g　炒白芍 10g　桑寄生 15g

苎麻根 20g　阿胶珠烊 10g　党　参 15g　太子参 9g

生黄芪 12g　海螵蛸 15g　菟丝子 20g　覆盆子 20g

紫河车吞 3g　白及粉吞 3g　仙鹤草 24g　藕　节 20g

橘　皮 5g　橘　络 5g　绿梅花 5g

水煎服，每日 1 剂，连服 7 剂。予 HCG 针 2000U，隔日 1 次，肌注；黄体酮注射液 40mg，每日 1 次，肌注。建议住院保胎，嘱预约淋巴细胞免疫治疗。

孕后二诊（11 月 29 日）：停经 40 天，漏红已净，小腹隐痛偶有。11 月 28 日查血 HCG：5169IU/L，E_2：318pg/mL，P：72nmol/L。前方去白及粉、仙鹤草、藕节，7 剂。HCG 针、黄体酮注射液用法同前。

当日因“停经 40 天，阴道出血伴小腹隐痛 10 天”住院，入院后定期复查 HCG，E_2，P 上升情况。11 月 30 日血 TSH：3.345mIU/L，余检查未见异常。治疗上继续予中药自拟安胎汤一日一剂，HCG 针，2000U，隔日 1 次，肌注；黄体酮注射液，每次 40mg，每日 1 次，肌注；左甲状腺素钠片（优甲乐），每次 0.5g，每日 1 次，口服，同时予淋巴细胞免疫治疗。

孕后三诊（12 月 6 日）：停经 47 天，仍有少许褐色分泌物，近日呕吐明显，尿量尚可。

［辅助检查］11 月 30 日查血 HCG：9405.9IU/L，E_2：343.63pg/mL，P：82.07nmol/L。

［舌脉］舌淡红，苔薄，脉细滑。

［中医辨证］肾虚不固。

[治法] 益肾养血安胎。

[方药] 自拟安胎汤加减。

党　参 15g	太子参 9g	生黄芪 12g	桑寄生 15g
苎麻根 20g	菟丝子 20g	覆盆子 20g	海螵蛸 15g
煅龙骨 15g	阿胶珠[烊] 10g	黄　芩 9g	焦谷芽 10g
仙鹤草 24g	藕　节 20g		

水煎服，每日 1 剂，连服 7 剂。续用 HCG 针、黄体酮注射液、左甲状腺素钠片（优甲乐）片，用法用量同前。

12 月 8 日予宫颈分泌物检查，提示白带常规无殊，宫颈分泌物培养解脲支原体＞1 万，予阿奇霉素片，每次 500mg，每日 1 次，口服×3 天。

孕后四诊（12 月 19 日）：停经 60 天，褐色分泌物仍有，口干，恶心呕吐改善，胃纳可。血激素上升理想。

[舌脉] 舌淡红，苔薄，脉细滑。

[中医辨证] 肾虚不固。

[治法] 益肾养血安胎。

[方药] 自拟安胎汤加减。

桑寄生 15g	苎麻根 20g	阿胶珠[烊] 10g	党　参 15g
太子参 9g	生黄芪 12g	海螵蛸 15g	藕　节 20g
煅龙骨 15g	白及粉[吞] 3g	仙鹤草 24g	生甘草 5g
紫河车[吞] 3g	金银花炭 9g	石　斛 9g	

水煎服，每日 1 剂，连服 7 剂。因出血时间较长，加用阿洛西林 3.0g，每日 2 次；氨甲环酸 0.5g，每日 2 次，静滴×5 天，预防感染、止血治疗。余药同前。

孕后五诊（12 月 26 日）：停经 67 天，漏红已净，口干改善。血激素上升理想。

[舌脉] 舌淡红，苔薄，脉细滑。

[中医辨证] 肾虚不固。

[治法] 益肾养血安胎。

[方药] 自拟安胎汤加减。

熟地黄 12g	枸杞子 12g	炒白芍 12g	菟丝子 20g
覆盆子 20g	桑寄生 15g	苎麻根 20g	阿胶珠[烊] 10g
生甘草 5g	狗　脊 12g	炒杜仲 15g	紫河车[吞] 3g
橘　皮 5g	橘　络 5g	海螵蛸 15g	黄　芩 9g
党　参 15g	太子参 9g	生黄芪 12g	

水煎服，每日 1 剂，连服 7 剂。停 HCG 针，续用黄体酮注射液、左甲状腺素钠片（优甲乐）片，用法用量同前。

后续治疗：12 月 27 日血 TSH：0.5210mIU/L，HCG > 200000.00IU/L，E_2：4139.74pg/mL，P：150.33nmol/L，停左甲状腺素钠片（优甲乐），2 周后复查 TSH 正常范围。12 月 29 日复查宫颈分泌物培养解脲支原体 < 1 万。患者无漏红、腹痛等不适，2012 年 1 月 3 日出院，改黄体酮注射液，每次 20mg，每日 1 次，肌注，5 天后停药，自拟安胎汤 7 剂后停药。孕 13 周时复诊 1 次，诉恶心呕吐明显，胃纳欠馨，予紫苏叶 5g，绿梅花 5g，橘皮 5g，橘络 5g，蔻仁 3g，5 剂煎汤代茶饮。孕期接受淋巴细胞免疫治疗 3 次，2012 年 2 月 22 日封闭抗体检测：CD3–BE：–0.2，CD4–BE：2.4，CD8–BE：–3.7。随访于 2012 年 7 月外院足月剖宫产（臀位）一女，体重 3100g，身长 50cm，母子平安。

按语：此例患者既往难免流产 3 次，检查提示封闭抗体不足，辨为肾虚型滑胎，孕前以益肾毓麟汤加减治疗。孕后检查封闭抗体提高不明显，予淋巴细胞免疫治疗 3 次，后复测封闭抗体 CD4–BE 恢复正常，

CD3-BE、CD8-BE 仍低下。临床发现，封闭抗体的 3 项指标中，CD4-BE 与妊娠结局关系似更为密切。

患者孕后检查发现 TSH 偏高，诊断为亚临床甲状腺功能减退。妊娠期亚临床甲减是指孕妇血清促甲状腺激素（TSH）水平高于妊娠期特异的参考值上限，而游离甲状腺素（FT4）和游离三碘甲状腺原氨酸（FT3）水平在妊娠期特异的参考值范围内，排除其他原因引起的血清 TSH 升高。据报道其发病率约占孕妇的 4% ～ 10%，已成为妊娠妇女的常见病。研究发现，妊娠期亚临床甲减会造成流产、早产等不良妊娠结局，并且可能影响胎儿神经、智力发育。临床需重视对该病的筛查和诊治，诊断标准参照 2012 年美国 ATA 妊娠和产后甲状腺功能异常处理临床指南推荐的 TSH 的参考范围：孕早期（孕 1 ～ 12 周）为 0.1 ～ 2.5mIU/L，孕中期（孕 13 ～ 27 周）为 0.2 ～ 3.0mIU/L，孕晚期（妊娠 28 ～ 40 周）为 0.3 ～ 3.0mIU/L。确诊后用左甲状腺素钠片（优甲乐）替代治疗。左甲状腺素钠片（优甲乐）服用的最佳时间为清晨空腹顿服，避免与铁剂、含铁离子及多种维生素、钙剂和黄豆食物同时摄入，间隔应在 4 小时以上。治疗应当维持妊娠全过程，治疗目标为保持母体血清 TSH 水平处于上述参考范围，血清 FT4 在非孕妇女正常范围的上 1/3 水平，血清 TT4 在非孕妇女正常范围的 1.5 倍水平。妊娠期亚临床甲减中医多从虚劳论治，治以扶正益气之品。

患者孕后出现漏红、小腹隐痛，在自拟安胎汤中加入海螵蛸、仙鹤草、白及粉、藕节等止血安胎，并予 HCG 针、黄体酮注射液加强保胎。此例患者漏红时间较长，考虑可能存在感染，遂行白带常规和宫颈分泌物培养，结果提示解脲支原体感染，予阿奇霉素抗感染治疗后，加用氨甲环酸、阿洛西林等止血、预防感染。研究发现，解脲支原体感染与胚胎停育、胎膜早破等存在相关性，一经发现，应尽早治疗。临床强调中医辨证和西医辨病相结合，不拘泥于局限使用中药。

6. 高龄难免流产2次，抗心磷脂抗体阳性、ABO血型不合案

陶某，女，39岁，2011年4月25日初诊。

[主诉]难免流产2次。

[现病史]患者难免流产2次，欲孕前调理，以防再次难免流产，平素胃纳可，二便调，夜寐安。

[月经史]13 $\frac{5\sim6}{30}$ 天，量中，无痛经史。Lmp：3月24日，经行如前。

[婚育史]已婚，0-0-2-0，2007年孕3月余难免流产清宫术，2008年孕4月余胎膜早破难免流产清宫术。工具避孕。

[辅助检查]1月25日封闭抗体检测：CD3-BE：1.4，CD4-BE：-1.8，CD8-BE：-1.2。3月份外院血抗心磷脂抗体（+）。血型“O”型，丈夫血型“B”型。4月21日IgG抗B抗体：1∶1024。

[舌脉]舌淡红，苔薄，脉细。

[中医辨证]肾虚不固，湿热血瘀。

[治法]扶正活血，化湿调冲。

[方药]圣愈汤合茵陈蒿汤加减。

当　归15g	川　芎10g	赤　芍10g	白　芍10g
焦山楂20g	绵茵陈20g	党　参15g	生黄芪12g
郁　金9g	焦山栀9g	生甘草5g	益母草24g
牛　膝15g			

水煎服，每日1剂，连服7剂。嘱完善各项检查。

二诊（5月16日）：Lmp：5月11日，经行如前，量中，无痛，近日腹泻。

[辅助检查] 5月3日外院性激素检测：E_2：57pg/mL，LH：2.03IU/L，FSH：6.57IU/L，T：0.43nmol/L，PRL：10.35ng/mL，P：0.92nmol/L。5月4日封闭抗体检测：CD3-BE：0.8，CD4-BE：-0.1，CD8-BE：1.1。丈夫精液常规：精子密度：60.69百万/毫升，快速前进精子百分率：23.88%，前进精子百分率：58.48%，活动精子百分率：67.13%，正常形态率：7%。

[舌脉] 舌淡红，苔薄，脉细。

[中医辨证] 脾肾两虚。

[治法] 益肾运脾调冲。

[方药] 培土毓麟汤加减。

党　参15g　白　术12g　怀山药12g　茯　苓12g

菟丝子20g　覆盆子20g　补骨脂15g　胡芦巴12g

狗　脊12g　川续断12g　炒杜仲15g　当　归12g

熟地黄12g　川　芎10g

水煎服，每日1剂，连服14剂。

三诊（6月20日）：Lmp：5月29日，经行如前，无明显不适。

[辅助检查] 6月11日B超：左卵巢可见一大小约21mm×17mm×11mm囊性暗区。

[舌脉] 舌淡红，苔薄，脉细。

[中医辨证] 肾虚不固，夹有湿热血瘀。

[治法] 益肾养血，活血化湿。

[方药] 益肾毓麟汤合茵陈蒿汤加减。

熟地黄12g　当　归12g　川　芎9g　赤　芍10g

白　芍10g　丹　参9g　绵茵陈24g　焦山栀9g

党　参15g　太子参9g　生黄芪12g　茯　苓12g

菟丝子 20g　　覆盆子 20g

水煎服，每日 1 剂，连服 10 剂。

后续治疗：平素益肾毓麟汤合茵陈蒿汤加减，经期桃红四物汤加减治疗。调理 2 月，复查抗心磷脂抗体（-），嘱试孕。

孕后首诊（10 月 10 日）：停经 44 天，下腹隐痛、腰酸 4 天，大便偏软，Lmp：8 月 28 日，经行如常。

［**辅助检查**］10 月 7 日外院 HCG：7795.32IU/L。

［**舌脉**］舌淡红苔薄，脉细滑。

［**中医辨证**］肾虚不固，夹有脾虚。

［**治法**］益肾养血，运脾安胎。

［**方药**］自拟安胎汤加减。

熟地黄 12g　　枸杞子 12g　　当归身 9g　　炒白芍 12g

桑寄生 15g　　苎麻根 20g　　阿胶珠烊 10g　　党　参 15g

太子参 9g　　菟丝子 20g　　覆盆子 20g　　生黄芪 12g

紫河车吞 3g　　橘　皮 5g　　橘　络 5g　　绿梅花 5g

黄　芩 9g　　白　术 9g　　怀山药 12g

水煎服，每日 1 剂，连服 7 剂。予地屈孕酮片，每次 1 片，每日 2 次，口服。患者情绪紧张，腰酸，予收入院。

孕后二诊（10 月 17 日）：停经 51 天，下腹隐痛、腰酸缓解，近日夜寐欠佳。血 HCG，E_2，P 上升理想。上方去白术、怀山药、黄芪、绿梅花，加狗脊、炒杜仲、仙鹤草、首乌藤，7 剂，地屈孕酮片用法同前。

孕后三诊（10 月 26 日）：停经 60 天，腰酸偶有。

［**辅助检查**］10 月 25 日 IgG 抗 B 抗体：1：2048。

［**舌脉**］舌淡红，苔薄，脉细滑。

［**中医辨证**］肾虚不固，夹有湿热。

[治法] 益肾养血，清利湿热。

[方药] 茵陈寿胎丸加减。

桑寄生 15g	苎麻根 20g	阿胶珠[烊] 10g	黄　芩 9g
太子参 9g	狗　脊 12g	川续断 12g	绵茵陈 20g
焦山栀 9g	炒杜仲 15g	墨旱莲 12g	制大黄 6g
生黄芪 12g	炒白芍 12g	菟丝子 20g	炒枣仁 15g
南沙参 9g	北沙参 9g	石　斛 9g	

水煎服，每日 1 剂，连服 7 剂。地屈孕酮片用法用量同前。

后续治疗：继续予茵陈寿胎丸加减，地屈孕酮片口服保胎治疗。11 月 3 日阴道少许漏红，瘙痒明显。予妇科检查，见外阴潮红，内有中等量豆渣样分泌物，阴道壁充血，宫颈轻到中度糜烂，充血，无活动性渗血。取标本送检白带常规及宫颈分泌物培养。白带常规：霉菌（+），清洁度Ⅳ度，培养结果提示白色假丝酵母菌（++），大肠埃希菌（++）。予凯妮汀 1 颗，塞阴，3 日 1 次。中药方中加入椿白皮、蒲公英。并加用黄体酮注射液，每次 20mg，每日 1 次，肌注保胎，1 周后血止。11 月 10 日停黄体酮注射液；11 月 28 日复查抗 B 抗体滴度：1∶1024。12 月 1 日病情稳定，无漏红、腹痛等不适，予出院，继续予茵陈寿胎丸加减，每隔 4 周复查血型抗体滴度，抗 B 抗体滴度最高至 1∶2048，中药服至分娩。随访于 2012 年 5 月外院足月剖宫产（巨大儿）一男婴，体重 4300g，身长 50cm，母子平安，新生儿未见黄疸。

按语：抗心磷脂抗体是抗磷脂抗体中的一类，是对机体带磷脂质负电荷的蛋白复合物产生的特异性自身抗体，能干扰磷脂依赖的凝血过程，造成血液的高凝状态，约 70% 未经治疗的抗心磷脂抗体阳性患者可发生自发性流产和胎死宫内。抗心磷脂抗体持续阳性是抗磷脂抗体综合征的主要特征，抗磷脂抗体综合征是指由抗磷脂抗体引发的以复发性流产、动静脉血栓、血小板减少等症状为主要表现的一组临床征象，其导致不良妊娠结局是公认的。尽管抗心磷脂抗体可以低水平出现在健康妇女中，阳性率为5%～17%，低抗体水平孕妇孕期是否需要治疗有争议。但大多数学者认为对于抗心磷脂抗体阳性的病理妊娠患者，应该积极治疗。目前常采用抗凝治疗，如肝素、小剂量阿司匹林、复方丹参片等。中医临床对于抗心磷脂抗体阳性的患者多从肾虚血瘀的角度论治，肾虚不能系胎，血瘀阻滞胞络，胎元失养，故胎元陨堕。

该病患者孕前检查提示血型抗体滴度偏高，抗心磷脂抗体阳性，辨为肾虚不固，夹有湿热血瘀，以益肾毓麟汤合茵陈蒿汤加减，方中熟地黄、枸杞子、党参、黄芪、太子参补肾益气，改善患者身体素质，当归、川芎、赤芍、白芍养血活血，绵茵陈、焦山栀清热利湿。患者孕后出现腹痛、腰酸，复查血型抗体升高，以茵陈寿胎丸加减论治。方中熟地黄、枸杞子、覆盆子、菟丝子益肾填精，党参、黄芪、太子参、当归、川芎补气养血，绵茵陈、焦山栀清热利湿，上药合用，补中有清，清中寓补，相辅相成，使孕妇肾气充沛则固胎有本，湿邪清除则胎自安宁。

7. 难免流产3次，抗心磷脂抗体阳性、甲状腺功能减退、封闭抗体低下、精神病史案

屠某，女，28岁，2011年10月31日初诊。

［主诉］难免流产3次。

［现病史］患者既往精神病病史，服用氯氮平治疗，病情控制可，目前仍在用药。曾难免流产3次，要求孕前调理，以防再次难免流产。

［月经史］$15\frac{5\sim6}{30}$天，量中，无痛经史。Lmp：10月5日，经行如前。

[婚育史] 已婚，0–0–4–0，早孕人流1次，2008年4月、2008年10月均孕40余天难免流产清宫术，2011年5月孕2月余难免流产清宫术。工具避孕。

[辅助检查] 双方染色体无殊，2010年7月8日血抗精子抗体（+），抗子宫内膜抗体（+），抗心磷脂抗体（+）。2010年9月6日丈夫精液常规检查：精子密度：26.88百万/毫升，快速前进精子百分率：14.10%，前进精子百分率：29.70%，活动精子百分率：47.13%。

[舌脉] 舌淡红，苔薄，脉细。

[中医辨证] 肾虚不固。

[治法] 益肾养血。

[方药] 益肾毓麟汤加减。

熟地黄12g	枸杞子12g	当　归12g	川　芎9g
赤　芍10g	白　芍10g	菟丝子20g	覆盆子20g
紫河车[吞]3g	橘　皮5g	橘　络5g	党　参15g
太子参9g	生黄芪12g	巴戟天12g	肉苁蓉12g

水煎服，每日1剂，连服7剂。嘱测基础体温（BBT）。嘱完善封闭抗体、三维子宫附件B超检查，复查丈夫精液、抗心磷脂抗体、抗精子抗体、抗子宫内膜抗体。

二诊（11月14日）：Lmp：11月6日，经行如前，无明显不适。

[辅助检查] 11月2日封闭抗体检测：CD3–BE：0.0，CD4–BE：–0.5，CD8–BE：–0.1。11月3日血抗精子抗体（–），抗子宫内膜抗体（–），抗心磷脂抗体：弱阳性。

[舌脉] 舌淡红，苔薄，脉细。

[中医辨证] 肾虚不固，夹有血瘀。

[治法] 益肾养血，活血调理。

[方药] 益肾毓麟汤加减。

熟地黄 12g	枸杞子 12g	当　归 12g	川　芎 10g
党　参 15g	太子参 9g	生黄芪 12g	丹　参 10g
赤　芍 10g	白　芍 10g	生甘草 5g	狗　脊 12g
川续断 12g	炒杜仲 15g	菟丝子 20g	覆盆子 20g

水煎服，每日 1 剂，连服 12 剂。

三诊（11 月 29 日）：胃纳可，二便调，夜寐安。11 月 27 日丈夫精液常规检查：精子密度：23.00 百万 / 毫升，快速前进精子百分率：17.10%，前进精子百分比：35.70%，活动精子百分率：50.30%。前方去太子参、生甘草，加沙苑子 12g，7 剂。

后续治疗：平素益肾毓麟汤加减，经期桃红四物汤加减治疗。2012 年 1 月 5 日三维子宫附件 B 超检查未见异常。平素 BBT 上升 14 天，于 2012 年 3 月起建议试孕，2012 年 5 月 15 日封闭抗体检测：CD3-BE：0.6，CD4-BE：-1.4，CD8-BE：4.2。

孕后首诊（2012 年 5 月 22 日）：停经 29 天，无明显不适。

[辅助检查] 当日查血 HCG：1700.00IU/L。

[舌脉] 舌淡红，苔薄，脉细滑。

[中医辨证] 肾虚不固。

[治法] 益肾养血安胎。

[方药] 自拟安胎汤加减。

熟地黄 12g	枸杞子 12g	当归身 9g	生白芍 10g
菟丝子 20g	覆盆子 20g	党　参 15g	太子参 12g
生黄芪 15g	生甘草 5g	巴戟天 12g	紫河车[吞] 6g
橘　皮 5g	橘　络 5g		

水煎服，每日 1 剂，连服 7 剂。续服氯氮平。

孕后二诊（5月31日）：停经38天，腰酸偶有，近日大便偏稀。

［**辅助检查**］5月30日查血HCG：50660.00IU/L，E_2：737.00pg/mL，P：96.00nmol/L。

［**舌脉**］舌淡红，苔薄，脉细滑。

［**中医辨证**］脾肾不足，胎元不固。

［**治法**］益肾养血，运脾安胎。

［**方药**］自拟安胎汤加减。

熟地黄12g	炒白芍10g	菟丝子20g	桑寄生15g
苎麻根20g	阿胶珠烊10g	紫河车吞3g	橘　皮5g
橘　络5g	狗　脊12g	炒杜仲15g	巴戟天12g
枸杞子12g	白　术12g	怀山药12g	覆盆子20g
当归身9g	党　参15g	太子参12g	生黄芪9g

水煎服，每日1剂，连服7剂。

孕后三诊（6月6日）：停经44天，腰酸偶有，胃纳可，二便调。6月5日查血HCG：143968.00IU/L，E_2：1198.00pg/mL，P：77.20nmol/L。上方去炒白芍、狗脊、白术、怀山药，加仙灵脾12g，7剂。

孕后四诊（6月13日）：停经51天，晨起恶心，余无不适。6月13日查血HCG＞200000.00IU/L，E_2：1270.00pg/mL，P：83.32nmol/L。上方去巴戟天、仙灵脾、橘皮、橘络，加狗脊12g，生甘草5g，炒白芍12g，7剂。

后续治疗：续以自拟安胎汤保胎至孕12周，无明显异常，停药观察。孕期无妊娠并发症，2013年1月29日外院足月剖宫产（第二产程延长）一女婴，体重3450g，身长50cm，母子平安。

二胎保胎首诊（2015年1月20日）：停经47天，少量漏红伴腰酸6天。仍在用氯氮平治疗。

[辅助检查] 1月9日外院尿妊娠试验（+）。1月15日外院B超提示：宫内早孕（宫腔内可见形态光整的胚囊，大小约15mm×10mm×5mm，囊内未见卵黄囊及胚芽）。

[舌脉] 舌淡红，苔薄，脉细滑。

[中医辨证] 肾虚不固。

[治法] 益肾养血安胎。

[方药] 自拟安胎汤加味。

桑寄生 15g　苎麻根 20g　太子参 12g　黄　芪 12g
杭白芍 12g　黄　芩 10g　狗　脊 12g　墨旱莲 12g
阿胶珠[烊] 10g　当　归 6g　菟丝子 15g　覆盆子 20g
生甘草 5g　炒白术 9g　海螵蛸 15g　煅龙骨 15g
怀山药 15g　艾　叶 5g

水煎服，每日1剂，连服7剂。地屈孕酮片，每次1片，每日2次，口服。黄体酮胶囊，每粒50mg，每次2粒，每日2次，口服。嘱完善甲状腺功能、TORCH、封闭抗体检查。

二诊（2015年1月27日）：停经54天，漏红仍有，腰酸改善。

[辅助检查] 1月21日封闭抗体检测：CD3-BE：1.0，CD4-BE：-1.7，CD8-BE：1.3。甲状腺功能+性激素检测：TSH：4.13mIU/L，HCG：77298.00IU/L，E_2：786.61pg/mL，P：75.23nmol/L。TORCH无殊。

[舌脉] 舌淡红，苔薄，脉细滑。

[中医辨证] 肾虚不固。

[治法] 益肾养血安胎。

[方药] 自拟安胎汤加味。

桑寄生 15g　苎麻根 20g　太子参 12g　黄　芪 12g
杭白芍 12g　黄　芩 10g　狗　脊 12g　墨旱莲 12g

阿胶珠烊 10g　当　归 6g　菟丝子 15g　覆盆子 20g
生甘草 5g　炒白术 15g　海螵蛸 15g　仙鹤草 24g
仙灵脾 9g　怀山药 15g　白　及 9g

水煎服，每日1剂，连服7剂。予左甲状腺素钠片（优甲乐）片，每次1片，晨起空腹每日1次，口服。地屈孕酮片、黄体酮胶囊用法用量同前。

三诊（2月3日）：停经61天，漏红已净，腰酸偶有。胃纳一般，便软。2月2日 HCG ＞ 200000IU/L，E_2：1547.72pg/mL，P：118.96nmol/L。上方去海螵蛸、仙灵脾、白及，加砂仁杵后入 3g，杜仲 12g，7剂。左甲状腺素钠片（优甲乐）、地屈孕酮片、黄体酮胶囊用法同前。

四诊（2月10日）：停经68天，腰酸偶有，晨起恶心。2月9日外院B超提示：宫内早孕，单活胎（胚芽2.3cm）。上方去怀山药、砂仁、仙鹤草，加陈皮 5g，紫苏叶 5g，绿梅花 5g，7剂。予停黄体酮胶囊，左甲状腺素钠片（优甲乐）、地屈孕酮片用法同前。

五诊（3月10日）：孕13周$^+$，腰酸偶有，纳便可。3月2日复查血 TSH：2.5mIU/L，当日B超示：单活胎，中孕（顶臀径约7.3cm）。安胎合剂2瓶备用，嘱停地屈孕酮片，左甲状腺素钠片（优甲乐）用法同前，定期复查甲状腺功能。

2015年9月12日因瘢痕子宫足月剖宫产一男婴，体重3250g，体健。

按语：此例患者既往难免流产3次，曾查抗心磷脂抗体、抗精子抗体、抗子宫内膜抗体均为阳性，考虑为免疫因素引起的复发性流产。予中药益肾活血调理，复查提示患者抗精子抗体、抗子宫内膜抗体转为阴性，抗心磷脂抗体仍为弱阳性，查封闭抗体水平亦不足。患者素来腰酸，肾虚不能系胎，故屡孕屡堕。胞宫创伤致血脉破损，血溢脉外，留滞为瘀。故从肾虚血瘀论治，肾为“水火之脏”，藏真阴（肾阴）而寓元阳（肾阳），肾阴和肾阳在人体内相互制约相互依存，这一平衡状态遭到破坏，形成肾中阴阳失衡，将导致诸种病态现象的产生，产生抗精子抗体、抗子宫内膜抗体、抗心磷脂抗体等自身免疫抗体，导致起免疫保护作用的封闭抗体产生不足。瘀血留滞亦与抗心磷脂抗体导致的血液高凝状态相对应。治以益肾毓麟汤加减。方中熟地黄、枸杞子、菟丝子、覆盆子补肾填精，当归、川芎、党参、黄芪气血双补，酌加狗脊、川续断、炒杜仲、苁蓉、巴戟天鼓舞肾阳，丹参、赤芍活血祛瘀。此方平调阴阳，补气养血，有助于改善患者身体素质，调整机体的免疫状态。此例患者中药调理半年余，复查封闭抗体水平提升不理想，临床可见类似封闭抗体水平偏低，保胎成功的病例，提示封闭抗体可能是流产的或然因素，封闭抗体亦非代表患者免疫状态的唯一因素。

患者孕后腰酸偶作，辨为肾虚不固，以自拟安胎汤益肾养血安胎，方中熟地黄、枸杞子、菟丝子、覆盆子、桑寄生补肾，当归、白芍、阿胶珠养血，党参、太子参、黄芪补气，苎麻根凉血安胎。见有漏红时酌加海螵蛸、仙鹤草、白及等止血安胎，晨起恶心，胃纳欠佳时酌加紫苏叶、绿梅花理气，白术、怀山药健脾。患者二胎时检查甲状腺功能低下，予左甲状腺素钠片（优甲乐）口服补充甲状腺素治疗，定期监测，根据监测结果调整用药。

此例患者既往精神病史，长期服用氯氮平控制。临床碰到部分患者，认为孕期不能服用任何药物，这是个误区。不管是既往就有的慢性疾病，或者孕期新发的疾病，如果必需要药物控制，就应该遵医嘱规范用药。美国食品药品监督管理局（FDA）根据药物对胎儿的危害性，将孕妇用药分为 5 级，是临床重要的用药参考。A 级：在设对照组的药物研究中，在妊娠首3个月的妇女未见到药物对胎儿产生危害的迹象（并且没有在其后6个月具有危害的证据）。该类药物对胎儿的影响甚微。B级：在动物繁殖研究中（并未进行孕妇的对照研究），未见到药物对胎儿的不良影响。或在动物繁殖研究中发现药物有副作用，但这些副作用并未在设对照的、妊娠首3个月的妇女中得到证实。氯氮平即属于B级。C级：动物研究证明药物对胎儿有危害性（致畸或胚胎死亡等），或尚无设对照的妊娠妇女研究，或尚未对妊娠妇女及动物进行研究。本类药物只有确定了对孕妇的益处大于对胎儿的危害之后，方可使用。D级：有明确证据显示，药物对人类胎儿有危害性。但尽管如此，孕妇用药后绝对有益（例如用该药物来挽救孕妇的生命，或治疗用其他较安全的药物无效的严重疾病），仍应在严密的医学监测下使用。X级：对动物和人类的药物研究或人类用药的经验表明，药物对胎儿有危害。而且孕妇应用这类药物无益，因此禁用于妊娠或可能怀孕的患者。

8. 难免流产5次，高龄、孕后安胎案

周某某，女，44岁，2012年7月16日初诊。

［主诉］难免流产5次，停经59天。

［现病史］既往5次难免流产，停经30天后，时觉腰酸不适，精神甚为紧张，7月12日起予住院保胎治疗。入院予黄体酮注射液40mg，肌注，每日1次；黄体酮胶囊100mg，口服，每日2次。胃纳可，夜寐安，二便尚调，时感腰酸，口干渴，血压150/70mmHg。

［月经史］$14\frac{5\sim7}{30}$天，量中。Lmp：5月19日，经行如前。

［婚育史］0–0–10–0，早孕人流5次，难免流产清宫5次。1990～

2001年分别因计划外妊娠行人工流产术，2004年孕2月难免流产清宫术，2005年孕80^+天难免流产清宫术，2007和2010年孕2月难免流产清宫术，2011年孕50^+天难免流产清宫术。

［辅助检查］7月6日B超：宫内早孕，单活胎。子宫多发肌瘤。7月13日查血HCG：161196.3IU/L，E_2：1489.08pg/mL，P＞190.8nmol/L，TSH：1.02mIU/L。

［舌脉］舌红苔薄，脉细滑。

［治法］益肾养血安胎。

［方药］自拟安胎汤加减。

熟地黄12g	枸杞子12g	归　身9g	菟丝子24g
覆盆子24g	丹　参9g	紫河车[吞]6g	橘　皮5g
橘　络5g	党　参15g	太子参15g	生黄芪15g
巴戟天12g	生甘草5g	狗　脊12g	炒杜仲15g
石　斛12g	阿胶珠[烊]10g	炒白芍10g	

水煎服，每日1剂，连服7剂。

后续治疗：住院26天期间8月1日起黄体酮注射液改为20mg，肌注，每日1次，8月2日查B超：宫内孕单活胎，多发性子宫肌瘤（双顶径1.7cm，顶臀径5.1cm，胎盘下缘达宫颈内口，子宫肌层内见数枚偏低回声团，大者位于前壁，大小约2.9cm×2.7cm×2.6cm，边界清，部分向外突出）。中药续以上方加减。后续以益肾养血安胎治疗2月余，患者激素水平上升理想，B超示胚胎发育符合孕周。

孕23周（10月26日）：时有胸闷腰酸，四肢乏力，纳便可，舌红苔白脉细滑，再次来诊，予补肾益气安胎。

桑寄生15g	苎麻根20g	太子参12g	黄　芪12g
杭白芍12g	黄　芩10g	狗　脊12g	旱莲草12g

阿胶珠烊 10g　归　身 9g　菟丝子 20g　生甘草 5g
炒白术 9g　覆盆子 20g　石　斛 12g　淮小麦 30g
五味子 9g　绿梅花 5g　生晒参 6g

水煎服，每日 1 剂，连服 7 剂。

孕 23 周（11 月 1 日）：时有小腹隐痛，胸闷乏力缓解，纳可便软，舌红苔薄脉细滑。B 超：宫内孕活胎，胎盘前置状态。予补肾益气升提安胎，上方去石斛、淮小麦、五味子、绿梅花，生晒参改为 9g，加党参 24g，升麻 9g，柴胡 9g，怀山药 12g，7 剂。

孕 25 周（11 月 9 日）：时有便干腹胀，舌红苔，薄脉细滑。予益肾理气安胎，上方去党参、升麻、柴胡、怀山药，易瓜蒌皮 5g，郁金 9g，7 剂。

孕 26^+ 周（11 月 20 日）：时有漏红 10 天，伴腰酸，纳可便软，舌暗红苔薄，脉弦滑。予益肾健脾，清热安胎。

桑寄生 15g　苎麻根 20g　乌贼骨 15g　藕　节 24g
炒白芍 12g　炒杜仲 15g　仙鹤草 24g　党　参 24g
太子参 15g　生黄芪 15g　生晒参 9g　怀山药 15g
白及片 9g　石　斛 12g　椿白皮 12g　白头翁 20g
菟丝子 20g　覆盆子 20g

水煎服，每日 1 剂，连服 7 剂。加用头孢呋辛酯片 1 片，口服，每日 2 次。

孕 27^+ 周（11 月 29 日）：近日腰酸，偶有漏红，带下质稀，纳欠馨，舌红苔薄，脉弦滑。予益肾清热安胎。

桑寄生 15g　苎麻根 20g　太子参 12g　黄　芪 12g
杭白芍 12g　黄　芩 10g　狗　脊 12g　旱莲草 12g
阿胶珠烊 10g　菟丝子 20g　生甘草 5g　炒白术 9g

覆盆子 20g　椿白皮 12g　白头翁 20g　煅龙骨 15g

白及片 9g　蒲公英 15g　焦谷芽 10g　仙鹤草 24g

炒白芍 20g　乌梅炭 9g

水煎服，每日 1 剂，连服 7 剂。余法同前。

孕 29 周（12 月 7 日）：漏红已净，少量带下质稀。续予益肾清热安胎，上方加忍冬藤 15g、乌贼骨 15g，7 剂。

孕 30 周（12 月 14 日）：近日无漏红，带下较前减少，纳欠馨。予益肾清热安胎。

桑寄生 15g　苎麻根炭 20g　阿胶珠[烊] 10g　党　参 15g

太子参 15g　黄　芪 12g　丹　皮 10g　煅龙骨 15g

椿白皮 12g　蒲公英 20g　焦谷芽 15g　陈　皮 5g

仙鹤草 24g　旱莲草 15g

水煎服，每日 1 剂，连服 7 剂。

孕 31 周（12 月 21 日）：尚有少量带下，纳欠馨，便干，血压 145/85mmHg。

桑寄生 15g　苎麻根 20g　太子参 12g　黄　芪 12g

杭白芍 12g　黄　芩 10g　狗　脊 12g　旱莲草 12g

阿胶珠[烊] 10g　归　身 9g　菟丝子 15g　生甘草 5g

炒白术 9g　覆盆子 20g　椿白皮 12g　桑　叶 15g

怀山约 12g　麦　冬 10g　南沙参 12g　北沙参 12g

杜　仲 15g　炒谷芽 10g　仙鹤草 20g

水煎服，每日 1 剂，连服 7 剂。

孕 32 周（12 月 28 日）：足背肿胀，血压 123/70mmHg，尚有带下质稀，纳便可。上方去旱莲草、桑叶、麦冬、仙鹤草，加天仙藤 15g、陈葫芦壳 15g、冬瓜皮 12g，7 剂。

孕36周因宫缩频繁、蛋白尿、妊娠期高血压剖宫产一女婴，身长50cm，体重3700g，体健。术中见羊水浑浊。

按语：该患年过六七，曾堕胎五次，肾精不足，肾气亏损，冲任不固，胞脉失养，孕6月余尚见阴道漏红流液。在椿白皮寿胎丸清热利湿、益肾安胎、收涩止血基础上合用乌梅炭。乌梅性酸，酸主收，炒炭后止血之效更佳。孕31^{+}周时足背肿胀，属妊娠水肿范畴，中医也称“子肿”“子满”。此证治法古籍中有相关论述，《女科经纶·胎前证上》薛立斋曰：“若胸满腹胀，小便不通，遍身浮肿，千金鲤鱼汤；脾胃虚弱，佐以四君子；若面目虚浮，肢体如水气，全生白术散，未应，六君子汤；若脾虚湿热，下部作肿，补中汤加茯苓；若饮食失节，呕吐泄泻，六君子汤；若腿足发肿，喘闷不宁，或指缝出水，天仙藤散；若脾肺气滞，加味归脾汤佐加味逍遥散。”何子淮先生治疗此证时，总以健脾行水，理气安胎。不能见水纯治水，见气纯治气，虚者纯治虚，总宜权衡轻重，分别主次。临证在继承何子淮先生经验的基础上，常在妊娠中晚期出现肿胀时应用陈葫芦壳、冬瓜皮，《本草纲目》有云陈葫芦壳：“消胀杀虫，治痔漏下血，崩中，带下赤白。”合用渗湿顺气之天仙藤、冬瓜皮、泽泻等药，佐以参芪益气升阳，防胎气下陷。该患者年过六七，反复堕胎，肾气已虚，能在孕前就诊调理则更理想。

（五）感染因素类

1. 梅毒感染史复发性流产之妊娠案

竺某，女，37岁，2011年2月28日初诊。

［**主诉**］难免流产3次，清宫术后月经量少2年。

［现病史］患者2009年清宫术后，月经量少，每次用卫生巾5–7片，曾查有宫腔粘连史，曾行西药人工周期治疗，但月经量仍少。胃纳可，夜寐安，二便尚调。既往3次难免流产，精神甚为紧张，来诊要求孕前调理，以防再次流产。

［月经史］13 $\frac{5\sim6}{30}$ 天，量少，无痛经史。Lmp：2月25日，经行如前。

［婚育史］离异，1–0–0–1，孩15岁，体健；再婚，0–0–3–0。2008年孕70余天，2009年孕40天难免流产清宫术各1次，2010年4月孕40余天难免流产药流1次，3次均未见原始心搏。工具避孕。

［辅助检查］2010年9月外院查封闭抗体：CD3–BE：–1.33，CD4–BE：0.41，CD8–BE：1.2；封闭效率：13.2%。女方染色体：46XX，男方染色体：46XY。梅毒螺旋体抗体：阳性；血浆反应素试验：1∶2。

［舌脉］舌淡红，苔薄，脉细弦。

［中医辨证］肾虚精亏。

［治法］益肾填精养血。

［方药］益肾毓麟汤加减。

熟地黄15g	枸杞子12g	当　归12g	川　芎10g
菟丝子20g	覆盆子20g	紫石英先24g	紫河车吞6g
橘　皮5g	橘　络5g	党　参15g	生黄芪12g
巴戟天12g	肉苁蓉12g	生甘草5g	丹　参9g
制黄精15g			

水煎服，每日1剂，连服7剂。

二诊（3月9日）：Lmp：2月25日，经行如前。2月28日查血LH：9.13IU/L，FSH：9.14IU/L，E_2：74.51pg/mL，TSH：1.463mIU/L；

3月9日查丈夫精液：镜下精子计数：401个，前进精子百分率70.82%，活动精子百分率79.3%。

[舌脉]舌淡红，苔薄，脉细弦。

[中医辨证]肾虚精亏。

[治法]益肾填精养血。

[方药]益肾毓麟汤加减。

熟地黄12g	枸杞子12g	当归12g	川芎9g
赤芍10g	白芍10g	菟丝子20g	覆盆子20g
紫石英[先]24g	紫河车[吞]3g	橘皮5g	橘络5g
党参15g	生黄芪15g	白术9g	怀山药12g
巴戟天12g	肉苁蓉12g	鹿角霜10g	生甘草5g
天冬10g	麦冬10g		

水煎服，每日1剂，连服7剂。

三诊（3月16日）：3月9日复查封闭抗体：CD3-BE：-1.1，CD4-BE：0.7，CD8-BE：-0.5，3月10日卵泡监测示：子宫内膜双层厚0.8cm，左卵巢可见一卵泡大小约1.7cm×1.8cm×1.8cm。舌淡红，苔薄，脉细滑，方药如下：党参15g，生黄芪12g，当归12g，川芎9g，菟丝子20g，覆盆子20g，鸡血藤15g，丹参9g，生草5g，葛根24g，狗脊12g，川续断12g。

四诊（3月23日）：BBT上升12d，查尿妊娠试验阴性，思其经期将至，治以养血活血，温经调冲，予桃红四物汤加减，方药如下：当归12g，川芎10g，赤芍10g，白芍10g，丹参9g，失笑散[包煎]10g，益母草20g，牛膝12g，桃仁10g，焦山楂20g，生草5g，炮姜5g，共7剂，但不能完全排除妊娠，嘱经行时用药。

后续治疗：平素续以益肾毓麟汤加减，并以紫河车吞服，气血阴阳并补，增其内膜，经期则予桃红四物汤加减治疗，经中期在上法基础上，酌加皂角刺、路路通等活血通络。期间行卵泡监测。5月25日查封闭抗体CD3–BE：2.9，CD4–BE：–0.8，CD8–BE：–0.1。6月3日起行淋巴细胞免疫治疗，期间中药以补肾填精，补脾肾气为主，并行卵泡监测。如是试孕4月未孕，6月29日行宫腔镜下输卵管通液术，双侧输卵管各注入药液40mL，阻力中等偏小，无外溢。期间经三次淋巴细胞免疫治疗后复查封闭抗体CD3–BE：0.8，CD4–BE：0.1，CD8–BE：0.2。

试孕月（9月26日）：Lmp：9月15日，经行量中，余症状无殊，予益肾毓麟汤加减，加路路通、皂角刺疏肝活血促排，加苁蓉增补肾填精助孕之力，次日卵泡监测示：子宫内膜双层厚0.9cm，左卵巢可见一卵泡大小约2.1cm×1.7cm×1.8cm，查血E_2：334pg/mL，LH：7.66IU/L，P：1.24nmol/L。立即予HCG针，10000U，肌注，上方续服。

孕后首诊（10月10日）：停经26天，小腹部隐痛3天，稍感胃脘不适，无漏红腰酸，查血HCG：84.1IU/L。

[舌脉] 舌淡红，苔薄，脉细滑。

[中医辨证] 脾肾两虚。

[治法] 补肾健脾，养血调冲。

[方药] 自拟安胎汤加减。

熟地黄12g	枸杞子12g	当归身9g	炒白芍10g
阿胶珠[烊]10g	艾　叶3g	菟丝子20g	覆盆子20g
狗　脊12g	炒杜仲15g	苎麻根20g	桑寄生15g
白　术9g	怀山药12g	黄　芩6g	

水煎服，每日1剂，连服7剂。

孕后二诊（10月18日）：停经34天，药后前症瘥，无明显不适，前方去白术、怀山药、黄芩，加橘皮5g，橘络5g，党参15g，太子参

9g，生黄芪 12g，水煎服，每日 1 剂，连服 7 剂。

孕后三诊（11 月 8 日）：停经 55 天，中脘不适，时感胃脘嘈杂，夜间明显，食后稍减。

［**舌脉**］舌红苔薄，脉细滑。

［**中医辨证**］血虚胃热。

［**治法**］养血清胃安胎。

［**方药**］自拟安胎汤加减。

当归身 9g	炒白芍 12g	桑寄生 15g	苎麻根 20g
八月札 10g	绿梅花 5g	娑罗子 10g	蒲公英 20g
黄　芩 9g	川黄连 5g	吴茱萸 3g	生白芍 15g
海螵蛸 15g	怀山药 12g	白　术 12g	南沙参 10g
北沙参 10g			

水煎服，每日 1 剂，连服 5 剂。

孕后四诊（12 月 7 日）：停经 84 天，带下色黄，量增，激素上升良好，多普勒听胎心 156 次 / 分，二便可，胃纳欠佳。舌红苔薄，脉细滑，予中药清热养血，固肾安胎，方药如下：归身 9g，炒白芍 10g，绿梅花 5g，紫苏叶 5g，太子参 9g，白术 9g，狗脊 12g，川续断 12g，炒杜仲 15g，蒲公英 20g，忍冬藤 15g，桑寄生 15g，苎麻根 20g，水煎服，每日 1 剂，连服 5 剂。

12 月 16 日患者停经 13^{+} 周，因阴道出血 2 天，予收住入院。入院后予黄体酮注射液，每次 20mg，每日 1 次，肌注，地屈孕酮片，每次 10mg，口服，每天 2 次，中药上方加减治疗。

孕后五诊（12 月 21 日）：孕 14 周，漏红已净 5 天，B 超示：宫内单活胎，中妊。查解脲支原体＞1 万，现服阿奇霉素片。刻下无胃部不适，夜寐可，舌红苔薄，脉细滑，用药续以清热养血，固肾安胎，方药如下：桑寄生 15g，苎麻根 20g，阿胶珠[烊] 10g，黄芩 10g，生地黄 12g，熟地黄 12g，仙鹤草 20g，炒白芍 10g，海螵蛸 10g，生甘草 5g，狗脊 10g，白头翁 10g，椿白皮 12g，煅龙骨 10g，白及 10g，蒲公英 15g，忍冬藤 15g。水煎服，每日 1 剂，连服 5 剂。

药后无再漏红，随访至分娩，2012 年 5 月 28 日，36^+周早产剖宫产一女婴，体重 2900g，身长 50cm，于保温箱中观察 9 天，现体健。

按语：此案例中，患者年过五七，卵巢功能略有不足，经中期内膜厚度也稍有欠缺。属肾精不足，胞胎失养，孕前调理非经期以益肾毓麟汤加减补肾养血调冲，经中期加路路通，皂角刺通络促卵子之排出。孕后在辨证基础上，加减变化运用自拟安胎汤，孕后三诊胃热明显，以芩连合用清中焦之热，南沙参、北沙参滋水以制热。期间并行淋巴细胞免疫治疗 3 次，以增加封闭抗体。

梅毒是由梅毒螺旋体引起的一种慢性传染病，临床表现复杂，几乎可侵犯全身各器官，造成多器官损害。妊娠合并梅毒发病率在多数地区为 2‰～5‰。梅毒对孕妇和胎儿均危害严重，梅毒螺旋体可以通过胎盘感染胎儿。自妊娠 2 周起梅毒螺旋体即可感染胎儿，引起流产。妊娠 16～20 周后梅毒螺旋体可通过感染胎盘播散到胎儿所有器官，引起死胎、死产或早产，当予重视，此案患者曾有梅毒感染，在外院治疗，治疗后血浆反应素试验控制在 1∶2，观察年余未有复发，经评估可孕。

附：摘自《中华妇产科杂志》2012 年 2 月第 47 卷第 2 期，中华医学会妇产科分会感染性疾病协作组，《妊娠合并梅毒的诊断和处理专家共识》。

妊娠合并梅毒孕妇分娩前诊断和治疗判断，新生儿可能有以下 4 种情况：

（1）对妊娠合并梅毒孕妇所分娩婴儿，体检无异常发现，婴儿血非螺旋体试验抗体滴度≤4倍母血抗体滴度，若母亲符合下列情况：①母亲在怀孕前得到恰当治疗；②孕期和分娩时非螺旋体试验抗体滴度稳定地维持在低水平（VDRL≤1：2，RPR≤1：4），无需对婴儿进行有关临床和实验室的检测，也无需对婴儿进行治疗或选择以下方案治疗：苄星青霉素，50000U/kg，肌内注射，共1次。

（2）对妊娠合并梅毒孕妇所分娩婴儿，体检无异常发现，婴儿血非螺旋体试验抗体滴度≤4倍母血抗体滴度，若母亲符合下列情况：①已经在分娩前1个月恰当治疗者；②经抗梅毒治疗后，非螺旋体试验抗体滴度降低超过4倍；③晚期潜伏梅毒血非螺旋体试验抗体滴度维持在低水平；④孕妇无梅毒复发或再感染证据者，无需对婴儿进行有关临床和实验室的检测。上述婴儿也可选择单纯观察或以下治疗：苄星青霉素，50000U/kg，肌内注射，共1次。

（3）对妊娠合并梅毒孕妇所分娩婴儿，体检无异常发现，婴儿血非螺旋体试验抗体滴度≤4倍母血抗体滴度，若母亲符合下列情况：①患梅毒而未经治疗或未恰当治疗者；②分娩前1个月内开始梅毒治疗者；③妊娠期应用非青霉素疗法治疗者；④经抗梅毒治疗后，非螺旋体试验抗体滴度未获预期降低或升高者；⑤缺乏充分抗梅毒治疗证据者。符合上述条件婴儿的检测包括：脑脊液检查，长骨X线检查，血液常规检查。上述检查诊断或高度怀疑先天性梅毒的患儿需要进行以下治疗：方案1：水剂青霉素，出生7天内，50000U/kg，每12小时1次，静脉滴注；出生7d后，50000U/kg，每8小时1次静脉滴注；连续10天。方案2：普鲁卡因青霉素，50000U/kg，1次/天，肌内注射，连续10天。方案3：苄星青霉素，50000U/kg，肌内注射，共1次。

（4）诊断或高度怀疑先天性梅毒的依据：①先天性梅毒的临床症状和体征；②从病变部位、胎盘或脐带处找到梅毒螺旋体；③体液抗梅毒螺旋体 IgM 抗体（+）；④婴儿血非螺旋体试验抗体滴度较母血增高＞4 倍。对诊断或高度怀疑先天性梅毒患儿的检查项目：脑脊液检查；血常规检查；根据临床需要做其他检查如长骨 X 线检查、胸片、肝功能检查、颅脑 B 超、眼底检查和脑干视觉反应。对诊断或高度怀疑先天性梅毒的患儿按先天性梅毒治疗。治疗方案：方案 1：水剂青霉素，出生 7 天内，50000U/kg，每 12 小时 1 次，静脉滴注；出生 7 天后，50000U/kg，每 8 小时 1 次，静脉滴注，连续 10 天。方案 2：普鲁卡因青霉素，50000U/kg，1 次 / 天，肌内注射，连续 10 天。

2. 盆腔炎史，难免流产 2 次之妊娠案

朱某，女，34 岁，2009 年 2 月 4 日初诊。

[主诉] 难免流产 2 次，少腹隐痛两月余。

[月经史] $14\frac{5\sim6}{28}$天，量少，无痛经史。Lmp: 2009 年 1 月 12 日，经行如前，量少，5 天净。

[婚育史] 已婚，0–0–4–0，既往 2 次非意愿妊娠，2 次不良妊娠史，末次为 2008 年 10 月。

[病史] 2007 年 8 月及 2008 年 10 月均孕 70 余天难免流产清宫术，2 次均未见原始心搏。近 2 年来时感少腹隐痛，未予重视，时痛时缓，经期反无痛，近日左少腹吊痛明显，无排便障碍，情志抑郁，妇科检查：左附件压痛。

[辅助检查结果] 2009 年 2 月 4 日查 B 超示：子宫内膜厚度双层 1.2cm，子宫直肠窝积液 1.0cm。白带常规示：清洁度Ⅲ°。

[舌脉]舌边红苔白腻，脉细弦。

[中医辨证]肾虚肝郁。

[治法]扶正解郁，疏理冲任。

[方药]盆炎饮加减。

党　参 15g	生黄芪 15g	红　藤 24g	蒲公英 24g
败酱草 15g	蛇舌草 20g	赤　芍 10g	白　芍 10g
穿山甲 5g	皂角刺 12g	延胡索 12g	制乳香 9g
制没药 9g	当　归 12g	川　芎 10g	丹　参 15g

水煎服，每日 1 剂，连服 7 剂。另予妇外四号中药保留灌肠。

二诊（2 月 12 日）：Lmp：2 月 9 日，经量不多，无痛，未净。9 月 24 日衣原体、支原体、淋球菌检查均阴性。刻下腰酸明显，少腹吊痛减，胃脘胀痛，灌肠后即泻，日 1 次。

[舌脉]舌边红苔白腻，脉细弦。

[中医辨证]肾虚肝郁夹湿。

[治法]益肾疏肝，行气化湿。

[方药]盆炎饮加减。

党　参 15g	生　芪 15g	当　归 12g	川　芎 10g
赤　芍 10g	白　芍 10g	蒲公英 20g	败酱草 15g
八月札 10g	蛇舌草 20g	米　仁 24g	香　附 15g
狗　脊 12g	川　断 12g	炒杜仲 15g	广木香 9g
防　风 6g			

水煎服，每日 1 剂，连服 7 剂。嘱继续灌肠。

三诊（2 月 26 日）：腰酸减，灌肠后无腹泻，时有嗳气，寐欠安，舌边有齿痕苔薄白脉细，见效守方，出入求固，上方增夜交藤、酸枣仁养心安神，再进 7 剂。

四诊（3月5日）：BBT上升9天，诉腰酸不显，感脘腹胀痛，下月欲孕，便软。丈夫精液检查：精子计数123个，前进精子百分率62%，活动精子百分率71%。

[舌脉]舌边红苔薄，脉细滑。

[中医辨证]肾虚不足，气滞血瘀。

[治法]益肾养血，和中化瘀。

[方药]养血试孕方加减。

熟地黄12g	杞　子12g	当　归12g	川　芎10g
赤　芍10g	白　芍10g	鸡血藤15g	虎　杖15g
党　参15g	生　芪15g	八月札10g	蒲公英20g
益母草20g	丹　参12g	娑罗子10g	狗　脊12g
川　断12g			

水煎服，每日1剂，连服7剂。嘱灌肠继续

五诊（3月20日）：Lmp：3月10日，经行如前，量不多，5天净。B超示：子宫内膜厚度0.8cm，左卵巢可见一卵泡大小约1.8cm×1.6cm×1.3cm。舌红苔薄腻脉细滑，治以益肾养血助孕，续用养血试孕方加减。

六诊（3月27日）：BBT似升，胃脘不适，查B超示：子宫内膜厚度0.9cm，左卵巢可见一卵泡大小约2.2cm×1.5cm×1.3cm。舌红苔薄腻脉细滑，养血试孕方，增橘皮络、八月札理气通络。

七诊（4月3日）：BBT上升10天，无腰酸腹痛，舌红苔薄脉细滑，诊其脉似孕，治以补肾助孕安胎，方药如下：党参15g，生芪15g，冬术12g，归身9g，炒白芍10g，阿胶珠10g，菟丝子20g，狗脊12g，川断12g，炒杜仲15g，桑寄生15g。

孕后首诊（4月7日）：Lmp：2009年3月10日量不多，五天净，

BBT 上升 14 天，今查血 HCG：402IU/L

［辅助检查］2009 年 4 月 7 日市中血 HCG：402IU/L

［舌脉］舌红苔薄脉细滑。

［中医辨证］肾虚不固。

［治法］补肾养血安胎。

［方药］自拟安胎方加减。

桑寄生 15g	苎麻根 20g	党　参 15g	太子参 15g
生黄芪 12g	阿胶珠 10g	当归身 9g	炒白芍 10g
熟地黄 12g	枸杞子 12g	紫河车[吞] 6g	狗　脊 12g
艾　叶 3g	炒杜仲 15g		

水煎服，每日 1 剂，连服 7 剂。停黄体酮针改用达芙通 10mg，口服，每日 2 次。

孕后二诊（4 月 9 日）：停经 31 天，阴道出血一天伴腰酸，予白芨粉 3g，吞服，黄体酮针 20mg，肌肉注射，每日一次。续服上方。

孕后三诊（5 月 20 日）：停经 72 天，无漏红，便次增，日二行，5 月 17 日市中血 HCG：＞5000IU/L，E_2：＞2000pg/mL，P：127nmoL/L，舌淡红苔薄脉细滑，治以益肾运脾清肝养血安胎，予上方去熟地，加菟丝子 20g，冬术 12g，怀山药 12g，八月札 10g。

孕后四诊（5 月 27 日）：停经 79 天，腰酸，阴痒，中脘不适，易呕恶，便次多，日 2～3 次。

［辅助检查］2009 年 5 月 26 日市中血 HCG：226755IU/L，E_2：1506pg/mL，P：125nmoL/L。

［舌脉］舌红苔薄，脉弦滑。

［中医辨证］肾虚肝热。

［治法］益肾清肝，养血安胎。

［方药］自拟安胎方合当归散加减。

当归身 9g　　炒白芍 10g　　绿梅花 9g　　苏　叶 5g
党　参 15g　　生　芪 15g　　菟丝子 20g　　怀山药 12g
桑寄生 15g　　狗　脊 12g　　阿胶珠烊 10g　　黄　芩 6g
制半夏 10g　　砂　仁 5g

水煎服，每日 1 剂，连服 7 剂。另加用地屈孕酮片 10mg，口服，每日 2 次，涤净洗剂外用。

随访至妊娠，无异常情况，2009 年 11 月足月早产剖宫产一健康女婴，体重 3150g，身长 50cm，母子平安。

按语：慢性盆腔炎（CPID）是妇科常见病，它是指女性上生殖道及其周围组织的炎症，主要包括子宫内膜炎、输卵管炎、输卵管卵巢脓肿、盆腔腹膜炎。炎症可局限于一个部位，也可同时累及几个部位，最常见的是输卵管炎、输卵管卵巢炎。它具有病程长、疗效差、易反复发作等特点。该病可导致慢性盆腔痛、不孕、输卵管妊娠等，严重影响妇女健康，且增加家庭和社会经济负担。西医治疗以抗生素为主，但临床上许多病人服药期间可缓解或减轻症状，停药后症状又复发，且抗生素易耐药，对肝肾功能亦有损害，且效果不明显。

中医学古籍中无专论，有关盆腔炎的论述散见于“妇人腹痛”“痛经”“带下病”“热入血室”“产后发热”“产后腹痛”“产后恶露不绝”“癥瘕”“月经不调”“不孕症”等病证的记载中。1997 年国家标准《中国病证治法术语》将其与西医学统称为“盆腔炎”。傅师认为，此病主要病机有三，即血瘀、湿浊和久病正虚。妇人经期、产后血室正开，余血未尽，为六淫、七情、饮食、劳倦及房劳所伤，则影响冲任气血以致成瘀血为患；胞宫位于人体下焦，最易遭受湿邪侵袭，亦或感受寒、热之邪，夹湿为患；此病易反复发作，病程较长，久病易伤元气，固常夹虚。肝郁血滞亦常常影响到冲任功能，肾精不足，女精不实，孕后易堕。傅师盆炎饮以红藤、败酱草、蒲公英、蚤休、苡仁清热解毒除湿，丹参、当归、赤白芍养血活血，制乳没、延胡索活血止痛，制军清热凉血，祛瘀解毒，黄芪补气扶正。此案患者胃脘不适，且易便次增，固去大黄、蚤休，加党参以增扶正之力。慢性盆腔炎最易影响输卵管功能，有生育要求者傅师常用皂角刺、炮山甲通络促排卵。炮山甲性味咸微寒，内通脏腑，外透经络，现代药理研究证实，穿山甲制剂对血管有直接扩张作用，临床运用能增加盆腔灌注量，促进炎症吸收，恢复输卵臂的蠕动功能。对于因肝郁、血瘀、湿阻所致的气机不畅，冲任不通，经水不调，精难纳入之不孕症，疗效满意，对于反复难免流产者，通过改善冲任气血，调节胞宫环境，改善卵巢功能，得质优之卵，适宜之壤，胎自能固。

中药保留灌肠是我科治疗慢性盆腔炎的特色之一，女性特殊的生理解剖特性，病灶主要在盆腔，直肠与子宫、附件邻近、直肠给药其有效成分经直肠黏膜吸收，通过直肠静脉与肛门静脉经髂内静脉进入下腔静脉，直接作用于盆腔病变组织，局部浓度高、疗效较好。妇外四号为本院院内制剂以清热解毒活血化湿药为主，部分患者灌肠初起会有腹泻等不适，一般都能耐受，适应一段时间即可。

（六）血栓前状态类

1. 难免流产 3 次，染色体异常、血小板聚集升高案

李某，女，26 岁，2013 年 12 月 12 日初诊。

［主诉］难免流产 3 次，月经量少 2 月。

[现病史]既往3次不良妊娠史，末次妊娠2013年9月，末次清宫术后月经量少，每次用卫生巾7–9片。平素腰板，胃纳可，夜寐安，二便尚调。来诊要求孕前调理，以防再次流产。

[月经史] $13\frac{5\sim6}{30\sim35^{+}}$天，量中，无痛经史。Lmp：12月5日，经行量偏少，色暗，5天净。

[婚育史]已婚，0–0–3–0，2011年9月及2012年2月及2013年9月均孕60余天难免流产清宫术。工具避孕。

[辅助检查]2013年9月26日TGE（血栓弹力图）R：8.1min，MA：63.5mm。2013年9月28日（月经第3天）血E_2：38pg/mL，LH：7.44IU/L，FSH：9.69IU/L，P：2.2nmol/L，T：1.25nmol/L，PRL：26.22ng/mL，TSH：1.9mIU/L。染色体女方：46，XX，$1h^{+}$；男方：46，XY。丈夫精液镜下精子计数：590个，快速前进精子百分率31.58%，前进精子百分率83.89%，活动精子百分率90%。2013年10月23日封闭抗体：CD3–BE：3.8，CD4–BE：–0.7，CD8–BE：–0.2。

[舌脉]舌黯红，苔薄，脉细弦。

[中医辨证]肾虚血瘀。

[治法]补肾祛瘀，养血调冲。

[方药]益肾毓麟汤加减。

紫石英先20g	菟丝子24g	当　归15g	川　芎12g
熟地黄12g	香　附15g	紫河车吞3g	覆盆子24g
生甘草5g	仙灵脾12g	巴戟天12g	党　参15g
黄　芪15g	丹　参10g	鹿角片先10g	

水煎服，每日1剂，连服7剂。并嘱测BBT。

二诊（12月19日）：BBT未升，自诉有锦丝状白带，胃纳可，夜寐安，二便尚调，舌脉同前。

［辅助检查］2013 年 12 月 9 日于外院查血小板聚集最大率 ADP：85.7%（正常参考值 45% ～ 78%），血小板聚集最大率 AA：93.30%（正常参考值 60% ～ 80%），D–D（D– 二聚体）：0.074μg/mL（正常参考值 0 ～ 0.5μg/mL）。予阿司匹林片，每次 25mg，每日 2 次，口服（经期停药）。

［舌脉］舌黯红，苔薄，脉细弦。

［中医辨证］肾虚血瘀。

［治法］补肾祛瘀，养血调冲。

［方药］益肾毓麟汤加减。

紫石英[先]20g　菟丝子 24g　当　归 15g　川　芎 12g
香　附 12g　紫河车[吞]3g　覆盆子 24g　丹　参 12g
生甘草 5g　仙灵脾 12g　巴戟天 12g　党　参 15g
黄　芪 15g　鹿角片[先]10g　马鞭草 15g　路路通 12g
皂角刺 12g

水煎服，每日 1 剂，连服 7 剂。

三诊（12 月 26 日）：BBT 已升，胃纳可，夜寐安，二便尚调，偶感腰酸。舌脉同前。前方加杜仲 15g，川续断 15g，再进 14 剂。

四诊（2014 年 1 月 9 日）：Lmp：2014 年 1 月 8 日（BBT 上升 13 天），经行如前，正值经期，量增，色黯，伴血块。

［舌脉］舌黯红，苔薄，脉细滑。

［中医辨证］肾虚血瘀。

［治法］养血活血调冲。

［方药］桃红四物汤加减。

当　归 12g　川　芎 10g　赤　芍 12g　白　芍 10g

桃　仁 10g　红　花 9g　丹　参 15g　益母草 15g
川牛膝 12g　焦山楂 24g　制香附 12g　炮　姜 5g
生黄芪 15g　生甘草 5g　潼蒺藜 10g　刘寄奴 15g
水煎服，每日 1 剂，连服 7 剂。

后续治疗：平素续以益肾毓麟汤加减，经期则予桃红四物汤加减治疗，经中期在上法基础上，酌加马鞭草、路路通、穿山甲、皂角刺等活血通络；伴腰酸，酌加用炒杜仲、狗脊、川续断等补益肝肾。2014 年 3 月于外院复查血小板聚集最大率 ADP：56.7%，AA：62.9%，D-D（D-二聚体）：0.122μg/mL。2014 年 3 月复查双方封闭抗体：CD3-BE：4.2，CD4-BE：-0.5，CD8-BE：0.3。2014 年 4 月起患者积极试孕。

孕后首诊（7 月 13 日）：Lmp：6 月 2 日，经行如前。停经 42 天，伴腰酸、小腹隐痛 5 天。纳寐可，二便调。

[辅助检查] 2014 年 7 月 13 日外院血 HCG：12630IU/L，E_2：816pmol/L，P：59.9nmol/L，D-D：360μg/mL，TSH：1.86mIU/L。

[舌脉] 舌黯红，苔薄，脉细滑。

[中医辨证] 肾虚血瘀。

[治法] 益肾活血安胎。

[方药] 自拟安胎汤合当归芍药散加减。

桑寄生 15g　苎麻根 20g　阿胶珠(烊) 10g　菟丝子 15g
太子参 12g　黄　芪 12g　杭白芍 12g　杜　仲 12g
炒白术 9g　当　归 9g　川　芎 6g　覆盆子 20g
巴戟天 12g　生甘草 5g　熟地黄 12g　枸杞子 10g
水煎服，每日 1 剂，连服 14 剂。另予阿司匹林片，每次 25mg，每日 2 次，口服。

孕后二诊（7 月 31 日）：停经 60 天，腰酸缓解、仍感小腹隐痛。孕酮偏低。2014 年 7 月 20 日复查血小板聚集最大率 ADP：67.5%，AA：81.3%，D-D（D- 二聚体）：0.232μg/mL。2014 年 7 月 27 日血 HCG＞225000IU/L，E_2:6318pmol/L，P:49.9nmol/L。7 月 27 日 B 超：宫内早孕，单活胎（胚芽 1.13cm）。前方改用杭白芍 20g，加用丹参 9g，赤芍 10g，养血活血再进 7 剂。另予黄体酮胶囊，每次 100mg，每日 2 次，口服。

三诊（8 月 7 日）：停经 67 天，腰酸腹痛缓解，感恶心呕吐。2014 年 8 月 7 日血 HCG＞225000IU/L，E_2：6342pmol/L，P：92.5nmol/L。前方去熟地黄、枸杞子、巴戟天，加用紫苏叶 5g，绿梅花 5g，陈皮 5g，砂仁杵后入 3g，石决明先 20g，疏肝和胃安胎。

四诊（8 月 16 日）：停经 76 天，恶心呕吐明显缓解。2014 年 8 月 15 日血 HCG＞225000IU/L，E_2：7342pmol/L，P：118nmol/L。守前方去砂仁、石决明再进 7 剂。改黄体酮胶囊，每次 50mg，每日 2 次，口服。

五诊（8 月 24 日）：停经 84 天，恶心不显，夜寐可，二便调。2014 年 8 月 24 日 B 超：宫内孕，单活胎（NT：0.21mm），胎盘位置近宫颈内口。前方去紫苏叶、绿梅花、陈皮，改用黄芪 30g，加用党参 30g，升麻 9g，桔梗 9g，生晒参 9g 补气升提。停用黄体酮胶囊，阿司匹林片继服。孕 16 周复查血 ADP、AA 正常范围，改阿司匹林片，每次 25mg，每日 1 次，口服至孕 24 周停药。

随访至分娩，无异常情况。2015 年 3 月 9 日，因羊水偏少足月剖宫产一女婴，出生体重 3540kg，体健。

按语：复发性流产的原因目前主要有染色体因素、内分泌因素、感染因素、子宫因素、免疫因素及血栓前状态因素六大因素。近年来越来越关注血栓前状态因素。血栓前状态（PTS）是指多种因素引起的止血、凝血、抗凝和纤溶系统功能失调或障碍所致高凝状态的一种病理过程。其中，血小板聚集率起着重要的作用。PTS患者血小板易被过度激活，微血管内血小板聚集升高，易导致微血栓形成。D–D是交联纤维蛋白特异的降解产物，作为体内高凝状态和纤溶亢进的分子标记物之一，其水平增高反映继发性纤溶活性增强，提示患者处于血栓前状态或血栓状态。

患者数堕胎后肾气亏虚，肾虚冲任不固，胞络失养；清宫术损伤胞宫，胞脉瘀滞不通，冲任不畅，则新血不生，胎失所养导致胎动不安、堕胎、滑胎。孕前调理平素投益肾毓麟汤加减补肾祛瘀，养血调冲。方中紫石英、紫河车、菟丝子、覆盆子、鹿角片补肾填精益髓，党参、黄芪大补元气，当归、川芎、丹参养血活血调冲，皂角刺、路路通、马鞭草活血化瘀通络。经期则予桃红四物汤加减，酌加益母草、川牛膝、焦山楂、刘寄奴活血化瘀生新。

孕后血小板聚集率升高伴小腹隐痛，责之中医“肾虚气滞血瘀”范畴。《诸病源候论·妊娠病》云：“妊娠小腹痛者，由胞络宿有冷，而妊娠血不通，冷血相搏，故痛也。”患者数堕胎后肾气亏虚，肾虚冲任不固，胞络受损；孕后胞脉阻滞，肝气不疏，气血运行不畅，不通则痛。中医治疗以益肾活血，行气安胎，胞脉畅通则腹痛自除，气血调和胎自安之。予自拟安胎汤合当归芍药散加减。此类患者临证时酌情加用牡丹皮、丹参、赤芍之品活血安胎。正如《景岳全书·妇人规》所云：“安胎之方不可执，亦不可泥其月数，但当随证随经，因其病而药之，乃为至善。”孕后血聚养胎，随病情的发展出现不同的兼证，知常达变，随证加减。若兼腰酸酌加用杜仲、狗脊等滋养肝肾；兼肝旺引起恶心呕吐，酌加用紫苏叶、炒竹茹、绿梅花、陈皮等疏肝和胃；兼胎盘低置状态，酌加升麻、桔梗、生晒参益气升提。染色体异常亦是复发性流产的常见原因之一，该患者46，XX，1h+是1号染色体异染色质增长，尚属正常变异。

2. 难免流产3次，子宫动脉高阻状态案

杨某，女，30岁，2013年6月1日初诊。

[主诉]难免流产3次。

[现病史]患者胃纳可，夜寐安，二便尚调，时有少腹隐痛。既往难免流产3次，精神甚为紧张，来诊要求调理。

[月经史] $14\frac{5\sim6}{30}$ 天，量中，无痛经史。Lmp：5月7日，经行如前。

[婚育史]已婚，0–0–3–0，2011年6月、2012年12月各孕2月余自然流产，2011年12月孕3月余（未见心搏）难免流产行清宫术。工具避孕。

[辅助检查]双方染色体46XX、46XY。封闭抗体：CD3–BE：–3.5，CD4–BE：–1.3，CD8–BE：0.3。丈夫精液：精液密度：87×10^6/mL，a：63.79%，b：18.53%，c：8.19%。

[舌脉]舌淡黯，苔薄，脉细弦。

[中医辨证]肾虚血瘀。

[治法]补肾祛瘀，养血通络。

[方药]益肾毓麟汤加减。

紫石英[先]20g	菟丝子24g	当　归15g	川　芎12g
熟地黄12g	香　附15g	紫河车[吞]3g	覆盆子24g
生甘草5g	仙灵脾12g	巴戟天12g	党　参15g
黄　芪15g	丹　参12g	路路通12g	皂角刺12g
鹿角片[先]9g	蒲公英20g	败酱草15g	炒川楝子12g

水煎服，每日 1 剂，连服 6 剂。并嘱测 BBT。

BBT 上升 8 天 B 超示子宫动脉血流：左侧 RI（子宫动脉血流的阻力指数）：0.82，S/D（子宫动脉收缩期峰值流速 / 舒张末期流速）：5.9；右侧 RI：0.90，S/D：9.9。

平素以益肾毓麟汤加减，经期则予桃红四物汤加减治疗。伴小腹隐痛，酌加用红藤、蒲公英、败酱草、延胡索、炒川楝子等清热解毒，理气止痛；伴腰酸，酌加用炒杜仲、狗脊、川续断等补益肝肾；感中脘不适，酌加八月札、娑罗子、砂仁等理气和胃。伴苔腻便软，酌加炒白术、川朴、佩兰等健脾化湿。2013 年 9 月复查封闭抗体：CD3–BE：–1.9，CD4–BE：–3.0，CD8–BE：1.2。予淋巴细胞免疫治疗，3 个月后复查 CD3–BE：2.3，CD4–BE：0.2，CD8–BE：2.8。2013 年 12 月复查子宫动脉血流 B 超示：左侧 RI：0.78，S/D：5.3；右侧 RI：0.81，S/D：6.2。患者腹痛不显，冲任调复，气血调和，脉象平和，建议可试孕。

试孕月首诊（2014 年 1 月 10 日）：Lmp：1 月 5 日，经行如前，量中，色鲜，未净。

[舌脉] 舌黯红，苔薄，脉细弦。

[中医辨证] 肾虚血瘀。

[治法] 补肾祛瘀，养血调冲。

[方药] 益肾毓麟汤加减。

紫石英[先]20g　　菟丝子 24g　　当　归 15g　　川　芎 12g
熟地黄 12g　　香　附 15g　　紫河车[吞]3g　　覆盆子 24g
生甘草 5g　　仙灵脾 12g　　巴戟天 12g　　党　参 15g
黄　芪 15g　　丹　参 12g　　路路通 12g　　皂角刺 12g
赤　芍 12g

水煎服，每日 1 剂，连服 7 剂。

1月16日B超提示：子宫内膜双层厚0.6cm，左卵巢内较大卵泡1.2cm×0.9cm，右卵巢内较大卵泡1.0cm×0.7cm。1月17日血E_2：142.68pg/mL，P：1.94nmol/L，LH：6.4IU/L。守前方加鹿角片先9g，仙茅10g，补肾祛瘀，养血调冲再进。

1月21日B超提示：子宫内膜双层厚0.9cm，左卵巢内较大卵泡2.0cm×2.1cm×1.6cm，血E_2：278pg/mL，P：4.61nmol/L，LH：37IU/L，嘱同房。1月23日复查B超提示：子宫内膜双层厚0.9cm，左卵巢内未见明显卵泡，子宫直肠窝积液1.8cm。

养血试孕方加减：

熟地黄12g	白　术15g	菟丝子24g	覆盆子24g
当　归10g	川　芎9g	党　参15g	黄　芪15g
香　附12g	狗　脊12g	川续断12g	生甘草5g
仙灵脾12g	杭白芍12g	桑寄生15g	丹　参6g
苎麻根24g			

水煎服，每日1剂，连服7剂。

孕后首诊（2月8日）：Lmp：1月5日，经行如前，停经35天，感腰酸。

[**辅助检查**] 2月7日血HCG：1029.10mIU/mL，E_2：286pg/mL，P：20.6ng/mL。

[**舌脉**] 舌淡黯，苔薄，脉细滑。

[**中医辨证**] 肾气亏虚。

[**治法**] 补肾益气安胎。

[**方药**] 自拟安胎汤加减。

桑寄生15g	苎麻根20g	阿胶珠烊10g	菟丝子15g
太子参12g	黄　芪12g	杭白芍12g	黄　芩10g

炒白术 9g　当归身 9g　狗　脊 12g　生甘草 5g
覆盆子 20g　巴戟天 12g　熟地黄 12g　枸杞子 9g
紫河车[吞] 6g

水煎服，每日 1 剂，连服 3 剂。

孕后二诊（2 月 18 日）：停经 45 天。腰酸缓解，感小腹坠痛。B 超提示：宫内早孕，单活胎（胚芽 5mm）；子宫动脉血流监测示右侧 RI：0.92，S/D：12.5；左侧舒张期呈反向血流。

［舌脉］舌紫黯，苔薄，脉弦滑。

［中医辨证］肾虚血瘀。

［治法］益肾活血安胎。

［方药］自拟安胎汤合当归散加减。

桑寄生 15g　苎麻根 20g　阿胶珠[烊] 10g　菟丝子 15g
太子参 12g　黄　芪 12g　杭白芍 15g　黄　芩 10g
炒白术 9g　当归身 10g　狗　脊 12g　生甘草 5g
覆盆子 20g　巴戟天 12g　熟地黄 12g　枸杞子 9g
丹　参 6g　赤　芍 12g　川　芎 9g

水煎服，每日 1 剂，连服 7 剂。另予阿司匹林片，每次 25mg，每日 3 次，口服。地屈孕酮片，每次 1 片，每日 2 次。

孕后三诊（3 月 4 日）：停经 59 天，下腹坠痛不显。血 HCG ＞ 225000IU/L，E_2 ＞ 1000pg/mL，P：22.2nmol/L，TSH：1.86mIU/L。今 B 超提示：宫内早孕，单活胎（胚芽 19mm）；子宫动脉血流监测示右侧 RI：0.84，S/D：6.1；左侧 RI：0.88，S/D：8.6。

［舌脉］舌黯红，苔薄，脉弦滑。

［中医辨证］肾虚血瘀。

［治法］益肾安胎，活血助长。

[方药]自拟安胎汤合当归散加减。

桑寄生 15g	苎麻根 20g	阿胶珠[烊] 10g	菟丝子 15g
太子参 12g	黄　芪 12g	杭白芍 15g	黄　芩 10g
炒白术 9g	当归身 10g	狗　脊 12g	生甘草 5g
覆盆子 20g	丹　参 9g	赤　芍 12g	

水煎服，每日 1 剂，连服 7 剂。另改阿司匹林片，每次 25mg，每日 2 次，口服。

后续治疗：续以自拟安胎汤合当归散加减辨证益肾安胎，至孕 16 周停药，阿司匹林片，每次用至 24 周。产前随访无异常情况。2014 年 10 月 5 日足月剖宫产一女婴，出生体重 3000kg，身长 49cm，体健。

按语："冲任之本在肾"，患者肾虚不固屡孕屡堕，耗损先天肾精，加之清宫术损伤胞宫胞脉，胞脉瘀滞不通，冲任不畅，新血不生，再妊后胎失所养导致胎动不安、堕胎、滑胎。子宫动脉血流高阻力患者，妊娠时容易形成微血管血栓。子宫动脉血流的异常值暂无统一标准，且各地区对 PI、RI、S/D 的关注度不同，不同仪器、不同检测人员的检测存在一定误差，需尽量固定仪器，每个医院超声科统一学习测量方法。因检测仪器、检测人员不同，不同医院可能会有各自不同的参考值，文献报道差异也较大。Ferreira 认为 PI $>$ 3.0，具有临床意义。而王磊等认为 RSA 患者子宫动脉 S/D、PI、RI 分别是 6.98±1.67、1.46±0.12、0.84±0.04。较正常对照组，S/D、PI 有统计学意义，而 RI 组间差异则无统计学意义。我们临床观察，单侧 RI $>$ 0.80，PI $>$ 2.5，或 S/D 两侧相加大于 12，具有临床意义。该患者的调理重在温通疏补，补肾化瘀通络。平素以益肾毓麟汤加减，方中紫石英、紫河车、菟丝子、覆盆子、仙灵脾、巴戟天温补肾阳，熟地黄、当归、川芎、丹参养血活血调冲，党参、黄芪大补元气，路路通、皂角刺、鹿角片、石见穿活血化瘀通络。该患者封闭抗体亦有低下，补肾温通、养血活血亦可以通过母胎免疫调节，并结合淋巴细胞免疫治疗，提高封闭抗体水平，抑制母体对胚胎的免疫杀伤，中西药结合治疗疗效理想。

孕后投之自拟安胎汤合当归散。当归散源自《金匮要略·妇人妊娠病脉证并治》，仲景曰"妇人妊娠，宜常服当归散主之""妊娠常服即易产，胎无苦疾，产后百病悉主之"。本经方原用于治疗血虚湿热之胎动不安，临证加味用来治疗血瘀型之胎动不安，归芎合用，养血活血安胎；白术、黄芩自古为"安胎圣药"。合用自拟安胎汤，共奏益肾活血安胎之功，使肾中精气充盛，冲任气血调畅，胎元得固。若孕后见腹痛下坠，舌紫黯，或有瘀斑，脉弦滑者，酌情加用丹参、赤芍、牡丹皮、三七之品养血化瘀。若血瘀是导致难免流产的根本原因，当务之急是养血活血化瘀，则胎孕自安，有故无殒，亦无殒也。

3. 难免流产 7 次，血栓前状态子宫动脉高阻状态之妊娠保胎案

杨某，女，30 岁，2013 年 5 月 23 日初诊。

[主诉] 难免流产 7 次，停经 67 天，腰酸 3 天。

[现病史] 患者既往难免流产 7 次，2004 ～ 2007 年每年 1 次难免流产，均孕 3 月内行清宫术；2009 年 3 月孕 5 月余胎死宫内引产；2012 年 2 月自然流产；2012 年 8 月孕 78 天难免流产行清宫术。2012 年 10 月行宫腔粘连分离术。曾于外院就诊，诊断为"习惯性流产，血栓前状态，子宫动脉高阻状态"，封闭抗体不足，曾行淋巴细胞免疫治疗 7 次，夫妻双方染色体正常。

4 月 16 日起无明显诱因出现腰酸，无阴道出血，无腹痛，无肛门坠胀感，前来就诊，查血 HCG：94.4IU/L，予"地屈孕酮片 10mg，口

服，每日3次；醋酸泼尼松片1片，口服，每日1次；低分子肝素钙针4100IU，皮下注射，每日1次；阿司匹林片25mg，口服，每日1次”保胎治疗。4月20日复查血HCG＞1000.0IU/L、E_2：160.54pg/mL，P：50.42nmol/L，予加用“黄体酮注射液40mg，肌肉注射，每日1次”。4月23日入住我院，加予中药保胎治疗，5月7日仁济医院B超示：宫内孕，单活胎（胚芽8mm），5月19日血HCG：157506.8IU/L，E_2：1119.17pg/mL，P：94.31nmol/L，症状好转后2013年5月20日出院。近3天患者无明显诱因又感腰酸，门诊继续就诊。

［**月经史**］13$\frac{5\sim6}{30}$天，无痛经。Lmp：3月18日，经行如前。

［**婚育史**］已婚，0-0-7-0。

［**舌脉**］舌红苔薄，脉细滑。

［**治法**］益肾安胎，兼以化瘀。

［**方药**］自拟安胎汤加减。

桑寄生15g	苎麻根20g	太子参12g	黄　芪12g
赤　芍10g	黄　芩10g	狗　脊12g	墨旱莲12g
当　归10g	阿胶珠[烊]10g	菟丝子15g	炒白术9g
梅　花5g	陈　皮5g	丹　参10g	川　芎10g
杜　仲9g	川　断10g	生甘草5g	

水煎服，每日1剂，连服7剂。

另予黄体酮注射液40mg，肌肉注射，每日1次；低分子肝素钙针4100IU，皮下注射，每日1次；地屈孕酮片10mg，每日2次；阿司匹林片50mg，每日1次。

二诊（6月3日）：停经78天，腰酸改善，无阴道漏红，无畏寒发热等症状，胃纳，夜寐安，二便调。

［辅助检查］5月29日血TSH：0.6810mIU/L，HCG：170663.5IU/L，E_2：1197.56pg/mL，P：112.09nmol/L。

［舌脉］舌红苔薄，脉细滑。

［治法］补肾安胎。

［方药］自拟安胎汤加味。

桑寄生 15g	苎麻根 20g	太子参 12g	黄　芪 12g
白　芍 12g	黄　芩 10g	狗　脊 12g	墨旱莲 12g
阿胶珠[烊] 10g	菟丝子 15g	生甘草 5g	炒白术 9g
覆盆子 20g	当　归 9g	杜　仲 12g	巴戟天 12g

水煎服，每日1剂，连服5剂。改黄体酮注射液20mg，肌肉注射，每日1次。

三诊（6月9日）：停经84天，无明显阴道出血，无腹痛腰酸，胃纳可，夜寐尚安，二便调。多普勒胎心闻及。6月3日血HCG：158766.9IU/L，E_2：1355.93pg/mL，P：82.58nmol/L。守上方，续进7剂。

后续治疗：6月16日复查B超示：孕13周，单活胎，NT值0.15cm，子宫动脉血流正常。8月20日复查B超示：孕23周，单活胎，未见明显异常，脐动脉血流S/D正常范围，停低分子肝素钙针及阿司匹林片。随访至分娩，无阴道漏红、腰酸等不适。于2013年12月足月顺产一女婴，重3000g，体健。

按语：血栓前状态是指多种因素引起的止血、凝血、抗凝和纤溶系统功能失调或障碍的一种病理过程，血栓前状态可能导致子宫胎盘部位血流状态改变，局部组织易形成微血栓，形成胎盘纤维沉着、胎盘梗死灶，从而引起胚胎缺血缺氧，最终导致胚胎发育不良或流产。

该案患者既往难免流产七次，属于中医“滑胎”范畴。中医学认为“肾主生殖”“冲任之本在肾”“胞脉，胞络者，系于肾”。肾精充足、肾气旺盛则任脉通，太冲脉盛而能孕育。肾气衰则冲任不固，胞胎失养，母体肾气亏虚易致堕胎、小产；而屡孕屡堕又复损于肾气，肾精不固，胞脉失养。血小板聚集率、D-二聚体、子宫动脉血流阻力升高之妊娠时胎盘局部缺血，血栓形成，责之中医“肾虚血瘀”范畴。肾虚冲任不固，胞络受损，瘀滞子宫，冲任不畅，则新血不生，胎失所养导致胎动不安、堕胎、滑胎。对于妊娠血瘀引起的胎动不安，早在东汉张仲景《金匮·妇人妊娠病脉证病治》中就有论述：“所以血不止者，其癥不去故也，当下其癥，桂枝茯苓丸主之。”临床予以益肾化瘀安胎，瘀去络通，冲任调达，则胎有所养，胎自安之。方用寿胎丸合当归散加减，酌情加用丹参、赤芍、丹皮、三七之品养血化瘀安胎。

该患者婚后多年未孕，FET术后腰酸痛，平素亦有腰酸、畏寒等。《景岳全书·妇人规》云：“妇人肾以系胞，而腰为肾之府，故胎妊之妇，最虑腰痛，甚则堕，不可不防。”肾精不固，系胎无力。故起手以自拟安胎汤加减，益肾填精，养血安胎。方中桑寄生、苎麻根、巴戟天、杜仲、菟丝子、覆盆子补肾安胎；参、芪、归、芍益气养血；阿胶珠、紫河车为血肉有情之品，滋肾养血。接受体外受精－胚胎移植技术（IVF-ET）患者易出现诸多自身问题，如激素水平紊乱、子宫内膜容受性差、子宫动脉血流高阻力等，皆易引起流产。子宫动脉血流阻力指数（RI）及双侧子宫动脉血流速度峰比值（S/D）之和偏高时，可予阿司匹林、低分子肝素治疗。内膜下螺旋动脉的血流参数能作为子宫内膜容受性的指标，预测胚胎着床率和妊娠率。该患者反复IVF失败，B超提示子宫动脉血流阻力高，在运用小剂量阿司匹林及低分子肝素的基础上，予加入中药当归、丹参等活血养血之药，以达祛瘀安胎之效。在中药补肾养血的基础上，除益肾安胎之功，尚可减少低分子肝素使用量及时间，降低出血风险，若遇肝功能损害者，尚可加入护肝之品。

附 录

一、临床常用方剂

自拟安胎汤

【组成】菟丝子、覆盆子、桑寄生、苎麻根、阿胶珠烊、当归身、杭白芍、太子参、黄芪、炒白术、黄芩、墨旱莲。

【功用】补肾益气，养血安胎。

【主治】妊娠期阴道少量流血，色淡或黯，腰酸膝软，或有腰痛、腹痛，或曾屡孕屡堕，头晕耳鸣，健忘，夜尿多。

【方解】方中菟丝子、覆盆子、桑寄生补肾益精，固摄安胎；阿胶珠为血肉有情之品，补血安胎，更以陈者为佳，尚有止血之功，若阴道出血量多，予陈阿胶 9 ～ 12g/d，烊化服用；太子参、黄芪、炒白术健脾益气，以后天养先天，助安胎之力；苎麻根、黄芩、墨旱莲滋肾清热安胎；当归身、杭白芍养血和血安胎。全方共奏补肾益气，养血安胎之功。

茵陈寿胎丸

【组成】茵陈、焦山栀、制大黄、桑寄生、苎麻根、续断、杜仲、当归身、白芍。

【功用】清热利湿，养血安胎。

【主治】妊娠期 ABO 血型不合。

【方解】妊娠期间 ABO 血型抗体显著增高者，易导致胎停或核黄疸，乃湿热内蕴郁而成黄。方中重用茵陈为君药，苦泄下降，善能清热利湿，为治黄疸要药。臣以栀子清热降火，通利三焦，助茵陈引湿热从小便而去。佐以大黄清泻通利大便，导瘀热从大便而下。桑寄生、苎麻根、续断、杜仲补益肝肾，养血安胎；当归身、杭白芍养血和血安胎；

上药合用，清湿热而不忘肝肾之本，使得湿热除，肾气充，胎元安。

椿白皮寿胎丸

【组成】椿白皮、忍冬藤、白头翁、海螵蛸、黄柏、桑寄生、苎麻根、太子参、黄芪、杭白芍、黄芩、炒白术。

【功用】清热燥湿，益肾安胎。

【主治】妊娠中晚期阴道流血，色红或黯，或宫腔积液，或白带色黄色赤者。舌红边有朱点，苔白或黄，脉滑数。常见合并宫颈赘生物或霉菌性阴道炎等。

【方解】方以椿白皮为君，其苦能燥湿，寒能除热，涩能收敛，取止血、燥湿止带之功；白头翁凉血消瘀，清解湿毒，助椿白皮之功；忍冬藤增清热之效，清热解毒、燥湿止带，邪去则血宁胎固；黄芩、黄柏清热燥湿安胎；海螵蛸收敛止血，涩精止带；《傅青主女科·妊娠小便下血病名胎漏》："夫血能荫胎，而胎中之荫血，必赖气以卫之，气虚下陷，则荫胎之血亦随气而陷也。"故以太子参、黄芪、炒白术健脾益气，以后天养先天，助安胎之力；桑寄生、苎麻根、杭白芍补益肝肾，养血安胎；全方补泻并用，湿热既清，胞宫得宁，胎元自固。

何氏定呕饮

【组成】煅石决明、冬桑叶、炒白芍、焦白术、淡黄芩、绿萼梅、带壳砂仁、苏梗、陈皮、当归身。

【功用】清肝和胃，养血安胎。

【主治】妊娠恶阻证属于虚阳上越或胃火冲逆之妊娠呕吐。

【方解】此方系何老家传秘方。孕妇阴血聚以养胎，阴不足阳亢越而横逆犯胃，致成妊娠呕吐。方中煅石决明清肝潜阳，降逆重镇而不损下元；当归身、白芍养血和血，滋养肝体；冬桑叶清养头目而凉肝；绿萼梅疏肝和胃，调畅气机；砂仁、苏梗行气和中，止呕安胎；淡黄芩清热安胎，白术、陈皮健脾运中。纵观全方，遵《本草》“血和则气顺”及《金匮要略》“气顺则气血调和”之训，诸药配伍，共奏清肝和胃，降逆止呕，养血安胎之效。待吐停胃纳转佳，即宜清补以养之，顾及根本，以固胎元。

益肾毓麟汤

【组成】熟地黄、枸杞子、当归、川芎、菟丝子、覆盆子、紫石英、紫河车、仙灵脾、巴戟天、黄芪、丹参、香附。

【功用】补肾益气，养血调经。

【主治】妇人屡孕屡堕，甚或应期而堕；月经初潮偏迟，后期量偏少；平日腰酸膝软，头晕耳鸣，健忘，夜尿频多，面色晦暗。或见封闭抗体低下者。

【方解】方中紫石英温阳暖宫，鼓舞冲任，主治“女子风寒在子宫，绝孕十年无子”；紫河车味甘咸，性温，系血肉有情之品，“虽后天之形，实得先天之气，显然非他金石草木之类所比。其滋补之功极重，久服耳聪目明，须发乌黑，延年益寿”，功能补肾填精；二紫相合，温肾填精，有助天癸精微之气；菟丝子、覆盆子平补肾中阴阳；仙灵脾、巴戟天味辛性温，擅温肾助阳；熟地黄、枸杞子益肾滋阴；当归、川芎、丹参、香附养血活血；黄芪益气建中，有助生化。全方合用，使肾中精气旺盛，肾之阴阳充足平和，血气充沛流动。

培土毓麟汤

【组成】党参、黄芪、炒白术、山药、茯苓、菟丝子、覆盆子、熟地黄、胡芦巴。

【功用】健脾补肾。

【主治】屡孕屡堕，腰酸膝软，纳呆便溏，头晕耳鸣，尿频，夜尿多；眼眶黯黑，面颊部黯斑；舌淡胖色黯，脉沉细滑，尺脉弱。

【方解】方中熟地黄补血养阴、填精益髓；菟丝子、覆盆子助阳益阴，益肾固精；胡芦巴益肾温阳，暖丹田，散寒止痛而治寒泻；党参、黄芪健脾益气、鼓舞生化；炒白术、茯苓助其健脾之功，且有燥湿利水之效；山药平补脾胃，益肾强阴，以助后天之本，达到以后天补先天之效，使脾肾之气旺盛，冲任得固。

益肾调经汤

【组成】熟地黄、枸杞、当归、川芎、香附、丹参、鸡血藤、虎杖、苁蓉、菟丝子、仙灵脾、巴戟天、石楠叶、透骨草、生草。

【功用】补肾养血，活血调冲。

【主治】经行量少，甚至点滴即净，行而不爽，经色正常或黯红有块，舌淡苔薄白，脉细弦，该类患者常常有人流史或合并宫腔粘连。

【方解】方中熟地黄、枸杞、当归养血补血；川芎、丹参、鸡血藤、虎杖活血益血调冲；香附疏肝解郁理气；菟丝子、苁蓉、仙灵脾、巴戟天补肾填精，益肾壮阳；石楠叶、透骨草补肾通络，活血除湿。全方使血虚得补，血滞得通，肾气充盛，冲经得复。

养血试孕方

【组成】熟地黄、枸杞、当归、川芎、路路通、皂角刺、巴戟天、桑寄生、绿梅花、紫石英、菟丝子、覆盆子。

【功用】益肾养血助孕。

【主治】妇人月经后期，屡试不孕。

【方解】方中熟地黄、枸杞、当归、川芎养血调冲；菟丝子、覆盆子补肾益精，肾旺始能萌胎；巴戟天、紫石英温肾阳，助受精卵结合、胚胎发育；桑寄生补肝肾，固冲任以助孕；路路通、皂角刺通络助氤氲之气结合。全方共奏益肾养血助孕之功。

自拟消癥汤

【组成】猫爪草、猫人参、夏枯草、牡丹皮、苡仁、三棱、莪术、藤梨根、半枝莲、焦山楂、制鳖甲、蛇莓、水杨梅根。

【功用】清热化痰，软坚消癥。

【主治】经行量多，经期延长，带下色黄；兼见身热口渴，大便秘结小便黄赤；舌黯红，有瘀斑，苔黄，脉弦滑数。

【方解】猫爪草、猫人参活血消癥，消散肌瘤；牡丹皮凉肝消癥；三棱、莪术、藤梨根、半枝莲活血消癥，抑瘤生长；苡仁、夏枯草清热涤痰，软坚散结；焦山楂消食健胃，行气散瘀；制鳖甲退热除蒸，软坚散结；水杨梅根散瘀活血；蛇莓清热凉血、解毒消肿。诸药合用，清热涤痰，散瘀消癥，则癥瘕可削可抑。

二、临床常用药对

菟丝子　覆盆子

【单味功用】

菟丝子，味辛、甘，性平。入肝、肾、脾经。本品既能入阳，又能益阴，不燥不腻，为平补肝、肾、脾三经之良药，有补肾固精，养肝明目，止泻，安胎之功。张锡纯言：“愚于千百味药中，得一最善治流产之药，乃菟丝子是也”，《本草纲目》提及“凡植物之生，皆恃有根，独菟丝子初生亦有根，及长延草物，其根自断。……假气而生”，菟丝子益蕃延茂盛于禾稼之上，致禾稼为之黄落，此诚善取所托者之气化以自养者也，借此物之性质，以变化胎之性质，能使所结之胎善于吸取母气，此所以为治流产之最良药也。

覆盆子，味甘、酸，性微温。入肝、肾经。有固肾缩尿、益肾养肝之功。《本草通玄》：“覆盆子，甘平入肾，起阳治痿，固精摄溺，强肾而无燥热之偏，固精而无疑涩之害，金玉之品也。”

【配伍功效】二药均入肝、肾，均有补肝肾、固冲任之功。临床常参合使用，其力益彰。

【主治】

1. 肝肾两亏，冲任虚损，以致月经失调诸症。

2. 胎元不固，有先兆流产征兆者。

3. 滑胎，屡孕屡堕属肾虚证者，孕前调理，孕后安胎。

【常用量】

菟丝子：12 ～ 30g。

覆盆子：12 ～ 24g。

巴戟天　仙灵脾

【单味功用】

巴戟天，味辛，甘，性微温。入肾、肝经。可大补虚损，补肾助阳，祛风除湿。《神农本草经》：“主大风邪气，阳痿不起，强筋骨，安五脏，补中，增志，益气。”妇科应用多取补虚损，温肾助阳之功。

仙灵脾，味辛、甘，性温。入肾、肝经。功善补肾壮阳，祛风除湿，强筋骨。《日华子本草》：“仙灵脾，治一切冷风劳气，补腰膝，强心力，丈夫绝阳不起，女人绝阴无子，筋骨挛急，四肢不任，老人昏倦，中年健忘。”

【配伍功效】

二药均可补肾壮阳，且大补虚损，现代药理研究提示二药均含有黄酮类化合物，具有雌激素样作用。参合使用，振奋肾阳之效更著。

【主治】

1. 脾肾阳虚，冲任失司，月经失调诸证。

2. 肾阳虚衰，宫冷不孕者。

3. 封闭抗体低下，屡孕屡堕者。

4. 胎元不固，早期胚胎发育迟缓者。

【常用量】

巴戟天：9 ～ 15g。

仙灵脾：9 ～ 15g。

鸡血藤　虎杖

【单味功用】

鸡血藤，味苦、微甘，性温。入肝经。既可补血活血，用于治疗血虚经闭、月经不调、痛经、又能舒筋通络风湿痹痛、手足麻木、血虚萎黄。《本草纲目拾遗》谓：“其藤最活血，暖腰膝。”“妇人经血不调，赤白带下；妇人干血劳及子宫虚冷不受胎。”

虎杖，味微苦，性微寒。归肝、胆、肺经。利湿退黄，清热解毒，散瘀止痛，止咳化痰。妇科应用于经闭、癥瘕。《名医别录》谓：“主通利月水，破流水癥结。”

【配伍功效】鸡血藤补血活血，虎杖散瘀破结。二药伍用，活血化瘀通经之力增强。

【主治】

1. 月经量少，或有宫腔粘连史；经行有血块，或有痛经者。

2. 月经后期，甚则闭经者。

【常用量】

鸡血藤：15 ～ 24g。

虎杖：15 ～ 24g。

熟地黄　枸杞

【单味功用】

熟地黄，味甘，性微温。归肝、肾经。补血养阴，填精益髓。治血虚诸证，肝肾阴虚诸证。《本草纲目》谓："填骨髓，长肌肉，生精血。补五脏内伤不足，通血脉，利耳目，黑须发，男子五劳七伤，女子伤中胞漏，经候不调，胎产百病。"

枸杞，味甘，性平。归肝、肾经。滋补肝肾、益精明目。治肝肾阴虚及早衰证。《本草经集注》谓："补益精气，强盛阴道。"

【配伍功效】熟地黄补血养阴，填精益髓；枸杞滋补肝肾、益精明目。二药伍用，补肾填精之力更显。

【主治】

1. 阴虚血亏，骨蒸潮热证。

2. 肝肾不足，精亏血少，以致月经不调、月经量少等症。

3. 胎漏下血、滑胎诸症。

【常用量】

熟地黄：12 ～ 15g。

枸杞：12 ～ 15g。

当归 丹参

【单味功用】当归，味甘、辛，性温。归肝、心、脾经。为血中气药。既补血调经，活血止痛，治血虚诸证，月经不调，经闭，痛经，虚寒性腹痛，跌打损伤，痈疽疮疡，风寒痹痛等；又能养血润燥，滑肠通便，用于治疗阴虚血少的肠燥便秘。

丹参，味苦，性微寒。归心、肝经。本品味苦色赤，性平而降，入走血分。所谓“一味丹参功同四物”，既能活血通经，行气止痛，治疗月经失调、痛经、产后恶露不尽等症，又能祛瘀生新，治疗瘀血所引起的癥瘕积块以及血栓前状态等症；还能除烦安神，用于治疗热入营血，以致心烦、不寐等症；另外，还能凉血消痈，治疗痈肿疮毒诸症。

【配伍功效】当归补血调经，活血止痛；丹参活血通经，祛瘀生新。二药伍用，增强活血通经，祛瘀生新之功。

【主治】

1. 月经失调、月经量少、痛经诸症。

2. 孕前调理及孕后安胎属于子宫动脉血流阻力增高等者。

【常用量】

当归：9 ～ 15g。

丹参：9 ～ 15g。

牡丹皮 赤芍

【单味功用】

牡丹皮，味苦、辛，性微寒。归心、肝、肾经。本品性寒苦泻，其色赤，专入血分，可凉血、活血，使血凉而不瘀，血活而不妄行。可治疗肝郁火旺所引起的月经不调；也治疗经闭、痛经、月经不调、腹中瘀块等。

赤芍，味苦，性微寒。入肝经。能凉血散瘀、清热退热，治疗血热妄行；也可活血化瘀、消肿止痛，治疗妇女闭经、癥瘕积聚等症。

【配伍功效】

牡丹皮凉血活血，血活但不妄行；赤芍凉血散瘀。二药伍用，增强凉血散瘀之功。

【主治】

1. 月经先期、月经过多、经期延长、崩漏属于血热血瘀者。

2. 子宫肌瘤、子宫内膜异位症痛经者。

3. 血热血瘀引起的胎漏、胎动不安、宫内液性暗区者。

4. ABO 血型不合属于血热有瘀者。

5. 子宫动脉血流阻力指数高者、D- 二聚体增高者。

6. 抗心磷脂抗体阳性者。

【常用量】

牡丹皮：9 ～ 12g。

赤芍：9 ～ 12g。

白及粉　三七粉

【单味功用】

白及粉，味苦、甘、涩，性微寒。入肝、肺、胃经。本品质黏而涩，功专收敛止血，又能消肿生肌。

三七粉，味甘、微苦，性温。入肝、胃经。本品专走血分，善化瘀血、止出血、散瘀血、消肿块、行瘀血、止疼痛，故为血家要药。

【配伍功效】白及收敛止血、消肿生肌；三七活血散瘀止血，消肿止痛。白及守而不走，三七走而不守。白及以收为要，三七以散为主。二药伍用，一守一走，一收一散，相互促进，相互制约，止血不留瘀。

【主治】

1. 先兆流产，阴道出血，超声提示宫腔积液，一般病程持续时间长属夹血瘀者。

2. 血栓前状态之先兆流产、滑胎。

【常用量】

白及粉：3 ～ 9g。

三七粉：3 ～ 6g。

若阴道出血量大，宫腔积液量大者，临床一般白及粉：三七粉为 1 ∶ 1；若阴道出血量少，宫腔积液量大者，白及粉：三七粉为 1 ∶ 2；若阴道出血量大，宫腔积液小者，白及粉：三七粉为 2 ∶ 1。先兆流产、滑胎伴血栓前状态者，孕前参三七 3g 每日吞服，孕后参三七 1.5 ～ 3g/ 日。

黄连　阿胶

【单味功用】

黄连，味苦，性寒。入心、肝、胃、大肠经。本品大苦大寒，为泻心火、除湿热之佳品。既能清热泻火、清心安眠、凉血止血、解毒止痢；又治疗阴血不足，心烦失眠等；此外，还能泻火解毒、清胃止呕、解渴除烦、消痞除满。《珍珠囊》谓："其用有六：泻心火，一也；去中焦湿热，二也；诸疮必用，三也；去风湿，四也；治赤眼暴发，五也；止中部见血，六也。"

阿胶系驴皮所熬，最善伏藏血脉，滋阴补肾。味甘、性平。归肺、肝、肾经。治血虚诸症，亦为止血要药；治疗肺阴虚燥咳，还可解热病伤阴，心烦失眠，阴虚风动，手足瘛疭。《神农本草经》亦载其能安胎也。

【配伍功效】

黄连泻心火，阿胶益肾水，二药配伍，则肾水可旺，心火可清，使心肾交通，水火既济。《伤寒论·辨少阴病脉证并治》中指出“少阴病，得之二三日以上，心中烦，不得卧，黄连阿胶汤主之”。

【主治】

春梦连连，尤以孕期为甚。

【常用量】

黄连：3 ～ 6g。

阿胶：9 ～ 12g。

椿白皮　白头翁

【单味功用】

椿白皮味苦、涩，性寒。归大肠、肝经。功善清热燥湿、收涩止带、止泻、止血。《日华子本草》谓其：“主女子血崩，产后血不止，赤带，肠风泻血不住，肠滑泄，缩小便。”

白头翁味苦，性寒。归胃、大肠经。可清热解毒、凉血止痢。治热毒血痢，疮痈肿毒。《本草汇言》谓其：“凉血，消瘀，解湿毒。”

【配伍功效】

椿白皮苦能燥湿，涩能收敛，寒能除热，取燥湿止带、止血之功；白头翁凉血消瘀，清解湿毒。二药合用，湿去热清，化瘀止血之功更显。

【主治】

1. 湿热带下。

2. 妊娠中晚期阴道流血，色红或黯，或超声提示宫腔积液，白带色黄或色赤者。

【常用量】

椿白皮：10～15g。

白头翁：10～15g。

白芥子　穿山甲

【单味功用】

白芥子味辛、性温。归肺、胃经。功善温肺化痰，利气，散结消肿。《药品化义》："白芥子……横行甚捷，……通行甚锐，专开结痰，痰属热者能解，属寒者能散。痰在皮里膜外，非此不达，在四肢两胁，非此不通。"妇科用于散输卵管积水。

穿山甲味咸，性微寒。归肝、胃经。本品性善走窜，功专行散，内通脏腑，外透经络，直达病所。功在活血消癥，通经，下乳，消肿排脓。《本草经疏》谓其："性走，能行瘀血，通经络，故又有消痈毒，排脓血，下乳，和伤，发痘等用。"

【配伍功效】白芥子散皮里膜外之痰饮，穿山甲活血散瘀败毒，消肿溃坚。二药伍用，走窜行散，透达攻通，直达病所，化瘀散结、祛痰排脓之功益彰。

【主治】

妇人不孕，检查提示：输卵管积水，输卵管梗阻或通而欠畅者，卵泡成熟而排卵障碍者。

【常用量】

白芥子：9～15g。

穿山甲：3～6g。

葛根　天冬

【单味功用】葛根味甘、辛，性凉。归肺、胃经。解肌退热，透疹，生津止渴，升阳止泻。《神农本草经》言：“主消渴，身大热，呕吐，诸痹，起阴气，解诸毒。”现代中药学研究葛根具有雌激素样作用。

天冬味甘、苦，性寒。归肺、肾、胃经。本品甘寒滋阴、苦寒泻热，能养阴润燥、清肺泻火、滋肾阴、退虚热。用于治疗阴虚发热、潮热盗汗、阴虚肺燥等症。《本草汇言》：“润燥滋阴，降火清肺之药也。统理肺肾火燥为病，如肺热叶焦，发为痿痈，吐血咳嗽，烦渴传为肾消，骨蒸热劳诸证，在所必需者也。”

【配伍功效】

葛根入肺、胃经，生津，具雌激素样作用；天冬入肺经、兼入肾经，养阴清热，润燥生津，以润肾燥。二药伍用，有金水相生之妙用。

【主治】

1. 卵巢功能低下者。

2. 围绝经期潮热盗汗者。

【常用量】

葛根：15～30g。

天冬：9 ～ 15g。

路路通　皂角刺

【单味功用】

路路通味苦，性平。《纲目拾遗》谓：“通行十二经。”攻专祛风通络，行气活血，利水除湿。

皂角刺辛散温通，药力锐利，直达病所。攻专拔毒、消肿、排脓。用于治疗痈肿、疮毒等症。

【配伍功效】路路通通行十二经，祛风通络，利水除湿。皂角刺性极锐利，搜风败毒，消肿排脓。二药伍用，除湿排脓通络之力益彰。

【主治】

1. 妇人不孕，或检查提示：输卵管通而欠畅者。

2. 促进卵子排出，未破裂卵泡黄素化综合征（LUFS）者。

【常用量】

路路通：12～15g。

皂角刺：12～15g。

石楠叶　透骨草

【单味功用】

石楠叶味辛、苦，性平；祛风通络补肾。用于风温痹痛，腰背酸痛，足膝无力，偏头痛。《神农本草经》："养肾气，内伤阴衰，利筋骨皮毛。"

透骨草味辛、温，性甘。入肺、肝二经。祛风除湿，舒筋活络，活血止痛，解毒化疹。

【配伍功效】

石楠叶补肾通络，透骨草除湿通络，二药合用，化湿透达之功益彰。

【主治】

1. 月经过少。

2. 形体丰满伴月经后期者。

【常用量】

石楠叶：12～15g。

透骨草：12～15g。

桑寄生　杜仲

【单味功用】

桑寄生味苦，性平。入肝、肾经。本品得桑之余气而生，质厚而柔，不寒不热，为补肾补血之要剂。

杜仲味甘，性温。入肝、肾经。本品既能补肝肾、强筋骨、益精气、强肾志，用于治疗肾虚腰痛及各种腰痛；胎动不安，习惯性流产。

【配伍功效】二药均入肝肾，均有补肝肾、强筋骨、壮腰膝、固冲任、通血脉之功，故参合使用，其力益彰。

【主治】

胎元不固，有先兆流产征兆者。

【常用量】

桑寄生：12 ～ 15g。

杜仲：12 ～ 15g。

小捻子　西洋参

【单味功用】

小捻子，即小野山参，为人参中之野生者，味甘、微苦，性平。入脾、肺、心经。本品既善大补元气、复脉固脱，又系补脾益肺之要药，亦能补益心气。《本草纲目》有云："治男妇一切虚证，发热自汗，眩晕头痛，反胃吐食，痎疟，滑泻久痢，小便频数，淋沥，劳倦内伤，中风，中暑，痿痹，吐血，嗽血，下血，血淋，血崩，胎前产后诸病。"

西洋参，味甘、微苦，性凉。入肺、心，肾、脾经。本品补益元气之功不及人参；但其性偏凉，兼能清火养阴生津。《医学衷中参西录》："味甘微苦，性凉。能补助气分，兼能补益血分，为其性惊而补，凡欲用人参而不受人参之温补者，皆可以此代之。"

【配伍功效】二药均有补益元气之功，小捻子益气升举胎元之力较强，然孕后宜凉，配伍西洋参清火养阴生津，二药合用兼得益气养阴之效。

【主治】

元气不足，无以载胎，胎盘低置。

【常用量】

小捻子：10g。

西洋参：5 ～ 10g。

用法：10g 小捻子一般相当于 3 ～ 4 支，用 1 支小捻子配用西洋参，加入适量水，隔水蒸，将蒸后的水喝掉，蒸一次可服用 2 天，共可蒸 5 次，可服用 10 天，最后一次服用时将小捻子和西洋参一同嚼服，10g 小捻子可服用 1 个月左右。另大便正常者小捻子与西洋参 2 : 1 使用，便软者小捻子独用，便干者小捻子与西洋参 1 : 1 使用，数日便不解者可小捻子与西洋参 1 : 2 使用。

紫河车　蛤蟆油

【单味功用】紫河车，味甘、咸，性温。入肺、肝、肾经。其功善补肾益精，养血益气，善治气血不足诸证，为滋补强壮之要药。《本草纲目》谓其："儿孕胎中，脐系于母，胎系母脊，受母之荫，父精母血，相合而成。虽后天之形，实得先天之气，显然非他金石草木之类所比。其滋补之功极重，久服耳聪目明，须发乌黑，延年益寿。"

蛤蟆油为林蛙（哈士蟆）的干燥输卵管。味甘、咸，性平。入肺、肾经。可补肾益精，养阴润肺。《中药志》谓其："补虚，退热，治体虚，精力不足。"

【配伍功效】二药均为血肉有情之品，一温一润，补益肾阴肾阳。二药合用补肾益精、填补奇经之效更为显著。

【主治】

1. 肾精亏虚，卵泡发育迟缓，或排卵期雌二醇偏低、子宫内膜偏薄者。

2. 孕后肾精不足，雌二醇上升不理想，早期胚胎发育迟缓者。

【常用量】

蛤蟆油：5～10g。用法：将5g蛤蟆油用温白开水在小碗中，浸泡2小时左右会变成晶莹雪白的膏状，泡开后隔水蒸约1个小时，冷却后放入冰箱中，每天早晨空腹服用，可用2～3天。

紫河车：3～9g。

白术 怀山药

【单味功用】

白术味苦、甘，性温。入归脾、胃经。健脾益气，燥湿利水，止汗，安胎。乃脾脏补气健脾第一要药。《胎产集要·黄芩白术考》言："白术益脾能培万物之母，黄芩泻火能滋子户之阴，故曰安胎圣药。"

怀山药味甘，性平。归脾、肺、肾经。本品既能补脾养胃，生津益肺，补肾涩精。用于脾虚食少，久泻不止，肺虚喘咳，肾虚遗精，带下，尿频，虚热消渴。

【配伍功效】二药均入脾，均有益气健脾之功，两药相伍，健脾益气之力益彰。

【主治】

1. 脾虚胎元不固，胎动不安者。

2. 脾虚泄泻者。

【常用量】

白术：6～15g。

怀山药：12 ～ 15g。

桑叶　石斛

【单味功用】桑叶味甘、苦，性寒。归肺、肝经。疏散风热，清肺润燥，清肝明目。《本草新编》有言："桑叶之功，更佳于桑皮，最善补骨中之髓、添肾中之精……种子安胎，调和血脉……"

石斛味甘，性微寒。归胃、肾经。益胃生津，滋阴清热。用于阴伤津亏，口干烦渴，食少干呕，病后虚热，目暗不明。

【配伍功效】二药药性均为寒，均有清热之功，桑叶凉血止血，配伍石斛养阴生津，使清热养阴之功更显。

【主治】

血热引起的胎漏、胎动不安。

【常用量】

桑叶：12 ～ 15g。

石斛：9 ～ 12g；鲜品 12g。

海螵蛸　龙骨

【单味功用】

海螵蛸味咸、涩，性温。归脾、肾经。收敛止血，涩精止带，制酸，敛疮。用于溃疡病，胃酸过多，吐血衄血，崩漏，便血，遗精滑精，赤白带下，胃痛吞酸。《药性论》："止妇人漏血，主耳聋。"

龙骨味甘、涩，性平。归心、肝、肾经。具有安神，潜阳，收涩之功。煅龙骨收敛固涩更强。用于盗汗，自汗，遗精，崩漏，带下，久泻久痢。《日华子本草》："健脾，涩肠胃，止泄痢，渴疾，怀孕漏胎，肠风下血，崩中带下。"

【配伍功效】二药均入肾，均有收涩之功，两药合用，收敛止血、涩精止带之效更为显著。

【主治】

用于孕后阴道流血，或伴有宫缩，有先兆流产、早产征兆者。

【常用量】

海螵蛸：12 ～ 15g。

龙骨：15 ～ 30g。

三、妊娠期起居调摄

妊娠期是女性生理发生改变的特殊阶段，母体脏腑气血之盛衰直接影响着胎儿的生长发育，因此孕期摄生与调护对正常分娩至关重要。《胎产指南·胎产章》有言："盖造化原不令人难生，人多不晓调摄，因而难生；造化原不令人逆生，人多慌忙逼迫，因而逆生……有孕知调摄，临产有主张，不惧怕，不早用力，自无难产逆生之害。"调摄即当顺四时，适寒温，律起居，适劳逸，调饮食，淡滋味，习先贤，畅情志，心清正，性虚静。

（一）畅情志，施胎教

孕妇的精神状态不但直接影响母亲自身的身心健康，而且又直接影响胎儿的生长发育，故孕妇宜情志舒畅，遇事乐观，情绪稳定，避免为惊恐、思虑、郁怒等不良情志所伤。《妇科玉尺·小产》言："喜伤心，气散。怒伤肝，气上。思伤脾，气郁。忧伤肺，气结。恐伤肾，气下。

母气既伤，子气应之，母伤则胎易堕，子伤则脏气不和，多盲聋喑痴呆癫痫。”在胎教方面，应调心以养胎气，即非礼勿听、非礼勿视、非礼勿言、非礼勿动，心中念念存仁，感恩报德，喜气欢悦，精神愉快，身心舒畅，气脉调和，多接触和回想愉快、美好的事物，以期外感内应，生子则性善聪颖。应避免淫秽、凶杀、惊险及噪声等恶性刺激。《妇人大全良方·胎教门》曰：“自妊娠之后，则须行坐端严，性情和悦，常处静室，多听美言，令人讲读诗书、陈礼说乐，耳不闻非言，目不观恶事，如此则生男女福寿敦浓，忠孝贤明。”

（二）戒房事，适劳逸

妊娠期应谨戒房事，以免损伤冲任、胞脉，而引起胎动不安、堕胎、小产，或者病邪内侵。《胎产心法·教养宜忌论》云：“古者妇人有孕，即居侧室，令老妪伴宿，不与夫接……其最甚者，不遵禁忌，纵情交接，以扰子宫，有触动胎元，一月而堕者，有三五月而小产、半产者，有胎肥硕而难产者，有败精凝裹而碍产者，有生子多疾、痘疮稠密者，皆由纵欲之故。”孕期阴道出血或下腹痛者，应绝对卧床休息，待症状缓解后，方可适当下床活动。孕后劳逸适度，使气血调和，百脉流畅，则有利于胎儿生长、发育和分娩。不可安逸，逸则气滞；不可过劳，劳则气衰。劳逸失宜，气血不调，常致胎位不正、难产，或堕胎、小产等。《万氏女科·胎前章》：“妇人受胎之后，常宜行动使血气流通，百脉和畅，自无难产。若好逸恶劳，贪卧养娇，则气停血滞，临产多难。况行立坐卧之久，为筋骨肌肤之伤，子在腹中，气通于母，必有伤者。又勿登高，勿临深，勿越险，勿负重，少有触犯，其胎必堕。”

（三）避外邪，适寒温

妊娠之后，气血下聚冲任以养胎元，体质较平素为弱，正气暂虚，若不慎调护，虚邪贼风极易乘虚而入，尤其是感染时邪，不仅损及孕妇，而且可直接影响胎儿的生长发育，甚至导致流产、妊娠诸疾或先天性畸形。因此孕期生活起居要有规律，注意寒温适度，顺应四时气候之变化，虚邪贼风避之有时。《小儿卫生总微论方·胎中病论》认为胎儿禀赋异常“多是未生之前……又有母于妊娠之时，失于固养，气形勿充，疾因之”。

（四）调饮食，重营养

胎儿的生长发育全赖于孕妇气血的供养，脾胃乃气血生化之源，故气血盈亏与脾胃功能及饮食营养有关，因此妊娠期间应重视饮食的调摄。饮食宜营养丰富，易于消化，品种宜多样化。选择含有高蛋白的鱼类、肉类、蛋类、豆类及含大量维生素和纤维的蔬菜、水果等。不可过食生冷、暴饮暴食，以防损伤脾胃，忌偏食辛辣炙煿与肥甘厚味，以防生热伤阴损及胎元。慎食黄鳝、甲鱼、湖蟹、鸡、牛、羊、桂圆、荔枝等大寒大热之品，此外应戒烟、酒。《济生集·孕后便览》曰：“宜谨饮食，苟忽略不知避忌，伤胎易甚。大约宜淡薄，不宜肥浓。宜轻清，不宜重浊。宜甘平，不宜辛热。宜温补，不宜耗散。食物不能备述，总在临时酌其物情而已。”《万氏女科·胎前章》亦云：“受胎之后，最宜调饮食，淡滋味，避寒暑，常得清纯和平之气以养其胎，则胎元完固，生子无疾。”孕9周前发生恶心呕吐日两三次者，属正常现象，清淡饮食可供胎儿所需营养，勿膏粱厚味。孕5月后若过补则易致胎肥难产，正常情况下3个月内增加1.1～1.5kg；3月后每周增加0.35～0.4kg，至足月妊娠时，体重比怀孕前增加10～12kg为宜。

（五）讲卫生，舒服饰

孕妇应注意个人卫生，妊娠期间分泌物较多，或因反复出血导致炎症迁延不愈，因此需特别注意外阴清洁。每天大小便后可用温水清洗外阴，勤洗换内衣裤，提倡穿着宽松、棉质、透气的内衣裤。孕期阴道出血者应慎沐浴洗头泡脚，否则易加速血液循环、刺激穴位加重出血，可温水擦拭身体。妊娠7个月后，应经常进行乳房护理，以防产后哺乳时出现乳头内陷、乳头皲裂等。孕妇衣着宜宽大柔软合体，忌胸腹束缚过紧，以免影响孕妇的呼吸、气血运行及胎儿的发育。

（六）慎用药，防致畸

妊娠期服药应非常慎重，尤其在妊娠早期。中药中凡峻下、祛瘀、逐水、催胎、通利、破气及有毒之品应慎用或禁用；西药中某些抗生素、激素、抗肿瘤药、利尿剂等亦忌用，以防药物损伤胎儿或致畸。若孕妇有并发症时应及时给予治疗，尽量选择对胎儿无影响的药物，若确因病情需要应用慎用禁用药物时，须严格掌握用量、服法，结合孕妇体质之强弱，应本着“衰其大半而止”的原则，中病即止。此外孕期还应避免接触放射线物质。

（七）定期查，早处理

孕期应定期进行产前检查，随时了解孕妇及胎儿情况，若出现异常情况，应及时处理，以确保孕妇的健康及胎儿的正常发育。

（八）未病防，预培本

对于既往有先兆流产病史、复发性流产病史的患者，应在孕前查明原因，针对性治疗后在医师的指导下试孕，复发性流产患者应避免与上次妊娠末次月经相同月份怀孕，且卧床休息保胎时间应超过上次流产的妊娠天数。

参考文献

[1] 广州中医学院妇科教研室.罗元恺医著选[M].广州：广东科学技术出版社，1980：63.

[2] 罗颂平，张玉珍.罗元凯妇科经验集[M].上海：上海科学技术出版社，2005：92

[3] 陈少春，吕直，傅萍，等.重订何子淮女科[M].北京：科学出版社，2013：36–42

[4] 林寒梅，庞秋华，班胜.班秀文活血通脉安胎经验[J].山东中医杂志，2013，32（3）：199–200

[5] 夏桂成.夏桂成实用中医妇科学[M].北京：中国中医药出版社，2009：389–396

[6] 张涟.何少山治疗先兆流产经验[J].中医杂志，2003，44（10）：739–740

[7] 何春晖，李玲玲，郭瑞，等.褚玉霞教授治疗先兆流产的经验[J].中国民族民间医药，2010，19（23）：265–266

[8] 刘敏如.中医妇科学[M].北京：人民卫生出版社，2007：261

[9] Franssen MT，Musters AM，vander Veen F，et al. Reproductive outcome after PGD in couples with recurrent miscarriage canying a structural chromosome abnormality：a systematic review [J]. Hum Reprod Update，2011，17（4）：467–475.

[10] Keify F，Zhiyan N，Mirzaei F，et al. Two novel familial balanted translocations t（8；11）（p23；21）and t（6；16）（q26；p12）implicated in recurrent spontaneous

abortion [J]. Arch Iran Med，2012，15（4）：249–252.
[11] Warburton D. Chromosome causes of fetal death [J] . Chin Obstet Gynecol，1987，30（2）：268.
[12] 张建平 . 流产的基础与临床 [M] . 北京：人民卫生出版社，2012：190–191.
[13] Crosignani PG. Current treatment issues in female hyperprolactinaemia [J] . Eur J Obstet Gynecol Report Biol，2006，125（2）：152–164.
[14] Jakubowicz DJ，Iuorno MJ，Jakubowicz S，et al. Effect of metformin on early ppregnancy loss in the polycystic ovary syndrome [J] . J Clin Endocrinol Metab，2002，87（2）：524–529.
[15] Khattab S，Mohsen IA，Foutouh IA，et al. Metformin reduces abortion in pregnant women with polycystic ovary syndrome [J] . Gynecol Endocrinol，2006，22（12）：680–684.
[16] Nawaz FH，Rizvi J. Continuation of metformin reduces early pregnancy loss in obese Pakistani women with polycystic ovarian syndrome [J] . Gynecol Obstet Invest，2010，69（3）：184–189.
[17] Gerald G Briggs，Roger K Freeman，Summer J Yaffe. 妊娠期和哺乳期用药 [M] . 杨慧霞，段涛译 . 北京：人民卫生出版社，2008，358：203–205.
[18] 龙燕 . 妊娠合并甲状腺功能亢进 [J] . 实用妇产科杂志，2006，22（10）：578–580.
[19] 中华医学会内分泌学分会 . 中国甲状腺疾病诊疗指南——甲状腺功能亢进症 [J] . 中华内科杂志，2007，46（10）：876–882.
[20] Fantz CR，Dagogo–Jack S，Ladenson JH，et al. Thyroid function during pregnancy [J] . Clinical Chemical，1991，45（12）：2250–2258.
[21] Tan TO，Cheng YW，Caughey AB. Are women who are treated for hypothyroidism at risk for pregnancy complication [J] . Am J Obstet Gynecol，2006，194（5）：1–3.
[22] Yassa L，Marqusee E，Fawcett R，et al. Thyroid hormone early adjustment in

pregnancy（the THERAPY）trial［J］. J Clin Endocrinol Metab，2010，95（7）：3234–3241.

［23］Su PY，Huang K，Hao JH，et al. Maternal thyroid function in the first twenty weeks of pregnancy and subsequent fetal and infant development：A prospective population–based cohort study in China［J］. J Clin Endocirnol Metab，2011，96（10）：3234–3241.

［24］中华医学会内分泌学分会中国甲状腺疾病诊疗指南编写组．甲状腺疾病诊疗指南——甲状腺功能减退症［J］. 中华内科杂志，2007，46（11）：967–971.

［25］Benson CB，Chow JS，Lee WC，et al. Outcome of pregnancies in women with uterine leiomyomas identified by sonography in the first trimester［J］. J Clin Ultra，2001，29（5）：261–264.

［26］张松英，金晓莹，徐文治．孕前经阴道子宫颈峡部环扎术治疗宫颈机能不全［J］. 中国实用妇科与产科杂志，2014，30（2）：99–101.

［27］祝丽琼，张建平．三种时机宫颈环扎术的临床对比研究［J］. 生殖医学杂志，2009，（18）：269–271.

［28］Pabuccu R，Atay M，Orhon E，et al. Hysteroscopic treatment of intrauterine adhesions is safe and effective in the restoration of normal menstruation and fertility［J］. Fertil Steril，1997，（68）：1141–1143.

［29］刘长明，丛林．免疫型复发性流产的发病机制与治疗［J］. 国际妇产科学杂志，2011，38（5）：398–401，406.

［30］林其德．复发性流产免疫学诊断和治疗共识［J］. 生殖医学杂志，2008，（1）：4–6.

［31］Dasgupta S，Meka A，Reddy B M et al. Genetic factors influencing recurrent pregnancy loss：lessons learnt from recent studies［J］. ExpertRev Obstet Gynecol，2012，7（4）：363–378.

［32］Lubbe WF. Butler WS，Palmer SJ.et a1.Fetal survival afterprednisone suppression of maternal lupus–anticoagulant [J] . Lancel，1983，(1)：1361–1363.

[33] Bose P，Kadyrov M，Goldin R，et al. Aberrations of early trophoblast differentiation predisposeto pregnancy failure：lessons from the anti–phospholipid syndrome [J] . Pla- centa，2006，27 (8)：869–875.

[34] Shamonki J M，Salmon J E，Hyjek E，et al. Excessive complement activation is associated with placental injury in patients with antiphospholipid antibodies [J] .Am J Obstet Gynecol，2007，196 (2)：161–167.

[35] Kinev A V，Roubey R A. Tissue factor in the antiphospholipid syndrome [J] . Lupus，2008，17 (10)：952–958.

[36] Hoppensteadt D A，Walenga J M. The relationship between the antiphospholipid syndrome and heparin–induced thrombocytopenia [J] .Hematol Oncol Clin North Am，2008，22 (1)：1–18.

[37] 尚慧玲，李荷莲．子宫内膜异位症免疫发病机制的研究 [J]．中国实验诊断学，2002，6 (5)：303–305.

[38] 林建华．卵巢自身免疫对生殖的影响 [J]．国外医学・计划生育分册，1995，(4)：193–195.

[39] 罗丽兰．生殖免疫学 [M]．武汉：湖北科学技术出版社，1998：79–80.

[40] Geva E，Fait G，Lerner–GevaL，et al. The possible role of antriovary an tiodies in repeated in vitro fertilization failures [J] . Reprod Immunol，1999，(5)：292。

[41] 林建华，严隽鸿，林其德．抗卵巢抗体对卵巢组织及其功能影响的实验研究 [J]．中华妇产科杂志，1998：33 (1)：20.

[42] Stavreus Evers A. Paracrine interactions of thyroid hormones and thyroid stimu-lation hormone in the female reproductive tract have an impact on female fertility[J]. FrontEndocrinol，2012，(3)：50.

[43] Aghajanova L，Lindeberg M，Carlsson IB，et al.Receptors for thyroid–stimulating hormoneand thyroid hormones in human ovarian tissue [J] . Reprod Biomed

Online, 2009, 18 (3): 337-347.

[44] Aghajanova L, Stavreus-Evers A, Lindeberg M, et al.Thyroid-stimulating hormone receptor and thyroid hormone receptors are involved in human endometrial physiology [J] .FertilSteril, 2011, 95 (1): 230-237.

[45] Ober C, Karrison T, Odem RR. et a1.Mononuclear-cell immunisation inprevention of recurrent miscarriages: a randomised trial [J] . Lancet, 1999, 354: 365-369.

[46] Scott JR. Immunotherapy for recurrent miscarriage [J] . Cochrane Database Syst Rev, 2003, (1): CD000112.

[47] Takeshita T. Diagnosis and treatment of recurrent miscarriage associated with immunologic disorders: is paternal lymphocyte immunization a relic of past? [J] . J Nippon Med Sch, 2004, (71): 308-313.

[48] Bennett SA, Bagot CN, Arya R. Pregnancy loss and thrombophilia: the elusive link [J] . Br J Haematol, 2012, 157 (5): 529-542.

[49] 王塁华，张建平. 血栓前状态与复发性流产及抗凝治疗 [J], 中国实用妇科与产科杂志，2013，29 (2): 102-106.

[50] de Jong PG1, Goddijn M, Middeldorp S.Antithrombotic therapy for pregnancy loss [J] . Hum Reprod Update, 2013, 19 (6): 656-673.

[51] Tersigni C, Marana R, Santamaria A , et al. In Vitro Evidences of Heparin' s Effects on mbryo Implantation and Trophoblast Development[J]. Reprod Sci, 2012, 19(5): 454-462.

[52] Greer IA. Antithrombotic Therapy for Recurrent Miscarriage? [J] . N Engl J Med, 2010, 362 (17): 1630-1631.

[53] 苏花莉. 胎儿宫内感染的不良结局和诊疗进展 [J]. 中国妇幼保健，2011，26 (33): 5271-5272.

[54] Rai RS.Antiphospholipid syndrome and recurrent miscarriage [J] .Postgrad Med,

2002，48（1）：3-4.
[55] Backos M，Rai R，Regan L. Antiphospholipid antibodies and infertiiity [J]. Hum Fertil，2002，5（1）：30-34.
[56] 赵晓岚，楚雍烈，叶国玲等. 反复流产和不孕症与支原体和免疫因素的关系 [J]. 第四军医大学学报，2003，24（20）：1884-1886.
[57] Ide M，Linden G J. Periodontitis，cardiovascular disease and pregnancy outcome-focal infection revisited? [J]. BRITISH DENTAL JOURNAL，2014，217（8）：467-474.
[58] 肖玥，孔祥波，陈绛媛，等. 慢性牙周炎患者血液及龈沟液中干扰素 γ、白介素 4 水平与复发性自然流产的关系 [J]. 中华口腔医学杂志，2013，48（3）：150-154.
[59] 肖梅，赵云，孙国强，等. 妊娠晚期牙周炎孕妇体液中白介素 -1 β 浓度分析 [J]. 中华围产医学杂志，2013，16（12）：774-776.
[60] 陈锡，邹陈诚，黄惠恒，等. 妊娠期牙周疾病的研究现状及诊疗分析 [J]. 现代诊断与治疗，2013，24（8）：1758-1760.
[61] 乐杰. 妇产科学. 第 5 版. 北京：人民卫生出版社，2000，574.
[62] 范蔚芳. 妊娠合并病毒性肝炎的 130 例临床分析 [J]. 医学综述，2013，19（18）：3426-3429.
[63] 白文俊，耿冲. 重视妊娠失败中的男性因素评估 [J]. 中国男科学杂志，2014，28（1）：3-8.
[64] De Santis M，Cesari E，Nobili E，et al. Radiation effects on development [J]. Birth Defects Res C Embryo Today，2007，81（3）：177-182.
[65] Attarchi M S，Ashouri M，Labbafinejad Y，et al. Assessment of time to pregnancy and spontaneous abortion status following occupational exposure to organic solvents mixture [J]. Int Arch Occup Environ Health，2011，17（5）：311-316.
[66] 陈晨，程义斌. 孕期甲醛暴露与女性自然流产关系的 Meta 分析 [J]. 卫生研究，

2015，44（2）：312-316.
［67］Horong CY，Lin HC，Lee W.A reproductive toxicology study of phenanthrene in medaka（Oryzias latipes）［J］.Aroh Environ Contain Toxico1，2010，58：131-139.
［68］Colacino JA，Harris TR，Schecter A. Dietary Intake Is Associated with Phthalate Body Burden in a Nationally Representative Sample［J］. Environmental Health Perspectives，2010，118（7）：998-1003.
［69］Stroheker T，Cabaton N，Nourdin G，et al.Evaluation of anti-androgenic activity of di-（2-ethylhexyl）phthalate［J］.Toxicology，2005，208：115-121.
［70］曾强，李国星，潘小川．大气污染与不良妊娠结局关系的研究进展［J］．中华流行病学杂志，2014，35（10）：1172-1176.
［71］Kannan S，Misra DP，Dvonch JT，et al. Exposures to airborne particulate matter and adverse perinatal outcomes：a biologically plausible mechanistic framework for exploring potential［J］.Cien Saude Colet，2007，12（6）：1591-1602.
［72］刘淑荣，张洪文．解脲支原体致病性与治疗决策［J］．医学与哲学（临床决策论坛版），2009，（10）：6-8.
［73］李香萍，陈美华，姚芳等．茵陈五草汤治疗妊娠合并肝脏损害32例［J］．中国中医药科技，2013，（1）：97-98.
［74］潘永苗，董旻岳，石一复．正常妊娠血清肝功能试验变化及意义［J］．中国实用妇科与产科杂志，1999，（9）：30-32.
［75］沈莺，李梅芳，李连喜等．美国甲状腺协会2011年妊娠期及产后甲状腺疾病诊治指南解读［J］．世界临床药物，2011，（10）：634-639.
［76］王红梅，王谢桐．妊娠合并甲状腺功能亢进症的诊治［J］．中国实用妇科与产科杂志，2013，（6）：415-419.
［77］刘艳娟，黄光英．孕妇母婴ABO血型不合的中医药防治进展［J］．中西医结合研究，2012，（1）：40-43.

[78] 曹泽毅 . 中华妇产科学 [M]. 北京：人民卫生出版社，2005：689.
[79] 许秀平 . 反复自然流产西医病因与中医证型相关性探讨及补肾中药方保胎效果分析 [D]. 复旦大学，2012：15.
[80] 杨发祥 . 当代中国计划生育史研究 [D]. 浙江大学，2004.
[81] 王雪敏 . 孕龄、年龄、体重对产前筛查影响的研究 [D]. 昆明医科大学，2014：3. 杨发祥 . 当代中国计划生育史研究 [D]. 浙江大学，2004.
[82] 孟利平 . 妊娠合并乙肝病毒感染对母婴的影响及主要干预措施经济学评价 [D]. 华中科技大学，2008.
[83] 程蔚蔚，朱关珍，王彩燕 . 妊娠合并乙型肝炎病毒感染对妊娠结局的影响 [J]. 中国实用妇科与产科杂志，2004，(2)：26-29.
[84] 李铁钢 . 胎盘组织在乙型肝炎病毒宫内传播中的作用及其感染机制的研究 [D]. 山西医科大学，2005.
[85] 李力 ."乙型肝炎病毒母婴传播预防临床指南" 解读 [J]. 中华妇幼临床医学杂志（电子版)，2014，(2)：136-140.
[86] 史晓乱，唐慧，梁怡 . 新生儿唇腭裂畸形的致病因素研究进展 [J]. 中国妇幼保健，2006，21 (7)：1006-1007.
[87] 盛汉平，胡静，邹淑娟 .2531 例先天性唇腭裂畸形特征与发病因素的分析 [J]. 口腔医学，1999，19 (4)：198-199.
[88] 谢幸 . 妇产科学 [M]. 北京：人民卫生出版社，2013.
[89] 马娴，傅萍 . 傅萍治疗围绝经期子宫肌瘤经验 [J]. 中医药学报，2012，40 (6)：68-69.
[90] 乔杰，马彩虹，刘嘉茵，等 . 辅助生殖促排卵药物治疗专家公识 [J]. 生殖与避孕，2015，35 (4)：211-223.
[91] 赵辨 . 中国临床皮肤病学 [M]. 南京：江苏科学技术出版社，2010：2064-2065.
[92] 曹泽毅 . 中华妇产科学・上 [M]. 北京：人民卫生出版社，1999：669-670.
[93] 金海霞，孙莹璞 . 囊胚移植从双胚胎移植到单胚胎移植的经验体会 [J]. 生殖医

学杂志，2012，21（2）：125-128.
[94] 黄荷凤，罗琼，朱依敏．生殖安全研究进展［J］. 国际生殖健康 / 计划生育杂志，2012，31（5）：334-340.
[95] 傅萍，徐峻苗．中医药孕前调治对封闭抗体低下性复发性流产的影响［J］. 中华中医药学刊，2013，31（6）：1311-1313.
[96] 周璐，赵珊琼，常淑华．补肾活血周期疗法联合西药治疗宫腔粘连术后患者 50 例临床研究［J］. 中医杂志，2015，（7）：586-589.
[97] 杨孜．妊娠期高血压疾病分类及诊断的再认识［J］. 实用妇产科杂志，2014，30（6）：401-403.
[98] 徐峻苗，傅萍．中医药孕前调治对封闭抗体低下性复发性流产的影响［J］. 中华中医药学刊，2013，31（6）：1311-1313.
[99] 付灵梅，谭朝阳，王丽君等．紫石英对排卵障碍大鼠卵巢局部卵泡刺激素受体、黄体生成素受体表达的影响［J］. 中国实验方剂学杂志，2011，17（5）：184-186.
[100] 季晓黎．紫河车对先兆流产患者早期妊娠血清雌二醇水平的影响［J］. 中国计划生育和妇产科，2014，6（5）：72-76.
[101] 魏璐华，曾慧芳，蔡继强，等．血清雌二醇与先兆流产妊娠结局的相关性分析［J］. 吉林医学，2016，37（1）：23-25.
[102] 高敏，何晓霞，张学红．单角子宫 IVF-ET 助孕双胎妊娠分娩：1 例病例报道［J］. 生殖与避孕，2014，34（8）：695-697.
[103] 袁振海，孙立立．地榆现代研究进展［J］. 中国中医药信息杂志，2007，14（3）：90-92.
[104] 连姗，江蔚新，薛睿．白头翁皂苷成分及药理作用研究进展［J］. 亚太传统医药，2016，12（2）：35-38.
[105] 王岩，张海宁，王文婧，等．椿白皮化学成分的研究［J］. 中草药，2012，43（4）：649-652.

[106] 邵敏杰，高雪峰，黄瑾，等．性染色体非整倍体合并罗氏易位患者的遗传学分析［J］．中国优生与遗传杂志，2010，(1)：36–37.
[107] 兰旭青，张明，陈志英．染色体核型异常所致反复流产的分析［J］．标记免疫分析与临床，2011，18(6)：382–384.
[108] 贾科萍，傅萍．封闭抗体低下性复发性流产患者外周血中CD3、CD4、CD8相关性探讨及中医证型分布研究［J］．中华中医药学刊，2014，32(10)：2407–2411.
[109] Althuisius SM，Dekker GA，van Geijn HP et al. Randomized cerclage trial：study design and preliminary results［J］. Am Jobstet Gynecol，2000，183(4)：823–829.
[110] 周丽．宫腔镜宫腔粘连分离术的临床疗效影响因素探讨［J］．中国内镜杂志，2013，19(5)：507–510.
[111] 张振武，刘津．淋巴细胞主动免疫在复发性流产治疗中的效果及血液流变学的临床意义［J］．中国妇幼保健，2016，31(10)：2154–2156.
[112] Khonina NA，Broitman EV，Shevela EY et al. Mixed lymphocyte reaction blocking factors(MLR-Bf) as potential biomarker for indication and efficacy of paternal lymphocyte immunization in recurrent spontaneous abortion［J］.Arch Gynecol Obstet，2013，288(4)：933–937.
[113] Kheshtchin N，Gharagozloo M，Andalib A et al. The expression of Th1- and Th2-related chokine receptors in women with recurrent miscarriage：the impact of lymphocyte immunotherapy［J］. Am J Reprod Immunol. 2010，64(2)：104–112.
[114] 刘长明，丛林．免疫型复发性流产的发病机制与治疗［J］．国际妇产科学杂志，2011，38(5)：398–401，406.
[115] Gharib H，Tuttle RM，Baskin HJ et al. Subclinical thyroid Dysfunction：a joint statement on management from the American Association of Clinical Ensociety［J］.

The Journal of Clinical Endocrinology Metabolism，2005，90（1）：581-585.

[116] 陈菁，宋杰，张洪文，等．妊娠合并亚临床甲状腺功能减退症的诊治[J]．中国妇幼保健，2013，28（36）：6073-6075.

[117] 崔英丽，蔡知天，李楷滨，等．解脲支原体在不孕不育及不良妊娠结局的作用[J]．中国妇幼保健，2012，27（6）：944-946.

[118] 陈文彬，潘祥林．诊断学[M]．第7版．北京：人民卫生出版社，2008：434.

[119] Branch DW，Silver R，Pierangeli S et al. Antiphospholipid antibodies other than lupus anti-cardiolipin antibodies in women with recurrent pregnancy loss，fertile controls，and Antiphospholipid syndrome [J]. Obstet Gynecol，1997，89（4）：549-555.

[120] 孙津津．耳穴埋豆联合中药治疗妊娠恶阻39例[J]．浙江中医杂志，2012，47（6）：415.

[121] 庄广伦，梁晓燕．中华妇产科学[M]．北京：人民卫生出版社，2000：2710.

[122] 顾一村，高永利，张令浩等．隐匿性高催乳素血症与不孕症[J]．国外医学（妇产科学分册），2002，29（2）：85-87.

[123] 付丽萍．高泌乳素血症妊娠期应用溴隐亭的影响[J]．山西医药杂志，2011，40（7）：703-704.

[124] 王晓飞，周金影，金向群，等．麦芽的药理研究及临床应用[J]．中成药，2007，29（11）：1677-1679.

[125] 黄琼中．炒麦芽配合溴隐停治疗高泌乳素血症疗效分析[J]．中国误诊学杂志，2010，10（16）：3865.

[126] Ferreira，Pires，Moron et al. Doppler assessment of uterine blood flow in recurrent pregnancy loss [J]. International Journal of Gynecology and Obstetrics 2007；98：115-119.

[127] 王磊，洪向丽，鲍时华等．复发性流产患者子宫动脉血流的超声多普勒变化[J]．生殖与避孕，2014，34（6）：471-476.